中国临床案例
ZHONGGUO LINCHUANG ANLI

临床实践与教学丛书

心身医学病例精解

主 编 田红军 王立娜 刘志东

上海科学技术文献出版社
Shanghai Scientific and Technological Literature Press

图书在版编目（CIP）数据

心身医学病例精解 / 田红军，王立娜，刘志东主编 . -- 上海：上海科学技术文献出版社，2024

（中国临床案例）

ISBN 978-7-5439-9081-4

Ⅰ . ①心… Ⅱ . ①田… ②王… Ⅲ . ①心身医学—病案—分析 Ⅳ . ① R395.1

中国国家版本馆 CIP 数据核字（2024）第 110840 号

策划编辑：张　树

责任编辑：应丽春

封面设计：李　楠

心身医学病例精解

XINSHEN YIXUE BINGLI JINGJIE

主　　编：田红军　王立娜　刘志东

出版发行：上海科学技术文献出版社

地　　址：上海市淮海中路 1329 号 4 楼

邮政编码：200031

经　　销：全国新华书店

印　　刷：河北朗祥印刷有限公司

开　　本：787mm × 1092mm　1/16

印　　张：13.75

版　　次：2024 年 6 月第 1 版　2024 年 6 月第 1 次印刷

书　　号：ISBN 978-7-5439-9081-4

定　　价：128.00 元

http ://www. sstlp. com

《心身医学病例精解》

编委会

主　编

田红军　天津市第四中心医院

王立娜　天津市安定医院

刘志东　天津市第四中心医院

副主编

龙　鲸　天津市安定医院

刘园园　天津市胸科医院

刘　津　天津市职业病防治院

孙达亮　天津市安定医院

孙　凌　天津市安定医院

何　峰　天津市第四中心医院

谷　岩　天津市第三中心医院

沈　莉　天津中医药大学第一附属医院

贾　峰　天津市安定医院

编　委

（按姓氏笔画排序）

王诚建　天津市胸科医院

王珊珊　天津市职业病防治院

尹慧芳　天津市安定医院

白凤凤　天津市安定医院

曲雪慧　天津市安定医院

刘小恩　天津市安定医院

刘佩佩　天津市职业病防治院
刘　茹　天津市职业病防治院
刘　莹　天津市安定医院
李永辉　天津市第四中心医院
李美娟　天津市安定医院
李　姮　天津市第四中心医院
李晓征　天津市安定医院
杨世诚　天津市胸科医院
余慧慧　天津市安定医院
宋　颖　天津市胸科医院
张　冉　天津市安定医院
张艳昆　天津市第四中心医院
陈佳悦　上海市精神卫生中心
林　锦　天津中医药大学第一附属医院
罗国帅　天津市安定医院
顾淑军　天津市第四中心医院
高　雅[1]　天津市第三中心医院
高　雅[2]　天津中医药大学第一附属医院
黄质诚　天津市职业病防治院
董翠竹　天津市安定医院
雷　彤　天津市安定医院
窦光茜　天津市第四中心医院
颜国利　天津市安定医院
潘　鹏　天津市安定医院

主编简介

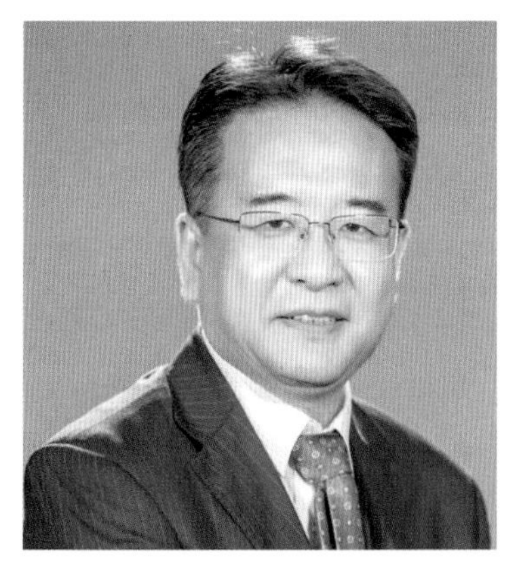

田红军，主任医师，二级教授，博士生导师。现任天津市第四中心医院党委书记。曾获得中国医师协会优秀精神科医师奖、首届天津名医、天津市有突出贡献专家、享受国务院特殊津贴专家等荣誉称号。

兼任天津医师协会心身医学专业委员会主任委员，天津市卫生健康委设备管理质控中心主任委员，天津市睡眠研究会副理事长。除担任天津医科大学精神病与精神卫生专业博士生导师外，还任天津大学生物医学工程学科、南开大学社会心理专业的兼职教授，以及英国莱斯特大学受聘博士生导师。

曾任天津市安定医院党委书记，天津市第四中心医院院长，以及天津市医学会精神病学分会第四、五届主任委员，中华医学会精神医学分会第五、六、七届常务委员，天津市残联精残协会副主席等社会兼职。

曾发表专业学术论文近百篇，其中SCI文章60余篇。曾任《中华精神科杂志》编委。主编卫生部精神症状学视听教材1部。编写精神科专著3部。主持完成科技部慢病重大项目子课题1项，天津市科委科技支撑项目1项，获得天津市科技进步二等奖1项，天津市卫生局科技进步三等奖3项。

主编简介

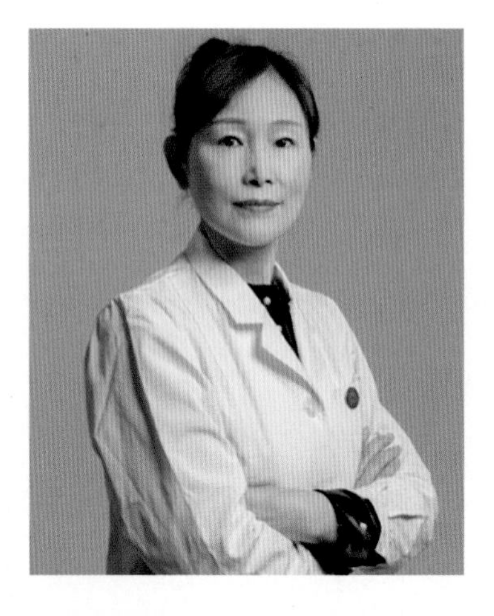

王立娜，主任医师，天津大学应用心理专业硕士生导师。现任天津市安定医院心境障碍科科主任，天津市精神卫生中心行为医学研究室主任。

兼任中国康复医学会精神卫生康复专业委员会常务委员，中华医学会精神医学分会抑郁障碍研究协作组委员，中国医师协会精神病学分会双相障碍专业委员会委员，天津市康复医学会常务理事，天津市康复医学会精神医学分会主任委员，天津市医师协会精神病学分会常务副会长兼理事长，天津市高级职称评定专业委员会专家，天津市医疗事故鉴定专家，天津市精神司法鉴定专家组成员。

在精神科核心刊物共发表第一作者论文20余篇；SCI论文9篇。参编《精神疾病用药指南》《精神科疑难病例汇总》《部队绘画心理学》等著作。曾获2020年天津市“最美女性”称号；2021年中国医师协会精神科医师分会“优秀精神科医师”提名奖。

主编简介

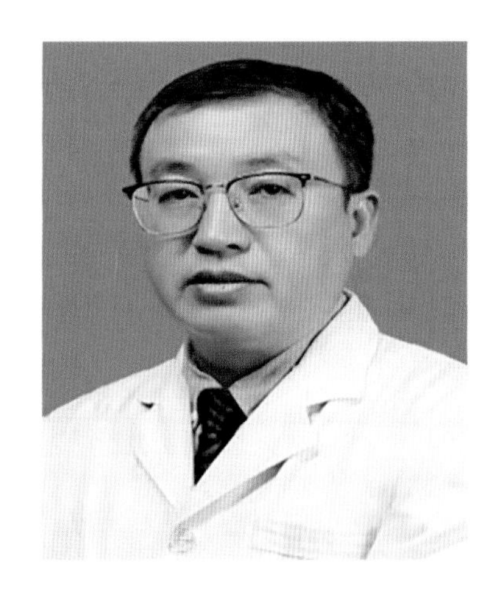

刘志东，主任医师。1997年毕业于南京铁道医学院（现东南大学医学院），现任天津市第四中心医院精神医学科主任。

兼任天津市医师协会心身医学专业委员会副主任委员，天津市康复医学会亚健康专业委员会副主任委员，天津市医学会精神病学分会常务委员。

从事精神卫生临床工作20余年，擅长焦虑障碍、抑郁障碍、心身疾病、精神分裂症等精神疾病的诊治。发表SCI论文2篇、学术论文多篇。

前言

四年前我从工作了27年的精神专科医院调到了一家综合医院任书记兼院长，行政工作虽然很忙，我却仍然坚持出精神科门诊，但和以前的医院相比，综合医院的精神心理科的疾病谱发生了明显变化，就是从以精神病、神经症等精神疾病为主转为了以身心障碍、躯体症状障碍、焦虑抑郁状态等心身障碍为主。同时接触高血压、荨麻疹、糖尿病、甲状腺功能亢进、哮喘、胃溃疡、癌症等心身疾病的机会也显著增多。这种转变触发了我对心身关系的进一步思考。随着整体观的医学模式的推广，很多中国的非精神科医生在观念上已经逐渐接受了心理社会因素与生理因素在大多数疾病的发生发展中起着同等重要作用的观点，比如性格和情绪与心身疾病的产生有着许多临床可见的关联，爱操心的人容易头发白；爱激动的人容易得心脑血管疾病；压力大的人容易出现高血压、高血脂；爱生气的人容易得甲状腺疾病、肝脏疾病；长久的心怀怨恨容易得癌症；害怕、胆小的人容易得肾脏疾病；爱较劲、不服气的人容易颈椎不好等。这种联系不禁使我们揣测心身疾病的发生可能除了与患者各自带有的不同疾病的易感基因有关，认知、情绪，尤其是紧张焦虑等心理因素也起着重要作用。对于这些疾病治疗上应该推崇心身同治的理念。但实际上在综合医院中，心身疾病的心理社会因素远没有得到应有的重视，更别提心身同治了。甚至有时我们在临床上连病人患的究竟是躯体疾病？是心身疾病？是心身障碍？还是精神疾病都分辨不清。

本书我们选取了临床上见到的30个病例，这些病例的提供者既包含了精神专科医院的普通精神科医生、心理医生、儿童精神心理医生、老年科医生，也包括了综合医院的精神心理科及非精神科医生。他们从各自的视角推荐了临床中遇到的险些被诊断为躯体疾病、心身疾病的精神心理疾病病例，或者相反的案例，把对他们的诊疗过程和自己的思考呈现给大家。在写作风格上我们力求通俗、生动，多些可读性，希望能对感兴趣的医务工作者，甚至是患者及其家属有所帮助。

感谢提供病例的每位专家的用心选题和编排，也感谢上海科学技术文献出版社的各位老师们给予我们的支持和帮助。

田容萍

2023年9月5日

目 录

病例1

无法触碰的“伤痛”

一、病历摘要

一般情况： 患者王某，女性，44岁，三婚，与第一任丈夫育有一女，现年18岁。

主　诉： 主因“背部、四肢发作性皮疹伴瘙痒、刺痛感18年，近7年加重”就诊。

现病史： 18年前，患者16岁时，首次发作。表现为全身多处皮疹，以背部及四肢尤重，突出皮肤表面的无色风团，伴有瘙痒、刺痛感。患者反复抓挠，致皮肤破损、出血、渗出，伤处皮肤留有瘢痕和色素沉着。多次在当地医院（村卫生所）寻求医治，处方抗过敏药物，如息斯敏、氯雷他定，患者服药后出现困倦、眩晕等不良反应，因此终止服药，改为静脉滴注葡萄糖酸钙和维生素C的药物，症状改善不显著，此后时好时坏，反反复复持续多年。

既往史： 7年前无明显诱因病情加重，皮疹发作频繁，痛感加重，遂到某皮肤专科医院就诊，诊断荨麻疹，曾先后服用加巴喷丁、防风通圣丸等，并外用干扰素凝胶、皮质类固醇激素类药膏。症状有所缓解，病程呈现反复发作，迁延不愈。多方求医未果，坚持服用中药汤剂长达3年，花费数万元。其间，在家人建议下，患者曾求助当地巫医土方，进行法事，并饮用香灰水，敷不明自制药膏，称未见明显改善。

4年前，患者渐出现情绪低落、悲观，伴失眠、体重下降。在皮肤科医生的建议下就诊于到综合医院心理科，诊断为抑郁状态，处方为氟哌噻吨美利曲辛片（黛力新）、艾司唑仑。药物治疗3个月后，患者情绪较前平稳，睡眠改善，皮疹的发作程度有所减轻（瘙痒感和刺疼感）。

疫情期间，出行不便，自行停服药物，未报告明显撤药反应。

1年前，患者工作期间参与除草，皮疹再次复发，表现为前胸、背部及四肢，大面积皮疹发作，自行服用抗过敏药，症状改善不显著，瘙痒、刺痛感无法耐受。伴随烦躁、焦虑、整夜不眠，反复搔抓。前往北京某医院就诊，检查过敏原。检查结果示小麦过敏。遂禁食小麦症状有所缓解，但瘙痒、刺痛感仍存在。服用抗过敏药依巴斯汀，症状改善显著。同时出现明显的困倦感，无法正常工作和生活，立即停服。此后，皮疹再次发作，立即自行服药，症状一经改善即自行停药。其间，未规律复诊。

5个月前，因情绪低落、懒得动、失眠等症状患者整日卧床，丈夫陪同到某精神专科医院心理门诊就医，诊断抑郁障碍。处方：氟哌噻吨美利曲辛（黛力新）、劳拉西泮，服药1个月后复诊，症状好转，并报告多年未解决的皮疹症状改善，较前发作次数减少、痛痒感减轻；服药3个月后，症状逐渐稳定，调整药物治疗方案，逐渐减量，规律复诊，患者自诉情绪状态稳定，且皮疹症状明显改善，近2个月仅服用过一次抗过敏药，维持了较好的治疗效果。

成长发育史：王某出生在一个普通的农民家庭，父母老实本分，仅有小学文化程度。她有一个大自己6岁的哥哥，和一个大自己3岁的姐姐。作为家里的小女儿，本应得到最多的宠爱和关注，但王某的记忆里，却是妈妈从小到大都嘱咐自己——“要听话”“别惹祸”。从小，她就常常观察着妈妈的脸色，看到妈妈心情不好，就会主动去哄妈妈说话，逗她开心。爸爸是个内向、不爱言语的男人，每天就是天亮下地干活，天黑回家睡觉。王某发现，要是妈妈心情不好，整个家就阴沉沉的，所以渐渐学会“报喜不报忧”，遇到了难事儿，自己捱一捱就过去了，不让妈妈跟着操心。

王某11岁的时候，同村的一个大男孩以带她玩儿为借口，把她带到没人的老房子里，对她实施了性侵。那时，她对于性侵一无所知，只觉得害怕、无助，感觉天好像塌下来了一样。她跑回家，抱着妈妈一直哭，抽泣着把事情的经过告诉了妈妈。但妈妈什么都没说，只是抱着她，轻轻拍着她，好像没听到她说的话。她在妈妈的眼睛里看到空洞洞的光，心被拧成了一团，堵在胸口，好像有一部分的自己已经失去了重量。

此后多年，王某生活在挥之不去的阴霾里，自卑、胆怯，恐惧和愤怒被深深地埋在心底。到了青春期，有男生主动追求，向她表白，16岁的她只觉得恐慌、害怕、不知所措。不久后，第一次皮疹发作，她看着大腿、胳膊上大片的疹子，吓得不知道该怎么办，想马上去找妈妈，却觉得无比的羞愧、难堪，心里想着，不然先忍忍，也许忍几天就好了，可皮疹痛痒难耐，她控制不住地抓挠，血水渗出来，留下一道道伤痕，情况看起来越来越糟糕。白天上学的时候还好，上课听讲好像能够转移注意力。到了夜里，瘙痒、刺痛的感觉变得异常强烈，几乎无法入睡，她痛苦地忍着、熬着，实在撑不住了，才试探着告诉了妈妈。妈妈看着她背上、腿上的疹子，也吃了一惊，问她怎么搞成这样，给她拿了钱，让她自己去村某医院看医生。深深的羞耻感罩住了这个无助的小姑娘，但为了治病，她硬着头皮去医院，医生只是简单看了看疹子，简单问了几句病情，就开了抗过敏药给她。吃了2天药，皮疹稍有改善，但她因为药物的不良反应，困得实在受不了，自己把药停了。之后，隔一阵子，皮疹就会发作，抓挠留下深深浅浅的瘢痕，让她更加自卑、内向，沉默寡言。

王某20岁左右，家里开始给她安排相亲，她统统拒绝，一个也不见。开始，家里人觉得是女儿个性腼腆，但两三年之后，妈妈急了，说再拖下去要成老姑娘了。她听到妈妈的话，情绪一下子崩溃了，又提起小时候被性侵的经历，委屈、难过、不可名状的情绪爆发出来，她大哭着诉说，哭得几乎喘不过气。母亲一时愣住了，但随后，是一通劈头盖脸地责骂，好像提起旧事的女儿才是那个犯错的人。妈妈的反应，让王某似乎陷入了无助的泥潭，那是她第一次有了“认命吧”的心情。

24岁那年，经过相亲，王某认识了第一任丈夫李某，两人交往几个月，就定下了婚约。李某性格老实、憨厚，虽不善言谈，但处处关心照顾她，带给她极大的安全感。正是因为如此，即使李某在婚前检查出大三阳，她也从未想过分开。李某积极治疗一年多，基本康复，两人举行了婚礼。从此，小两口开始享受幸福、平静的生活，也在一年后，迎来了他们爱情的结晶。女儿的诞生，让她感觉到从未有过的踏实和温暖。但命运弄人，女儿2岁的时候，丈夫因交通意外去世，她再一次陷入无底的深渊。

因抚恤金的分配，王某和婆家闹得很不愉快，不得已之下，她带着女儿搬回了娘家。开始的时候，爸爸、妈妈、哥哥、嫂子包括嫁出去的姐姐，都还安慰、关心她。她就这么一个人带着孩子住在娘家过了几年，对未来没有想法，只是尽着一个母亲的义务，上班、下班，照顾孩子。但时间久了，哥哥、嫂子就先提出来，帮她找人相亲再婚。王某非常抗拒，怀念着早逝的丈夫，抱着尚且年幼的女儿，悲伤、孤苦，无处倾诉，巨大的丧失感，在压抑到无法自己的地步，变成了嚎啕大哭，她想让所有人听到她内心的呼号，看到她的伤痛。然而，迎面而来的是姐姐的两记耳光，哭声戛然而止，她再一次“认命了”。

王某30岁的时候，在哥嫂的安排下再婚，但夫妻相处并不融洽，婆家对母女也诸多挑剔，这一段婚姻只维持了短短的两个月，王某就带着女儿又回到了娘家。回家的路上，她觉得自己“脑子乱了”，安顿好孩子，就开始求医问诊，当地的医疗条件有限，给开了安定类药物。她吃了药，就睡得昏天黑地，一段日子都过得浑浑噩噩，直到办理好离婚。她看到女儿，心里有无尽的苦楚无处倾诉。在娘家，没有私人空间，压抑不住情绪，哭闹的结果，是家人的嫌弃和指责。这样的生活，让王某身心俱疲，也下定决心要离开娘家。

半年后，王某再婚，第三任丈夫性格平和、为人宽厚，对她和孩子都很好，也鼓励她到正规医院寻求专业的医疗服务。

二、诊疗经过

5个月前，王某在丈夫陪同下，首次到我院心理门诊就诊。主诉近半年余，情绪低落、失眠、懒得动，每日10余小时卧床休息，仍觉疲惫，称女儿高考在即，无力照顾女儿日常饮食，无法完成驾车接送其上学、放学（家距女儿学校约半小时车程，晚间补习放学较晚，驾车接送最便捷），内心焦急，希望改善。

首诊面询，进行系统检查、评估，王某出示近期血液检查报告，并在当日进行症状评估自评量表（SCL-90），Total=326；抑郁自评量表（SDS），T=79；焦虑自评量表（SAS），T=65；精神压力分析等检查。结果显示：重度抑郁、中度焦虑。诊断为抑郁障碍，处方：黛力新、劳拉西泮。

首次问诊的尾声，王某请丈夫回避，主动向医生报告个人早年遭遇性侵的创伤史，称多年过去，仍无法释怀。谈及这些年与母亲、姐姐的冲突，泪水顺着脸颊淌下来。她怪母亲当年失职——不但不能给予保护和安慰，反而选择逃避和责怪，令自己身心受创，半生受困于惶惶的恐惧。时至今日，她仍强烈地渴望母亲能够承认错误、理解自己，又深深地知道这几乎不可能发生。此次决定就诊，是因为女儿高考在即，希望自己能够控制情绪，照顾和支持女儿。而每次周末回家看望母亲，感受到被要求、被嫌弃，就会情绪失控，哭闹不止，被哥哥、姐姐喝止后，只能愤然离开。回到家，冷静下来，又陷入自责、内疚的情绪中，如此恶性循环。王某自述，情绪的强烈波动、冲动失控，严重影响到自己的日常的工作和生活，与丈夫、女儿的关系也变得紧张。

基于王某提供的上述个人信息，建议一周后复诊，待症状稳定后开展心理治疗。

后续治疗期间，王某规律复诊，服药2个月后，症状好转，并报告多年未解决的皮疹症状改善，较前发作次数减少、痛痒感减轻。据此，收集皮疹发作和治疗过程的相关信息，整理发现皮肤疾患的反复发作与情绪波动的时间线索呈明显相关，因此，提出身心疾病的假设，并基于相关理论提出治疗方案。

服药3个月后，症状逐渐稳定，调整药物治疗方案，逐渐减量，规律复诊，患者自诉情绪状态稳定，且皮疹症状明显改善。在巩固药物治疗的基础上，开始心理治疗，情绪较前平稳，皮疹未见显著发作，近2个月仅服用过一次抗过敏药，维持了较好的治疗效果。

三、分析讨论

1. 患者进入治疗初始，围绕情感症状、睡眠障碍陈述，并渴望改善上述症状、恢复精力、能够操持日常家务劳动，照顾女儿日常饮食备战高考。询问既往史及躯体疾病情况，患者否认异常，也未主动提及皮疹症状和多年发作的经历。治疗中期，患者情绪症状改善，睡眠改善，并表达发现皮疹症状随之改善，并向医生报告皮疹病史及治疗历程。笔者认为，患者忽视身心病症的相关性，如情绪与躯体症状的相关性。

2. 以Cannon的情绪生理学和巴甫洛夫高级神经活动类型学说为基础的心理生理学理论认为，情绪对一些躯体疾病的影响重大，对自主神经系统支配的某一器官和某一系统影响更为明显。结合本案例，与疾病相关的心理社会因素包括：

（1）生活事件：王某在11岁经历创伤性事件——被性侵，且创伤未处理；16岁被男生追求，皮疹首次发作；26岁，配偶死亡；至女儿11岁，考虑创伤性经验被激活，皮疹无明显诱因加重。反映了一系列创伤性、应激性生活事件对心身疾病的影响。

（2）精神应激和情绪反应：身心疾病研究显示，精神应激可以导致或加重皮肤病等心身疾病。应激事件之所以能致病，实际上是以情绪反应作为中介来实现的。其中，需要理解的是，负性情绪一方面是个体适应环境的一种必然反应，对机体有保护作用；另一方面如果强度过大或持续时间过久，则可能导致机体功能失调而致病。本案例中，王某的皮疹发作和精神应激及情绪反应呈现显著的相关性。

（3）个体易感性：在相同的心理应激背景下，不是每个人都会患心身疾病。而造成此种差异的原因，一般认为与个体的素质和生理特点，即个体易感性有关。王某的个性在应激下，缺乏灵活性且适应不良，呈现出易感人格特点。

（4）个体的行为模式：人类的性格特点与躯体疾病的关系，在医学发展史上已经有很多研究。王某的行为模式特征是依赖、被动攻击、难以控制的情绪反应。应激下的行为反应包括退化与依赖、敌对与攻击、固着与僵化。

3. 患者在接受心理科药物治疗和心理治疗后，皮疹症状改善，回溯成长史，发现创伤性经历。考虑从自我意识与现实社会环境客体事物的反常联系所引发的皮肤病及有关症状提出治疗假设：

其一，冲突。表现为患者的某种个体需求，由于社会文化及有关观念、道德、法律的制约而不能正常表达或实现，则受到压抑的需求或欲望会在皮肤上引发有关病症。王某压抑的情感需求和性需求都可能引发此类病症。

其二，对抗。表现为弱小的自我意识为了自保而对客体采取的过敏性防御。这在皮肤上会表现为过敏性皮炎（如荨麻疹等）或皮肤细胞的不同程度的增生和角花等。王某在现实生活中不得不承受家庭的安排，被动地进入婚恋，并非自己心甘情愿地承担。弱小的自我为了被动地完成社会赋予的责任和义务，就必须戴上相关的“人格面具”，对社会的攻击性和过敏性防御，在身体层面以“代偿”的方式表现出来，使具有防御作用的皮肤细胞迅速增生角化。

其三，退缩。弱小的自我如果对现实环境产生全面恐惧就会发生逃跑性自我收缩，而逃跑收缩的形式就是割断与现实世界的联系，这在皮肤上就会发生麻木等使触觉迟钝的症状。王某的皮疹症状，更多反应在个体需求的压抑与不能表达。

4. 神经性皮炎　又称慢性单纯性苔藓。是以阵发性皮肤瘙痒和皮肤苔藓化为特征的慢性皮肤病。目前认为精神原因是发生本病的主要诱因，情绪波动、精神过度紧张、焦虑不安、生活环境突然变化等均可使病情加重和反复。

该病很容易和以下几种疾病相混淆，需加以鉴别：①慢性湿疹：是由急性或亚急性湿疹演变而来，没有一定好发部位，整个疾病过程中有水疱、糜烂、渗出过程。与正常皮肤的分界也多不清楚，边界不清；②特应性皮炎：青年人及成人期特应性皮炎常表现为全身多数泛发的苔藓样斑片，与神经性皮炎类似，但特应性皮炎的本质是遗传过敏性疾病。患者及其家族中常会有哮喘、过敏性鼻炎或者荨麻疹等相关疾病史。幼儿期常有婴儿湿疹史；③肥厚性扁平苔癣：通常是由亚急性扁平苔癣发展而成，典型皮疹为紫蓝色或红褐色肥厚性斑块，伴有多少不等的黏着性鳞屑，类似银屑病。此病病程慢性，常数年不愈。损害消退后留有色素沉着或色素减退或皮肤萎缩。

综上所述，诊断：神经性皮炎；治疗：给予心理治疗及药物治疗。①神经性皮炎，作为一种与神经调节、精神心理状况关系密切的瘙痒性皮肤病，除了药物治疗外，日常生活中的调节和心理疏导十分必要。患者努力提高情绪管理和调节的能力，增加对现实生活的处理和应对能力，都有助于病情的恢复；同时，保证夜间睡眠时间，确保睡眠质量，充足、规律的睡眠也是病情改善的重要保障；有规律的体育锻炼，也能够一定程度上影响到个人的心境，也有助于病情的康复；②患者多年求诊经历，呈现了不同类型的医学模式对个体治疗产生的影响和互动结果。王某曾求助巫医、饮“圣水”、敷“神贴”，也曾“头痛医头、脚痛医脚”地反复到皮肤科就诊，治疗无效或效果不理想，为患者制造了更多的问题，使王某对于治愈更加缺乏信心。此类情况在相对落后地区尤为典型，应对久治不愈的顽疾，看仙、看风水的情况比比皆是，应予以更多重视。此外，机械论及生物医学模式，对于处理身心疾病等复杂问题，有较大局限，可能由于治疗效果不理想，致患者失去耐心，发作期紧急就医，稍有好转即中断治疗，长期治疗效果不佳，病程迁延、反复发作。因此，从“多重病因作用”角度理解患者的身心疾病，采用“生物-心理-社会”医学模式，能够从整体上理解患者的病症，制定相对经济、整合的治疗方案，实现治疗效果的最大化和可持续。③病因学与对应的医学模式（病例1图1）。

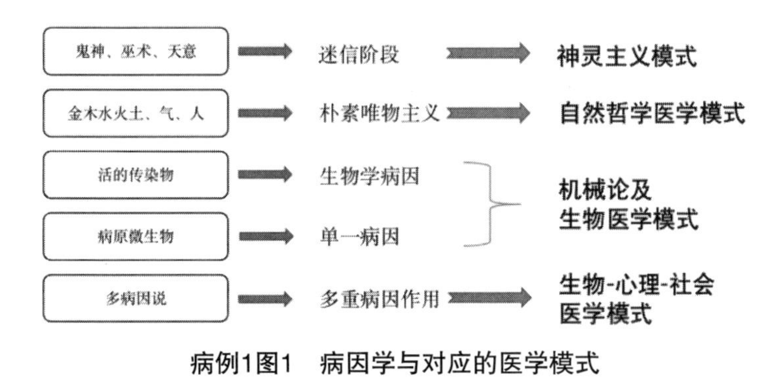

病例1图1　病因学与对应的医学模式

（龙　鲸　天津市安定医院）

参考文献

[1]马存根，朱金富.医学心理学与精神病学（第4版）[M].北京：人民卫生出版社，2019. ISBN：9787117270144.

[2]张桂青，董原君，李林丰.疑难杂症中的身心疾病——心灵的倾诉[M].北京：人民卫生出版社，2016.ISBN：9787117222600

[3]赵旭东.身心医学[M].北京：人民卫生电子音像出版社，2022.ISBN：978711326995

病例2

细致入微也是病

一、病历摘要

一般情况： 患者李某，男，23岁，生于一个小城镇，独生子，父母都是普通工人。李华的父母为了让他能够在未来有更好的发展机会，不断地鼓励和要求他认真学习，以便能取得优异的成绩，父母经常会告诉他要仔细认真，人生不能出错，一个小错误可能就会导致整个人生的失败。

现病史及发病历程： 李华非常聪明，加上一直很勤奋，学习成绩一直很出色，但是这也给他带来了沉重的心理负担。他觉得自己需要超越其他同学，并且必须为父母赢得夸奖。每天放学后，他还要参加各种课外辅导班，补习各科知识点，直到深夜才能回家。这种高强度的学习和生活方式，让他精神状态也变得越来越脆弱，他经常会担心自己做的是否足够的好。小时候爸妈和他说的话也一直在他心中，经常会担心自己是否足够的仔细，有没有疏忽的地方。

李华从小就是个有点敏感、内向的孩子，不喜欢和人打交道，在学校也很难融入集体。由于家庭经济条件不太宽裕，很少有机会参加社交活动。父母对他要求严格，这让他觉得自己没有自由。李华在与其他同龄人相比较时，总是觉得自己不如他们。他常常自责，认为自己应该做得更好，甚至批评自己的行为和思想。他每天晚上睡觉之前都会把自己一天所犯的错误全部复盘一遍，同时也会在心里深深责怪自己。

他的家庭环境也给了他沉重的负担。父母总是忙于工作，没有太多时间陪伴他。他不知道如何和父母沟通，也没有机会向他们倾诉自己的苦恼。他渐渐地变得越来越沉闷，甚至有些胆怯。他不愿意和别人交流，只想一个人呆在角落里看书。

到了大学时期，李华逐渐发现自己与其他同学疏远，他无法像其他人那样轻松说话、交朋友。他开始有了一些奇怪的想法，例如自己的表现不够好就会被别人嘲笑，还有很多负面情绪。在一次考试中，李华忘记带准考证，导致自己无法参加考试。自此后，逐渐地他会反复检查书包里是否遗漏了物品、门窗是否锁好、电熨斗是否关闭电源等，以确保自己没有犯错。

李华反复检查的行为变得越来越多，在做题的时候反复去检查与验算，离开家的时候反复确认门是否关好，甚至有的时候已经离开一段距离之后还需要返回家中再次检查。李华深受这些行为的困扰，他知道不应该这么做，这些行为没有任何意义，但是控制不住自己的行为。李华以为自己只是比较仔细认真，身边的老师同学也总是夸奖李华是一个细心的孩子。但是他频繁地检查门窗，甚至在半夜起床去检查，他还要反复洗手，一洗就2～3小时，停不下来。每次都要用特定的步骤进行，否则他会觉得不安全。这些行为已经严重影响到了他的日常生活。

李华意识到这些行为不正常，但却无法摆脱它们的影响，他感到自己已经失去了对自己行为的控制，这进一步增加了他的焦虑和不安。最后，他决定寻求专业医生的帮助。

二、诊疗经过

1. 初诊

（1）问诊

医生：您好，请问您今天来到我们心身科门诊是哪里不舒服呢？

李华：大夫您好，我也不知道自己这个算不算是有病，我总是会在一些事情上花大量的时间，我自己也知道这样不好，但是我自己控制不住不去做这些事情，您说这算是病吗？

医生：您经常会控制不住的去做一些重复性的行为，可以请您举一些例子吗？

李华：比如我之前就会一直检查自己是不是忘带东西了，门窗有没有关好。现在有时候出门一段距离之后还会跑回家看自己有没有锁门，还会一直想去洗手。主要是这些事情已经严重地影响了我的生活，但是我自己又控制不住。

医生：有的时候会不会在心里出现对特定数字、词语或短语的重复？

李华：这个没有出现过。

医生：有出现过感觉自己可以听到别人内心的声音，看到别人看不见的东西的情况吗？

李华：这个也没有的。

医生：从以上您所描述的情况来看，您可能是患有强迫症。强迫症的主要特点是反复出现的想法或行为，患者明知这些想法或行为不合理或过度，但难以控制或摆脱，并使用重复或反复确认来减轻痛苦。

李华：医生那我怎么办呢？我自己控制不住我的这些行为。

医生：是的，这不是靠意志力就可以做到的，我们建议是采用中西医结合治疗，包括西药、中药、针灸及心理治疗的结合疗法，帮助您尽快地改善症状。

李华：好的，我一定好好配合。

医生：好的，感谢您的配合，请问您还曾患有什么其他的疾病吗？最近有做过什么检查吗？

李华：都没有的。

医生：好的，一会请您先去抽血，我们看一下您的肝肾功能与血常规的情况。同时需要您做一个量表的测查，然后我们再进行下一步的诊疗。

李华：好的，谢谢医生。

（2）化验检查及量表结果：肝功能、肾功能、血常规未见明显异常。汉密尔顿抑郁量表（24项）：18分（可能有抑郁症），汉密尔顿焦虑量表（14项）：16分（肯定有焦虑），抑郁自评量表：60分（轻度抑郁），焦虑自评量表：60分（中度焦虑），耶鲁–布朗强迫症量表：26分（中度到重度强迫症）。

治疗方案

（3）西药：第一周：盐酸舍曲林50mg 每日1次、阿立哌唑5mg qn。

（4）中药方剂：医生进一步询问了患者饮食、睡眠、二便的情况，并予舌诊切脉。李华表示自己最近吃饭感觉吃得比之前减少了，睡觉也经常惊醒，大便经常不成形，一天2～3次。小便没有什么异常的地方。舌红、苔白，脉弦。医生四诊合参，为李华开了中药方剂，具体方药如下：柴胡10g，郁金20g，枳壳10g，香附10g，当归10g，白芍10g，龙骨30g（先煎），牡蛎30g（先煎），合欢皮30g，鸡内金30g，莱菔子30g，焦槟榔10g，酸枣仁30g，远志10g，白术10g，胆南星6g。

（5）针灸处方：百会、四神聪：平刺0.5寸，平补平泻法；神门：直刺0.3寸，平补平泻法；内关：直刺0.5寸，提插泻法；足三里、三阴交：直刺1.0寸，提插补法；丰隆：直刺1.0寸，平补平泻法；阴陵泉：直刺0.5寸，平补平泻法。得气留针30分钟，期间行针2次。

（6）心理咨询：医生结合李华的病情决定使用认知行为疗法进行心理治疗。

第一步：建立良好咨询关系，共同制定咨询。

在开始与李华进行咨询时，我们将采用共情、倾听和理解的技巧来建立良好、充满信任的咨询关系。通过这种方式，我们将与李华共同确立咨询目标，以期能够帮助他缓解强迫性行为和观念。针对近期的咨询目标，我们将会探讨其问题的根源，了解其症状及其影响，寻找有效的应对策略，以实现缓解的目标。同时，在建立长期的咨询目标方面，我们将致力于帮助李华接纳自我，建立积极健康的认知方式，促进身心健康发展，并不断走向自我实现。

心理咨询过程举例：

咨询师：您好，请问您今天来找到我做咨询是有什么我可以帮助您的地方吗？

李华：您好，我一直有一些强迫的行为，医生建议我来做一下心理咨询说是会对我有些帮助。

咨询师：我听到您说是有一些强迫的行为。

李华：对的，这让我很困扰，我觉得自己很失败，连自己的行为都控制不住。

咨询师：我们因为控制不住自己的行为感觉自己很失败，好像我们对于自己的要求一直很严格。

李华：我感觉也没有吧，我只是想把很多事情都做好一些。

咨询师：听上去好像会让我们感觉会有点累。

李华：对的，感觉我生活得好累。

咨询师：感觉我自己生活得好累的时候，好像我们有一点沮丧。

李华：这些话我一直感觉没有地方可以诉说，一直憋在心里，感觉没有人会在乎我。

咨询师：如果您愿意的话，可以在我们咨询的过程中多说一说，我会一直在这边陪着您。

2. 第二次就诊

（1）问诊

医生：您好，请问您这周服药之后感觉怎么样呢？

李华：医生您好，这周感觉比以前稍微好了一些，有一些行为可以稍微控制一下，但是还是会有忍不住去检查的行为，医生请问我这个病是不是好不了了呀？

医生：强迫症的治疗是需要一段持续的时间的，不会在短期的时间内有一个很明显的变化，这个需要您耐心的配合我们进行治疗，如果现在我们可以有好转的地方，那就代表着我们的治疗方向是正确的。

李华：好的，谢谢大夫您的解释，我这周服完药之后感觉有的时候会有点恶心，请问这是正常的现象吗？

医生：有部分的患者在服用舍曲林之后会有一些胃肠道不良反应，一般在一周左右之后就会消失的。

李华：好的，谢谢大夫。

医生：请问您还有其他不舒服的地方吗？

李华：没有了大夫。

医生：好的，那我们今天的药物还会有调整的地方，请您留意。

李华：好的大夫。

（2）西药：第二周：盐酸舍曲林100mg 每日1次，阿立哌唑5mg qn。

（3）中药汤剂：医生进一步询问了患者饮食、睡眠、二便的情况，并予舌诊切脉。李华表示自己最近食欲较之前有所好转，睡觉虽然还有惊醒的情况，但是与之前相比有减轻的迹象，大便稍稀，小便没有什么异常的地方，舌红苔白，脉弦。医生四诊合参，为李华开了中药方剂，具体方药如下：柴胡10g，郁金20g，枳壳10g，香附10g，当归10g，白芍10g，龙骨30g（先煎），牡蛎30g（先煎），合欢皮30g，鸡内金30g，莱菔子30g，焦槟榔10g，酸枣仁30g，远志10g，白术10g，胆南星6g，半夏10g，分心木10g

（4）心理咨询

第二步：利用理性思维方式改变求助者不合理观念。

探究李华的不合理信念，例如：只有重复洗手才可以保证我的手是干净的。行苏格拉底式提问以评估自动化思考。询问李华：有任何证据支持这种想法？有任何证据驳斥这种想法？有可供替代的解释或观点吗？最糟糕可能会发生什么？如果发生了，我应该如何应对？可能发生的最佳状况是什么？最真实的结果是什么？通过此种方式可以检验自动化想法的有效性，探索其他解释或观点的可能性，将问题情景去灾难化。

咨询过程举例：

咨询师：请问您在反复洗手的时候在想些什么呢？

李华：我在洗的时候总感觉自己的手不干净，有脏东西在我手上，他一定会让我得病。

咨询师：所以您会觉得如果不洗手的话我们就会得病。

李华：对的。

咨询师：这个想法是怎么来的呢？他是如何出现在我们生活当中的呢？

李华：我也不知道，好像是我一直都是这么想的。

咨询师：我们可以试着来探讨一下这个想法是否真实。请问这种想法是有什么证据支持吗？

李华：有的时候有的人不洗手就会得病。

咨询师：好的，您是有这样的一个例子是有的人不洗手会得病，这是一个很好的例子，但是您好像是会洗5遍左右，这是为什么呢？

李华：我也不知道，好像我就是控制不住，那种恐惧会一直在我的脑海中。

咨询师：所以说您之所以一直洗手不是因为有事实依据我们会得病，而是这种恐惧会让您一直不停的洗手。

李华：好像是这样的。

咨询师：好的，那我们之后可以来探讨一下这些恐惧是如何产生的，如何影响到我们的生活的。

3．第三次就诊

（1）问诊

医生：您好，请问您这周服药之后感觉怎么样呢？

李华：这周与上周相比又好了一些，之前的恶心的感觉也没有再出现过了。

医生：这说明我们的治疗是有帮助的。

李华：对的医生，谢谢您，请问我是需要终身服药吗？

医生：这个倒是不一定的，这个需要看我们后期恢复的情况，急性治疗期在3个月左右，维持治疗期大概在1年左右，后续是否需要继续服药要根据我们的症状改善的程度。

李华：好的，谢谢医生。

医生：好的，我们这周的药物还是需要调整一下。

李华：好的医生。

（2）西药：第三周：盐酸舍曲林 150mg 每日1次，阿立哌唑 5mg qn。

（3）中药汤剂：医生进一步询问了患者饮食、睡眠、二便的情况，并予舌诊切脉。李华表示自己最近食欲基本恢复到正常水平，睡觉没有惊醒的情况但是会做梦，二便没有什么异常的地方，最近嗓子会有一些异物感。舌红苔白，脉弦。医生四诊合参，为李华开了中药方剂，具体方药如下：柴胡10g，郁金20g，枳壳10g，香附10g，当归10g，白芍10g，龙骨30g（先煎），牡蛎30g（先煎），合欢皮30g，半夏10g，厚朴30g，紫苏10g，酸枣仁30g，远志10g，白术10g，胆南星6g，半夏10g，分心木10g。

（4）心理咨询

第三步：利用暴露疗法与反应预防帮助李华逐渐缓解强迫行为。

将李华暴露到引发强迫行为的情景，要求李华控制强迫行为，等待冲动和不适逐步消退。让李华按自己日常习惯，出现重复的情况时，按照反应预防的原理予以制止，并进行记录。同时给李华布置相应的“家庭作业”，准备好专门的家庭作业日记表格发给李华，记录每天的暴露及反应预防的时间、任务及暴露过程的焦虑变化和应付方法。要求其按时完成。

咨询过程举例：

咨询师：这周我们要慢慢将自己暴露在引发我们出现强迫行为的场景，我们要慢慢试着看看，我们能不能学会与这种状态共处。

李华：我感觉我还是有点害怕。

咨询师：感觉到害怕是非常正常的情绪，我们在面前这些场景的时候我们自然会感觉到害怕与焦虑，你可以尝试将注意力转移到我们自己的呼吸上面，同时我会一直陪在你的身边，你并不是一个人在面对这个可怕的场景，我们试试看好吗？

李华：好的，我愿意试试看。

4．第四次就诊

（1）问诊

医生：这周感觉怎么样？

李华：基本上强迫的症状在可控的范围之内了，我已经可以正常的生活和学习了，虽然还会有时候出现强迫的行为或者想法，但是我自己可以意识到，同时我也不再那么恐慌了，我可以学会慢慢和这种症状共处了。

医生：听到你有这样的改变我十分的开心，但是还是需要提醒的是，我们需要坚持的服药，同时需要定期的随诊。千万不要自己随便的停药或者减药，我们一定要在医生的指导下规范地进行用药。

李华：好的医生，谢谢您。

（2）西药：第四周：盐酸舍曲林150mg 每日1次，阿立哌唑5mg qn。

（3）中药汤剂：医生进一步询问了患者饮食、睡眠、二便的情况，并予舌诊切脉。李华表示自己睡觉做梦的情况也变少了，大小便正常，嗓子异物感也有所好转。舌淡红苔白，脉稍弦。医生四诊合参，为李华开了中药方剂，具体方药如下：

柴胡10g，郁金20g，枳壳10g，香附10g，当归10g，白芍10g，合欢皮30g，半夏10g，厚朴30g，紫苏10g，酸枣仁30g，远志10g，白术10g，胆南星6g，半夏10g，分心木10g。

（4）心理咨询

第四步：效果巩固，结束咨询。

根据求助者强迫症状缓解的情况，做科学评估，并给求助者讲解自我暴露和反应预防的原理，教会其自我监控。

咨询师：在我们咨询快要结束的时候，我想交给你一些自我暴露和反应预防的技巧，不知道您是否感兴趣呢？

李华：我感兴趣的，请您教教我。

咨询师：在平时生活中注意到自己面对洗手或者检查时情绪的变化，并在情绪变化时询问自己现在“有什么闪过我的脑海”，并提醒自己“这个想法可能不是真实的”，将这些想法写在你的手机备忘录上或纸上。这样会帮助你学会自我监控。

李华：好的，我回去会多加练习的。

治疗效果：经过4周的门诊治疗，李华的强迫症状较前减轻，强迫洗手和反复检查的行为较前明显减少，逐步可以恢复正常的社会功能。医生对李华再次进行耶鲁–布朗强迫症量表评分，结果为16分（轻度到中度强迫症）。医生嘱李华定期复诊，如有情况反复，及时就医。

三、分析与讨论

（一）流行病学与病因

强迫症的终身患病率在全球范围内为0.8%～3.0%，与其他致残性精神疾病的患病率相似。国内研究发现，强迫症患病率总体较西方国家偏低，女性患病率高于男性。平均而言，患者的发病年龄在19～35岁。56%～83%的强迫症患者同时还患有其他精神障碍，如情感障碍、焦虑障碍、神经性厌食症和贪食症、酒精或物质滥用或依赖、抽动障碍等。

许多研究表明，患者往往在首次发病时经历了一些不良生活事件，如人际关系紧张、婚姻挑战或学习工作失利等。强迫症患者的个性中通常存在着追求完美、对自己和他人要求过高的倾向，而其中一部分患者在疾病出现之前就已经具有强迫型人格，表现为过于谨慎、承担责任感过强、期望万事尽善尽美等特点。因此，在应对不良生活事件时，这些患者缺少灵活性，无法适应变化。最终，矛盾和焦虑只能通过强迫性症状来表达出来。

（二）临床症状、评估与诊断

强迫症的主要特点是反复或重复出现的想法或行为，患者明知这些想法或行为不合理或过度，但难以控制或摆脱，并使用重复或反复确认来减轻痛苦。本次病案中李华有反复检查、反复洗手等行为，同时自己难以控制这些行为，再结合耶鲁-布朗强迫症量表的评分故可诊断李华患有强迫症。

1. 强迫症的诊断要点

（1）强迫思维可能是突然出现的、非自我和意愿的。

（2）思维内容与妄想类似，但相对固定，不泛化。

（3）患者可以没有自知力。

（4）强迫思维和行为可以同时存在，也可以只有其中之一。

（5）患者因强迫症状而导致显著的痛苦或社会功能与生活质量受到显著影响。

（6）需要注意与其他强迫相关障碍、其他精神障碍的共病与鉴别，以及与躯体疾病或药物所致强迫症状的鉴别。

强迫症的评估要点：①病史的采集与精神检查；②定式化检查，如自评和他评量表或问卷，包括人格测验等；③实验室与脑影像学检查等。评估内容包括症状学、严重程度、人格、家庭与社会、文化等因素及社会功能以及预后等。临床评估是诊断、治疗和康复全过程中必不可少的一部分，其包括了症状的识别与诊断、治疗决策和效果评价、康复等多个方面。除此之外，还需要评估患者对治疗的期望和要求、依从性、是否适合某种治疗、治疗的有效性、是否需要调整治疗、某种治疗可能带来的不良反应和影响患者的预后等。本案中医生一直在对李华做着临床评估，并关注到李华服药后的不良反应，并对患者进行必要的解释，提高患者医从性的同时也帮助患者增加治疗的信心。

强迫症评估量表的选择：目前，最常用于评估强迫症及其相关症状的量表是耶鲁-布朗强迫症状量表（Yale-Brown Obsessive-Compulsive Scale，Y-BOCS）。该量表包括成人版和儿童版，主要对强迫症各种症状及其严重程度进行半结构化评估，共计10个条目，其中5个涉及强迫思维，5个涉及强迫行为。每个条目包括症状检查表和严重程度量表两个部分，从痛苦、频率、冲突、抵抗等不同维度评估其严重性。每个条目的得分范围是0～4分，总分为0～40分。根据总分情况，可以将患者分为亚临床（1～7分）、轻度（8～15分）、中度（16～23分）、重度（24～31分）和极重度（32～40分）五个级别。当患者得分达到32分及以上时，则表示患者已无法生活自理。Y-BOCS也是最常用于评估治疗效果的量表之一。有效治疗被定义为Y-BOCS总分相对于基线减分率达到25%或35%（不同研究标准可能有所不同）。治愈则指Y-BOCS总分低于8分，或症状评定不再符合疾病诊断标准，功能完整，并且没有或只有较轻微的焦虑和抑郁症状。本案在治疗前与治疗三周后均进行了量表评价，以保证患者在动态监测下进行治疗。

2. 鉴别诊断

（1）焦虑症：强迫症和焦虑症之间有许多共同点，但焦虑症的特征在于患者感到不安、紧张和害怕等情绪。相比之下，强迫症的特征在于患者感到强迫性想法和行为。本案中李华虽有焦虑情绪，但仍以强迫行为为主要特征。

（2）精神分裂症：强迫症的主要症状是反复出现的强迫思想和行为，例如频繁洗手、检查门窗是否关闭等。患者会感到强烈的焦虑和恐惧，如果不能执行这些行为就会感到不安。而精神分裂症的主要症状包括幻觉、妄想、听觉幻听、语言混乱等。患者的思维和行为会受到影响，难以正常交流和实现日常生活中的功能。强迫症患者的意识清晰度通常保持正常，他们知道自己的强迫行为是不合理的，但却无法控制它们。而精神分裂症患者的意识可能会受到严重影响，他们可能会认为自己的幻觉和妄想是现实的一部分，难以理解别人的观点。强迫症患者通常会体验到焦虑、恐惧等强烈情绪。而精神分裂症患者可能会出现情绪麻木、冷漠等情况。本案中医生询问李华是否有出现过感觉自己可以听到别人内心的声音，看到别人看不见的东西的情况，李华均表示否认，故可排除精神分裂症。

（三）治疗

强迫症的治疗目标是使症状明显减轻，社会功能基本恢复，并能有效地应对压力并减少复发。当强迫症状减轻至对社会功能和生活质量影响较小时（如患者每天花费不到1小时来处理强迫症状），特别是强迫行为、伴随强迫症状的焦虑在可耐受的范围之内或几乎没有焦虑，能够承受“不确定感”生活，强迫症对日常生活造成的影响很小或几乎没有痛苦，以及能够应对压力，避免症状有较大波动，则可以认为治疗是有效的。对于难治性强迫症患者，应尽可能减少症状频率和程度，使患者能够接受带着症状的生活，并最大限度减少疾病对生活质量和社会功能的影响，从而促进患者愿意接受长期治疗。本案中采取中西医结合治疗同时加之心理咨询对李华的病情进行干预，取得了良好的疗效。

1. 药物治疗　药物治疗是强迫症的有效治疗方法。本案中西药选取的是盐酸舍曲林与阿立哌唑。强迫症可能与脑内5–羟色胺功能低下有关，治疗上一般优先选择5–羟色胺再摄取抑制剂类药物。临床工作中发现，盐酸舍曲林对5–羟色胺再摄取选择性高，起效迅速，可以早期控制和改善强迫症症状。阿立哌唑为非典型抗精神病药，属于5–羟色胺（5–HT）、多巴胺（DA）功能稳定剂，该药可以部分激动DA2、5–HT1A受体，拮抗5–HT2A受体。两种药物协同作用下，可以进一步促进强迫症症状的改善。有研究指出盐酸舍曲林联合阿立哌唑治疗强迫症效果好，可以促进患者强迫症评分改善情况，且用药安全性高。

2. 中医治疗　中医学对于强迫症的认识目前暂未统一，包括从肝、心、脾、肾多脏论治等方面，但临床研究还比较有限。虽然中国古代医学典籍中并没有明确的强迫症病名，但从强迫症的症状角度而言，此病属于中医学“神”的范畴。《灵枢・本神》中提到：“心藏神”，“神”主要藏于心而总摄精神，调整思维意识。

中医学认为，人体以五脏为中心，而心是五脏六腑之主宰。《灵枢・邪客》中提到：“心者，五脏六腑之大主也。”因此，人体的一切活动均受心神的支配。强迫症的主要症结在于反复的思虑及对某些事情发生的担忧，甚至恐惧。中医认为，“思胜恐”，正常情况下，反复的思虑或强迫可以消除内心对某些事物或事情的担忧和恐惧，如《灵枢・本神》所述：“心怵惕思虑则伤神，神伤则恐惧自失”。但强迫症患者的思虑或强迫行为反而不能解决问题，且长期过度频繁的强迫思虑和行为已打破了人体本身的调节范围。

因此，强迫症根本原因是心胆气虚影响了心主神志和胆主决断。《内经・灵兰秘典论》云：“心者，君主之关也，神明出焉……胆者，中正之官，决断出焉。”思虑过多则心虚，心虚则神无所主，胆气虚则思无所制则恐，思不胜恐而反为恐所辱，过多的担忧恐惧则神气不收，《灵枢・本神》云：“恐惧者，神荡惮而不收。”

本案中中药处方以柴胡加龙骨牡蛎汤为基础方并随症加减。柴胡、郁金可疏肝解郁、和胃理气。枳壳、香附合用可行气活血、清除郁热。当归、白芍可养血柔肝、活血祛瘀。龙骨、牡蛎可重镇安神。合欢皮可清热解毒、安神定志。鸡内金、莱菔子、焦槟榔三药合用，可醒脾开胃。远志、酸枣仁合用可益心安神、解郁安眠。白术可燥湿健脾。胆南星可化痰开窍。共奏疏肝理气、安神定志之功。

本案结合了针灸治疗，选穴：①百会：为治疗神经系统疾病的重要穴位，能够舒缓情绪、安神定志、平衡体内阴阳气血，对于强迫症及其相关的精神心理疾病有一定的缓解作用；②四神聪：此穴名“四神”，意思是指能够调节人体的精神活动，缓解神经紧张、失眠等症状；③神门：具有平肝安神、清热明目的作用，对于强迫症患者的焦虑、失眠等症状有缓解作用；④内关：此穴位在手腕掌侧，具有调和气血、宽胸利咽、解郁安神的作用；⑤足三里：能够调和脾胃气血、提高免疫力、促进新陈代谢，对于强迫症患者的消化不良、食欲不振等症状有较好的缓解作用；⑥三阴交：为治疗内分泌调节失衡的重要穴位，能够调节肝经、脾经、肾经的运行，调和气血阴阳，对于强迫症患者的情绪不稳、月经不调等症状有较好的缓解作用。

3. 心理治疗　强迫症的认知假说认为，重复出现某些想法本应视为正常现象，在人类进行创造性活动与解决问题时，同个体意图有关的反复思考是适应性的。只有对这些重复想法赋予负性认知评价，激发个体的焦虑、恐惧或烦恼，才成为强迫观念。由于这些观念令患者恐惧、难受，迫使患者不得不采取缓和、克制或试图回避的行为反应与仪式行为，包括隐匿的精神仪式。通常患者先是竭力抵制、压制，如果抵制或克制不了，则采取仪式行为缓和焦虑防范其想象的可能的危险。所以，激起焦虑、恐惧的强迫观念与冲动一出现，患者马上用一连串的仪式行为和精神仪式进行反应，以求减轻焦虑与不确定的感觉，结果由于强化的作用，侵入性强迫想法更频繁地产生，仪式行为也不断增多，两者恶性循环，疾病也迁延不愈。

认知行为治疗是基于认知模型，它假设人的情绪、行为及生理状态都会受到人们对于事件的观点所影响，并不是情景本身决定人们感受到什么，而是人们对于情景的诠释和解读影响了感受。通过心理宣教的模式，让李华知道自己的强迫行为可能是与自身认知模型有关。

认知修正的主要目的是希望患者将自己的问题罗列出来，自主寻找他们专制的信念，并驳斥这些信念。故可鼓励患者记录他们的信念是如何制造出个人的问题并努力剔除自我挫败的认知。指派家庭作业可以追踪患者内化的自我讯息中较为错误、僵化的信念，借由此方式，患者会学习到如何挑战自身不合理信念从而达到改变行为的目的。

（林　锦　沈　莉　天津中医药大学第一附属医院）

参考文献

[1]Canadian Psychiatric Association.Clinical practice guidelines.Management of anxiety disorders[J]. Can J Psychiatry，2006，51（8 Suppl 2）：9S-9IS.

[2]张鹏.舍曲林联合阿立哌唑治疗强迫症的临床观察［J］.医学理论与实践，2019，32（9）：1329-1330.

[3]王蕾，张华．中医对强迫症的认识[J]．辽宁中医药大学学报，2007，9（2）：50-51

[4]卢彬，乔文达．强迫症治疗的研究进展[J]．临床医学，2010，23（10）：3643-3644

病例3

别把肠子割没了

一、病历摘要

一般情况：患者张某某，男，62岁，工程师，已退休。儿子陪诊。

主　诉：间断便秘、腹胀不能缓解渐进加重1年。

现病史：患者于2年前患有急性肠梗阻，手术切除部分肠管（约10cm左右）后治愈。当时正值退休前夕，原想单位会延聘，但当年政策变化，必须办理退休，再考虑是否聘任，为此心中不太愉悦。因此，手术后彻底休息在家中调养近1年。虽偶有便秘，经过饮食调节或服用中成药即改善，后被单位返聘继续工作近1年。1年后在一次食生冷食物后觉大便不畅、腹胀，且便后或排气后不能缓解，服用中药未见明显效果，总是感觉排便不爽，解不净，虽然有时隔日排便一次，但粪便并不坚硬，患者不能接受这种状态，每天关注大便次数、形态等，采用蹲便、强制排便（打开塞露、服泻药），均未见明显效果，四处求医，辗转各大医院就诊，反复检查腹部CT、造影及腹平片和肠镜，担心有病医院没有检查出来，为此患者痛苦不堪，紧张担心，恐危及生命。不思饮食，体重减轻明显，伴有失眠，血压不稳、忽高忽低，使用降压药效果不明显，每天的生活重心就是围绕排便一事，对其他事情均不感兴趣，每天仍以使用开塞露和泻药促进排便，虽然客观上没有发现梗阻部位，总认为此种状况是肠梗阻引发的，强烈要求家人带着看不同的医生，要求再次手术治疗。但因为没有手术指征，所去的医院均不支持手术治疗。患者的儿子也是不知所措，也想过不行就随着父亲吧。但有医生向其交代“若盲目顺从患者，后果将不堪设想，肠子总有一天得切没”，并建议其到心理科诊治。为改善患者目前状况，前来门诊。

个人史：足月顺产，在家中排行老二，有一姐一妹，为大家庭同辈唯一男性，备受家人宠爱，但家教严格，父母思想传统，家中很多事情都遵循“老规矩”。患者性格内向，自幼做事谨小慎微，学习成绩好，顺利完成大学，工作及生活无重大挫折，人际关系一般，做事认真追求完美。

既往史：过敏性鼻炎、高脂血症。

家族史：母亲有失眠史。

体格检查：血生化检查三酰甘油、胆固醇略高。其他未见异常。腹部B超、腹CT等检查均无阳性发现。

精神科检查：患者意识清晰，接触主动，面带愁容，语言表达缓慢，未引出确切幻觉、妄想等感知综合障碍，对身体的感受（便秘）过分关注，并坚持认为是躯体疾病（肠梗阻）所致，情绪焦虑不安，时有低落、紧张、担心、失眠（以早醒为主），强烈要求医生手术治疗。

初步诊断：躯体症状障碍——疾病焦虑障碍（精神障碍诊断与统计手册DSM-5）。

鉴别诊断

（1）躯体疾病：原发性躯体疾病具有明确与症状相称的客观检查结果，其症状主诉相对集中，并能用当今的医学知识解释。而疾病焦虑障碍患者的主诉更严重，功能损害更大，但医学检查“查无实据”。

（2）肠易激综合征（IBS）：IBS是一组持续或间歇发作，以腹痛、腹胀、排便习惯和（或）大便性状改变为临床表现，而缺乏胃肠道结构和生化异常的肠道功能紊乱性疾病。典型症状为与排便异常相关的腹痛、腹胀，根据主要症状分为腹泻主导型、便秘主导型、腹泻便秘交替型。目前尚无统一诊断标准和特异性诊断方法。该患者的虽然腹胀、便秘的症状与肠易激综合征（IBS）的一些症状相似，但其是由于肠梗阻术后，功能未完全康复，因饮食生冷引发腹胀、便秘，腹部无压痛，便后或排气后不见缓解，且没有粪便性状的明显改变，且病程未超过2年，追问病史儿童时期未有腹痛病史或家族遗传史。

（3）疑病障碍：两者具有类似的发病机制，有着类似行为特征。疾病焦虑障碍患者关注的重点是本身及症状的严重程度对个体的影响，也可能相信其躯体症状预示躯体疾病或损害，但关注点是要求治疗以消除症状。但疑病障碍患者的注意力会更多的指向潜在进行性的严重疾病过程及其致残后果，并要求人员提供保证。

（4）焦虑障碍或抑郁症：焦虑障碍的患者可能有对躯体疾病焦虑和躯体症状，此时的疾病焦虑是其众多焦虑之一，比如惊恐障碍所伴有的躯体症状是常常与惊恐相伴。

抑郁症常伴有躯体不适症状，而疾病焦虑障碍也常会伴有抑郁情绪。抑郁症以心境低落为临床相，可有早醒、晨重夜轻的节律变化，体重减轻及精神运动迟滞、自责自罪、自杀言行等症状，求治心情也不如疾病焦虑障碍强烈。只有当躯体症状的先占观念不是在抑郁发作的背景下出现，如先占观念先于抑郁出现，或抑郁缓解后出现，则可以诊断为疾病焦虑障碍。

（5）精神分裂症：某些精神分裂症患者可以有躯体不适症状，但患者往往对于躯体不适症状漠不关心或对此以荒谬离奇的内容来解释，常有思维形式障碍或幻觉妄想，不积极求治。

二、诊疗经过

根据以上诊断，采用心理治疗和药物治疗的综合疗法。

1．药物治疗　可以使用新型的抗抑郁药物SSRI类或SNRI类药物，本病例治疗以盐酸舍曲林50mg 每日1次、罗拉西泮0.5mg qn，2周后焦虑情绪改善，虽有便秘并维持之前药物治疗，但关注度减少，能配合多吃蔬菜和粗纤维食品、多饮水，每天外出活动30分钟以上，继续服用舍曲林100mg 每日1次 4周，症状改善明显。泻药使用频次和用量减少，对治疗依从性提高。后睡眠明显改善，逐渐减少罗拉西泮用量，直至8周后停用。大便恢复正常，焦虑情绪消失，即使排便时间间隔长或有便秘都能接受，舍曲林使用1年后减至25mg 每日1次，继续服用半年后停药。

盐酸舍曲林属于是五羟色胺（5-HT）再摄取抑制剂，五朵金花之一，因其线性药代动力学的特征，剂量滴定方便，对心血管系统影响小，老年人使用更安全（患者有血压波动），在早期配合苯二氮䓬类药物缓解焦虑的情绪并改善睡眠，同时避免SSRI类抗抑郁药物在未充分起效状态下的不良反应，比如加重失眠（影响睡眠节律）、产生焦虑情绪等不良反应，若患者有典型的先占观念或冲动行为，可以联合小剂量的抗精神病药物，比如奥氮平、思瑞康等。

2．心理治疗　该疗法的目的在于让患者了解所患疾病的性质，改变其错误的观念，解除或减轻精神因素的影响，使患者对自己的身体状况与健康状态有一个正确合理的评估，逐渐建立对躯体不适的合理性解释，适当地做出承诺和必要的保证，也具有一定的治疗作用。

支持性心理治疗可以帮助患者重新树立信心，并得到鼓舞以及促使他们对治疗计划的其他方面予以配合，贯穿在整个诊疗过程中，以建立良好的医患关系，提高患者治疗的依从性。

认知行为治疗目前认为是疾病焦虑障碍有效的治疗手段，可以减少躯体症状，主要目标是协助当事人克服认知盲点、模糊知觉、不正确判断以及改变其认知歪曲或不合逻辑的思考方式。认知行为治疗评估中的功能性分析及确定特殊刺激与结果之间的关系是治疗的关键。

三、分析与讨论

1. 流行病学调查　目前还没有其终生患病率、现患率等资料，使用传统的相关诊断术语、标准所做的社区调查发现，躯体化障碍患病率少于1%，女性的患病率为男性的2倍。另外，流行病学调查也发现，反复或持续性疼痛存在于约1/3的普通人群，一项研究发现，躯体化障碍患者的医学花费是对照组的9倍。因此，这类患者需要更多的关注，早期诊断，积极治疗，避免浪费更多的医疗资源。

2. 病因　疾病焦虑障碍的确切病因不明确，但显示相关发病因素涉及心理、社会因素及生物学等方面。

（1）心理社会因素：幼儿时受到父母过度的照顾或忽略，儿童期的患病经历、创伤长期与慢性疾病患者共同生活，生活中存在的现实冲突等因素可能是易患因素。继发性获益可能是维持疾病迁延不愈的重要因素，患者可能因病而回避社会责任并获得更多的关心、保护和照顾。部分患者属于医源性起病，如误诊、错诊、错误的治疗等，躯体症状在不同的社会文化环境中可以有多重象征意义，躯体症状的表达，可以寻求别人的注意和同情，可以操纵人际关系，免除某种责任和义务，是患者对待心理、社会更各方面困难处境的一种心理防御机制和应对方式。

许多研究发现，疾病焦虑障碍患者多具有“神经质”的个性，其特点为敏感、多疑、固执、过度关注躯体不适的症状和自身的健康状况，由于过分关注自身的感受和健康，导致感觉阈值降低，躯体感觉的敏感性增强。因而他们更容易感到各种躯体症状。该患者2年前首发肠道疾病（急性肠梗阻），立即实施手术治疗后痊愈。因为患者平素身体健康，在此之前几乎没有去医院看过任何疾病，即使有感冒、咳嗽之类，只要吃点家中备药即可痊愈。因此此次患病对其来说是一件创伤性应激事件，打破了患者正常稳定的生活秩序与平衡，在恢复期的不适使其难以适应，引发情绪的焦虑和认知的变化，对现状的不接纳，加之其完美人格的影响，开始过度关注身体的感受，身体的不适反过来影响情绪，负性情绪的产生使得身体的感受愈加严重，进而形成一个恶性循环。

（2）生物学因素：疾病焦虑障碍可能有家族聚集性，可以受到遗传、环境因素或者两者共同的影响。

近年来有关脑肠-轴的研究，指出肠道是人体非常重要的器官，所需的营养物质90%以上由肠道吸收，同时也是人体最大的消化器官。除此之外，人体70%的免疫细胞分布在肠道中，肠道还是人体最大的免疫器官。肠道有一个独立于中枢神经系统的神经结构，被称为肠神经系统。肠道被1亿个神经细胞所包围，其所拥有的神经细胞数量仅次于中枢神经，被称为“肠脑”或“第二大脑”。我们身体中的每一个器官之间并不是互相隔离的，各个器官之间是相互关联、相互作用的。大脑是人的中枢神经系统，掌控着我们的生理、记忆、思考学习等功能，作为调节情绪、控制情感的神经递质多巴胺和五羟色胺（5-HT）在大脑中存在，是一种具有激素样活性可以促进心情愉悦的神经递质。这两种物质都是体内的“快乐素”，但大脑分泌的五羟色胺只占全身的5%，而95%则在肠道里合成。因而，情绪很大一部分是受肠道神经系统影响的。肠道产生的神经递质对于情绪调节也有重要的作用。

肠道和大脑是双向互通与调节的关系，这种关系是通过大脑与肠道之间的脑-肠轴进行联系的。既存在由下而上的调节，又存在由上而下的作用，组成了上-下调节（top-down）体系和下-上调（down-top）。在这个信息交流网络，由中枢神经系统、神经内分泌系统［包括下丘脑-体-肾上腺（HPA）轴］、神经免疫系统、自主交感神经及副交感神经系统（包括肠神经和迷走神经系统），以及肠道菌群及其代谢产物组成。如肠道菌群代谢产物如短链脂肪酸、胆汁酸代谢物、神经活性物质以及免疫反应过程中释放的细胞因子，可介导微生物-宿主间相互作用，参与“脑-肠轴”的调节。动物试验研究SCFAs水平的昼夜规律波动，也可调节结肠肌间神经丛中游离脂肪酸受体3的表达，影响小鼠结肠收缩运动。

昼夜节律紊乱可以使得肠道菌群失衡、肠黏膜屏障功能障碍引发肠道炎症。另外肠道菌群代谢产生产物异常影响脑肠轴的调节，结肠运动问题会出现便秘的症状，同时紧密连接蛋白表达改变会增加肠道黏膜的通透性出现腹泻的情况。

因此，精神因素或者外界环境因素刺激，通过中枢神经系统作用于胃肠道系统、消化系统，造成内脏感觉、胃肠动力改变。特别是在应激状态下的影响可能会更多一些。所以，心理因素、社会因素可能在以胃肠道为主诉不适的躯体症状及相关障碍中占有更重要的比重。

另外，近年来“脑肠轴”机制被发现与阿尔茨海默病的多个核心疾病机制相关，逐渐成为了该领域研究的热点。被认为是众多认知疾病的共性机制，肠道微生物群积极参与人体生理的各个方面，且与多种神经退行性疾病有密切关联。

3．整体观的思维　人是一个有机整体，我们不能把所有的器官都分开去研究，应以以整体治疗观去调整，从“身心”或“心身”的角度去看待和治疗疾病。比如从诊断开始需要明确患者典型的躯体症状，同时寻找心理社会因素并明确其与躯体症状的时间关系，再有要看症状是否继发于躯体疾病或精神障碍。

4．治疗时应注意以下几个问题

（1）重视医患关系：治疗开始就要重视建立良好的医患关系，要以耐心、同情、接纳的态度对待患者的痛苦和诉述，理解他们躯体体验的真实性，而不是“想象的问题”或者是“装病”，不否定患者的体验是建立医患关系的重要开始。

（2）重视连续的医学评估：早期阶段应进行彻底的医学评估和适当的检查，医生应对检查的结果予以清楚地报告并进行恰当的解释，特别是对于矛盾实验室结果或者似是而非的阳性结果的解释，解释既不能加重患者对躯体不是体验灾难化的推论，也不应该彻底否认患者的躯体问题。在疾病的过程中如果躯体症状加重或出现新的症状必须进行适当的检查和评估，以排除器质性障碍。

（3）重视心理和社会因素的评估：在确定躯体症状的心理因素可能是患者的病因之一后，应尽早引入心理社会因素致病的话题，医生应尽可能早的选择适当的时机向患者提出心理社会因素与躯体症状关系问题的讨论，鼓励患者把他们的疾病看成是涉及躯体心理和社会因素的疾病。

（4）适当控制患者的要求和处理措施：医生要避免承诺安排过多的检查以免强化患者的疾病行为，医生可以定期约见患者提供必要的检查，但不能太频繁，这样一方面可以避免误诊，另一方面可以减轻患者的焦虑。同时要对家庭成员进行相关疾病知识的教育，因为个别家庭成员也可能强化患者的疾病行为。

总之，对于疾病焦虑障碍而言，可能每个患者的主要症状各有不同，但在理解症状，诊断与治疗上是要有明确切的方向和方法的，希望因为我们的努力改善患者的症状，提高他们的生活质量。

（刘　茹　天津市职业病防治院）

参考文献

[1]美国精神医学学会.精神障碍诊断与统计手册DSM-5[M].（美）张道龙，译.北京：北京大学出版社，2015.

[2]冯思森，等.消化系统心身疾病的早发现早治疗[M].中华医学信息导报，2022，37（13）：16-16.

[3]SEGERS A，DESMET L，THIJS T，et al[J].Acta Physiol （Oxf），2019，225（3）：e13193.

[4]Expert Rev Gastroenterol Hepatol，2019，13（5）：411-424.

[5]张莉华，等.脑肠轴及其在胃肠疾病发病机制中的作用[J].中国中西医结合外科杂志. 2007（02）：199-201.

病例4 奇怪的心病

一、病历摘要

一般情况：患者男性，43岁。

主　诉：间断胸闷憋气2年。

现病史：患者于2016年夜间单独在家中突发胸闷、憋气，大汗，窒息感。无明显胸痛，无明显头晕、黑矇及晕厥。家中无人，后自行打车到医院急诊就诊，大概30分钟到达医院，到医院时症状已经有所缓解，查心电图基本正常，查心肌梗死三项化验均正常，电解质正常，观察后无明显不适回家。后患者间断出现胸部不适感，无明显诱因，发作时伴有濒死感。患者间断去心内科门诊及急诊就诊，规律服用阿司匹林和倍他乐克治疗。于1年前患者症状发作频繁，伴有失眠、进食差，再次急诊就诊后收住院。

既往史：否认高血压、糖尿病、脑血管、消化系统疾病。

个人史：吸烟30年，每天1包。睡眠差近10年，通常夜间12点到1点入睡，早上7点起床。睡眠质量差，梦多，近期常做噩梦，白天易疲劳。性格急躁，烦躁，总觉得有可怕的事情发生，害怕自己心肌梗死猝死。（曾查甲状腺，除外甲亢）。对员工要求高。

家族史：有心脏病家族史，家中奶奶、姑姑均有冠心病，父亲于55岁因心肌梗死猝死，因此自己非常害怕也得心肌梗死而猝死。工作：自营公司，掌管200多人公司，主营工程业务，近几年资金链紧张。家庭：家庭和睦，两个孩子。

辅助检查：超声心动图：主动脉硬化、室壁运动异常。心电图：窦性心律（大致正常）。动态心电图：可见短阵房速，24小时房早共139个。化验检查基本正常。生命体征平稳。冠脉造影：前降支中段30%狭窄。

入院诊断：冠心病？心律失常 房早，心功能Ⅱ级，高脂血症。

二、诊疗经过

1．处理措施

（1）患者焦虑特质：比如完美主义、急脾气、要求高等，加上一些诱发的因素，比如家族史、家人猝死史、公司的资金链紧张。很容易使患者长期压力后表现为躯体症状，如胸闷、气短、心悸，严重时出现窒息感，给予患者心理量表测评，PHQ–9评分6分、GAD–7评分17分，其实是焦虑的惊恐发作。

（2）改变生活习惯：戒烟、慢生活，比如八段锦、冥想等。

（3）和患者详细解释目前身体状况：心血管疾病风险较低，使患者减少对心肌梗死的过度担心和焦虑，给予患者艾司西酞普兰10mg 每日1次口服治疗。平时服用阿司匹林及他汀类降脂药物。

2．门诊随诊　多数惊恐发作患者表现为以胸痛、胸闷、心悸等心血管症状为主，上述症状和冠心病心绞痛症状相似，容易被误诊。随着工作压力的增加，惊恐发作的人数呈现上升趋势，惊恐频繁发作不仅给患者的身心造成严重伤害，对其家属同样存在影响。惊恐的发病机制相对复杂，发作时躯体症状明显，因此单纯依靠行为学治疗是不足的，该病仍需要借助药物来控制病情。

三、分析与讨论

1．惊恐发作伴严重的自主神经功能失调，主要表现在三个方面：①心脏症状：胸痛、心动过速、心跳不规则；②呼吸系统症状：呼吸困难，严重时可有窒息感；③神经系统症状：头疼、头晕、晕厥、感觉异常。惊恐发作可以发展成恐慌症、期待性焦虑、广场恐惧症、过度健康焦虑。由于这些患者的躯体症状更突出为心脏症状或胸痛，多数患者常于首诊或二次就诊时主动求助于急诊科或心内科。

2．对于惊恐发作，可通过心理干预手段对患者进行治疗。首先，对待患者诚恳耐心，向患者解释目前症状是因为对自身症状的灾难性认知造成，向患者保证没有生命危险，安抚情绪，帮助患者建立战胜疾病的信心。同时也要向家属说明病情，争取家属的理解和支持，避免患者和家属对病情的过度关注和相互暗示。其次，通过控制呼吸频率或在口鼻处戴口罩或纸袋减轻呼吸性碱中毒症状。随着呼吸性碱中毒症状的减轻和好转，大部分患者可以逐步平静下来，胸痛也会随之改善。再次，如果患者情绪异常激动，以上方法无效的时候，可以使用地西泮肌内注射或静脉注射，1小时后唤醒患者。对于反复发作的惊恐发作患者，在进行心理干预的同时，需要药物治疗。

3. 纽约的Rozanski等指出心血管疾病的发生与发展与5种心理社会因素密切相关：焦虑、抑郁、人格特征、社会孤立及慢性的生活应激。上述心理社会因素通过不良的生活习惯和行为方式如吸烟、酗酒、持久紧张的高负荷工作与生活节奏，A型行为等，激活神经内分泌机制，激活交感和血小板的活性，引起冠脉内皮功能损伤，粥样斑块，冠脉痉挛，促使冠脉狭窄、心肌缺血，引发严重的心血管疾病。进行急性情绪应激试验的结果证实，情绪应激可以促使人与猴的颈动脉粥样斑块数量与大小均有显著的增加，而给予各种行为干预手段，如改变饮食结构、适当运动、心理放松、戒烟、少酒等防治措施，可以明显减少颈动脉粥样斑块的数量与大小。因此，可以说，心理社会应激对心血管事件的促发作用，绝不亚于高血压、高血脂、肥胖等传统的危险因素。通过心理行为与药物的干预，可以有效地阻止心血管疾病的发生和发展。

（杨世诚　刘园园　天津市胸科医院）

参考文献

[1]胡大一，刘春萍．焦虑抑郁障碍与心血管疾病[J]．中国医刊，2006，41（3）：53-54.
[2]王纪文，朱宁．老年人的双心问题与处理[J]．医学与哲学.2017，38（3B）：22-24.

病例5

难缠的心病

一、病历摘要

一般情况：患者男性，69岁。

主　诉：间断胸闷憋气3年，加重1个月入院。

现病史：患者自3年前开始间断劳累后或情绪激动后出现胸闷、憋气，休息后短时间可以缓解，间断药物治疗症状间断发作。于半年前患者症状发作较前频繁，于我院住院查冠脉造影显示三支病变，后转入心脏外科行心外科冠状动脉搭桥手术，搭桥手术顺利，带药出院。出院后间断发作心中不适、胸闷憋气、乏力，发病时大汗、周身发抖、心悸，发病时血压波动较大，自诉间断发作、夜间憋喘不能平卧，伴有失眠、进食差，再次急诊就诊后收住院。

既往史：患者高血压5年。否认糖尿病、脑血管、消化系统疾病。

家族史：有冠心病家族史，家中兄弟均有冠心病，哥哥于55岁因心肌梗死猝死，因此自己非常害怕也得心肌梗死而猝死。

个人史：吸烟史30年，每天1包。

入院后检查：超声心动图：主动脉硬化、左室舒张功能减低、室壁运动异常、各房室腔大小正常、射血分数58%。心电图：窦性心律，ST-T改变。胸片：符合左心受累疾患。各项化验指标基本正常，BNP正常，生命体征平稳。复查冠脉造影：三支桥血管均通常，原位血管较前无明显变化。

入院诊断：冠心病、冠状动脉搭桥术后心功能Ⅱ～Ⅲ级（NYHA）、原发高血压3级（极高危）。

二、诊疗经过

患者CABG术后半年，频繁发作胸闷、憋气症状，临床考虑发病存在3种可能性：①冠脉血管原因，不除外桥血管病变可能，应复查冠脉造影明确血管情况；②患者存在夜间间断憋气情况，不除外心功能减低所至；③患者精神压力大，存在精神心理因素。考虑到这几项可能，我们开始逐一检查明确病情。

在基本检查无冠脉介入手术禁忌证情况下，复查冠脉造影：三支桥血管均通常，原位血管较前无明显变化，同时患者症状发作时心电图无明显动态改变，排除因冠脉血管及桥血管狭窄导致症状的可能性。

患者心脏彩超显示各房室腔大小正常、射血分数58%，表明心功能尚可，夜间发作憋气时肺部听诊无明显干湿性啰音，无明显双下肢水肿及少尿情况，化验检查BNP正常范围内，结合以上情况不支持因为心功能减低而引发症状可能。

患者精神压力大，是否存在精神心理因素导致的胸闷、憋气等躯体症状可能呢？①患者睡眠差近3年，通常10点左右就寝，夜间12点到1点入睡，早上5点起床。睡眠质量差，梦多，近半年常做噩梦等；②患者存在冠心病家族史，家中兄弟均有冠心病，哥哥于55岁因心肌梗死猝死，因此自己非常害怕也得心肌梗死而猝死。心理压力较大；③患者行CABG手术的确是重大负性生活事件，患者心理上无法接受，生理上存在很大痛苦，对情绪存在一定的影响；④患者存在明显疲乏感、失眠、食欲减低、兴趣感下降、烦躁易激惹等情况；⑤患者有很多线索考虑心血管疾病合并精神心理问题，因此给予患者心理量表测评。PHQ-9评分17分、GAD-7评分15分。结合临床考虑患者修改诊断冠心病 冠状动脉搭桥术后心功能Ⅱ级（NYHA）中度抑郁焦虑状态 原发高血压3级（极高危）。

了解到以上情况后，与患者积极沟通，给予行为干预心理治疗：双心医生通过介绍冠心的临床特点、诱发原因、病程转归和治疗要点以及搭桥手术的预后等知识，加强患者的心理保健教育，纠正其不良习惯（如戒烟、戒酒、调节饮食结构、合理膳食、平衡营养和定时定量运动等）。同时调节好睡眠状态，采用一些“生物反馈放松疗法”来缓解紧张焦虑情绪。积极动员家庭支持，尽量让患者家属陪伴，多与之交谈，细心照顾，避免让其独处，帮助其提高自信，减缓压力，增强治疗信心。

药物治疗给患者服用舍曲林50mg每日1次口服治疗。日常服用的阿司匹林及他汀类降脂药物、ARB类降压药物仍坚持服用。1个月后患者门诊随访诉胸闷、气短等症状没有再次发作过，睡眠改善，进食正常。建议患者继续服用药物并两周一次门诊随访。

治疗时应注意以下几个问题：

1. 心血管疾病患者的烦恼　心身疾病的发病率在心血管疾病患者中非常高。许多患者虽然接受了成功的经皮冠状动脉介入治疗（PCI）、搭桥手术、心脏起搏器置入术等，但是患者的感受并没有达到理想预期，胸闷等症状仍然不能缓解，甚至产生抑郁、焦虑等精神心理障碍，生活质量受到影响，社会功能缺失；还有一些患者有明显的胸闷、胸痛、心悸等各种心血管疾病不适症状，但进行相应的检查后，没有发现与症状相符的相关心血管疾病。由于患者对自己的疾病不能正确认识，精神压力逐渐增大，辗转于多个科室反复就医，症状却迁延不愈，给患者及其家庭造成更加沉重的经济负担和精神负担。

2. 心血管疾病与精神心理疾病的相互作用　抑郁或焦虑状态可能引起心律失常、高血压、血液高凝状态以及高胆固醇血症等问题，进一步引发心血管疾病的发生及发展。慢性抑郁或焦虑会引发“战逃”反应（身体迅速动员大量能量以应对生存威胁的一种生理反应），释放大量应激激素，从而升高血糖浓度和血压，加快心率，增加心脏负担，阻碍机体修复心脏损伤的组织。

心血管疾病伴发抑郁会给患者带来极大危害，包括严重影响日常活动，降低生活质量，增加疼痛，改变体重及食欲，影响睡眠质量，失去动力，产生无助、无用感、自杀想法，影响心血管疾病的康复，增加其他躯体疾病治疗的复杂性，影响患者参与康复的意愿和主动性等。同时，抑郁导致患者对治疗的依从性变差，也给患者家属和医生带来很大的困扰，加重了看护者的负担。

心血管疾病和精神心理疾病之间相互作用、相互影响，例如冠心病和抑郁症存在双向关系，一方面抑郁症可以诱发和加重冠心病，另一方面冠心病又可以引起抑郁的症状及抑郁症。CABG是治疗冠心病的重要手段，但CABG作为重大负性生活事件常导致患者出现焦虑、抑郁等心理应激反应。目前临床对于CABG术后合并精神心理问题的识别率还很低，应该引起广泛重视。

3. 加强对双心医学的认识　CABG术后部分患者会合并焦虑、抑郁等精神心理疾病，多数表现为胸痛、胸闷、心悸、乏力、睡眠障碍、恐惧感等，这些症状和冠心病、心绞痛的症状相似，容易被误诊。对于CABG术后合并精神心理疾病的识别尤为重要，医生需要细心发现患者情绪方面的蛛丝马迹，当单纯的心内科治疗不能改善患者症状而患者情绪诱因明显时，可以运用相关心理测评量表明确患者精神心理状态，根据量表评分及时给予药物治疗及心理治疗。药物治疗方面加用改善焦虑抑郁的药物，心理治疗方面进行心理疏导结合认知行为干预，包括：①科普健康教育；②通过共情建立良好医患沟通；③通过短程认知行为治疗帮助患者改变思维方法，发现错误的习惯思维，找到积极的可以替换的思维；④提供支持性心理帮助，帮助患者绘制“生命全景图”找到基本情感需求和可利用的资源；⑤放松训练如正念治疗等；⑥开展家庭治疗，建立双心俱乐部家属联盟。希望广大心血管科医生能够加强对双心医学的认识，对心血管疾病合并精神心理疾病的患者做到早期识别、早期治疗，让患者少走弯路，提高疾病治愈率，减少患者的经济负担。

三、分析与讨论

冠状动脉搭桥术后存在部分患者合并焦虑抑郁等精神心理疾患，多数表现为以胸痛、胸闷、心悸、乏力、睡眠障碍、恐惧感等，上述症状和冠心病心绞痛症状相似，容易被误诊。对于CABG术后合并精神心理疾患的识别尤为重要，需要医生细心发现患者的情绪方面的蛛丝马迹，有线索及时识别，可以运用相关心理测评量表测评，根据量表评分及时给予药物治疗及心理疏导，做到早期识别早期治疗，让患者少走弯路，提高我们的治愈率，减少患者的经济负担。

（王诚建　刘园园　天津市胸科医院）

参考文献

[1]刘园园，等. 支架的烦恼-结合病例谈心血管疾病中的心身疾病诊疗[N].中华医学信息导报，2023，38（2）：18-18.

[2]刘梅颜，等.双心医学[M].北京：人民卫生出版社，2016.

病例6

恼人的心悸

一、病历摘要

一般情况：患者女性，53岁。

主　诉：主因“间断心悸1个月”入院。

现病史：患者自1个月前情绪激动后间断心悸，自觉早搏感、心慌、心动过速、烦躁，伴有轻度憋气，持续时间长短不等，无明显胸痛，无明显头晕、头疼，无黑矇、晕厥，为正规治疗。1天前症状较前加重，发作频繁，发作时伴有窒息感，大汗憋气，于我院急诊诊为“心律失常 室早、冠心病？”，给予对症治疗有所好转，为进一步治疗入院。

既往史：糖尿病2年。否认高血压、脑血管疾患、消化系统疾患。

家族史：有冠心病家族史，父母均有冠心病。

个人史：42岁绝经，平素睡眠差。

入院后检查：超声心动图：主动脉硬化、左室舒张功能减低、室壁运动异常、各房室腔大小正常、射血分数65%。心电图：窦性心律，室早，ST–T改变。胸片：大致正常。各项化验指标基本正常，甲状腺功能及电解质正常，生命体征平稳。查冠脉CT：冠脉血管未见明显狭窄。Holter报：24小时总心率数113 200次，窦性心律，最快120次/分，最慢62次/分，室早总数2340次，房早总数334次，可见短阵房速。

入院诊断：冠心病？心律失常 室早、心功能Ⅱ级（NYHA）、2型糖尿病。

二、诊疗经过

患者心悸1个月，近期频繁发作，临床考虑发病存在4种可能性：①患者心悸发作频繁，应明确心律失常具体情况；②冠脉血管原因，不除缺血原因所致可能，存在糖尿病、早期绝经危险因素，但心绞痛症状不典型，应查冠脉CT明确血管情况；

③患者心悸伴有憋气，不除外心脏器质性疾患所至；④患者发作与情绪波动相关，存在精神心理因素。考虑到这几项可能，我们开始逐一检查明确病情。

患者查Holter报：24小时总心率数113 200次，窦性心律，最快120次/分，最慢62次/分，室早总数2340次，房早总数334次，可见短阵房速。可见窦速、房早、室早、无明显恶性心律失常，基本为良性心律失常，无需加用抗心律失常药物治疗。

在无冠脉CT禁忌证情况下，查冠脉CT：冠脉血管未见明显狭窄。排除因冠脉血管狭窄缺血导致心律失常的可能性。

患者心脏彩超显示各房室腔大小正常、射血分数65%，化验检查BNP正常范围内，结合以上情况不支持因为心脏器质性病变而引发心律失常可能。

患者因婆媳关系不和经常大吵大闹，睡眠差，情绪波动较大，是否存在精神心理因素导致的心悸、早搏可能呢？①患者睡眠差近2年，通常11点左右就寝，夜间12点到1点入睡，早上5点起床。睡眠质量差，梦多，近半年常做噩梦等；②患者存在冠心病家族史，自身存在糖尿病，总觉得身体大不如前，怕拖累孩子又怕自己老年病倒没有人照顾。心理压力较大；③患者婆媳关系不和，情绪波动大，每次一想这事就心中不适，早搏发作，无论儿媳如何表现仍然看不顺眼，自诉只要看见儿媳就要发作心悸；④患者存在明显疲乏感、失眠、不能集中精力干活、经常担忧过多、总觉得会有可怕的事情发生、烦躁易激惹等情况；⑤患者有很多线索考虑心血管疾病合并精神心理问题，因此给予患者心理量表测评。PHQ-9评分7分、GAD-7评分15分。结合临床考虑患者修改诊断心律失常 室早 房早、心功能Ⅱ级（NYHA）、轻度抑郁中度焦虑状态、2型糖尿病。

了解到以上情况后，和患者积极沟通，给予行为干预心理治疗：①双心医生通过介绍良性心律失常的临床特点、诱发原因、病程转归和治疗要点等知识，加强患者的心理保健教育；②调节好睡眠状态，采用一些“生物反馈放松疗法”来缓解紧张焦虑情绪；③积极动员家庭支持，告知儿子儿媳患者情绪障碍相关特点避免误解，与患者耐心交谈，细心照顾，避免让其情绪激动，帮助其减缓压力，增强治疗信心。

药物治疗给患者服用劳拉西泮0.5mg 每日2次口服治疗。半个月后患者门诊随访诉心悸等症状没有再次发作过，睡眠改善，情绪较前平稳。建议患者继续服用药物并2周1次门诊随访。

三、分析与讨论

1．情绪障碍诱发心律失常　多认为是情绪应激通过脑内额叶皮质—下丘脑—脑干通路等组成，经由肾上腺素能和胆碱能活动而诱发心律失常。焦虑情绪等可使交感神经张力增高，过量分泌儿茶酚胺，增加心肌的电不稳定性，可引起心律失常，甚至引发致命性心律失常与猝死。另外，情绪应激也可诱发冠状动脉痉挛，导致心肌缺血加重，而产生心律失常。但无论其发生机制是什么，均提示在冠心病心律失常的治疗时，除抗心肌缺血及抗心律失常药物治疗外，对合并有焦虑反应等情绪应激者，应给予消除情绪应激、松弛治疗及抗焦虑药物治疗方可取得满意疗效。

2．毛家亮等研究发现，有明显心血管症状的单纯性早搏患者，可伴有明显的焦虑、抑郁症状，并且发现心血管症状更多是有焦虑、抑郁引起。当焦虑、抑郁的症状控制后，心律失常减少，临床症状明显改善。

3．治疗过程中，在抗焦虑、抑郁治疗的同时，心理治疗也起着重要作用，首先让患者了解认识自己的病情及严重程度，消除患者紧张的心理过程，改变自己对应激的认识和情绪反应，增强应对能力。从根本上消除导致心律失常的心理因素，从而达到缓解病情的目的。

心律失常是临床上常见的心血管疾病之一，其病因可能为病理、生理、心理变化交互作用结果。心悸不仅可由心律失常引起，也可由心理障碍引起。对门诊心悸患者行精神病学检查，心悸患者中的焦虑现象较其他普通患者常见。大多数继发性心悸患者无潜在严重心脏疾患，但却可有普遍而持续的心理问题。心理因素影响躯体感觉，当心悸患者有或无心律失常但同时伴有心理障碍时，会造成诊断和治疗上的困难，影响患者的愈后，并使医疗资源浪费。对功能性心律失常患者，仅有少数患者需要心内科专科治疗，但对伴有心理障碍的心律失常的患者，仅仅通过检查劝说使他们放心的做法并不能彻底改善患者症状。经过严格评估的进一步治疗，尤其是精神治疗可改善这些患者的预后。

（宋　颖　刘园园　天津市胸科医院）

参考文献

[1]毛家亮，等．对心脏早搏患者伴发的焦虑抑郁症状的治疗及其意义[J]．中国心脏起搏与心电生理杂志，2008，22（3）：206-109.

[2]刘梅颜，陆林，等.双心医学诊疗高级教程[M].北京：中华医学电子音像出版社，2018.

病例7

皮炎怎么成了精神病？

一、病历摘要

一般情况：患者女性，53岁，已婚，天津市人，汉族，务农。

主　诉：主因“周身皮疹伴瘙痒4天”入院。

现病史：入院前4天无明显诱因出现周身皮疹，呈点片状、斑丘疹，伴有瘙痒，皮温升高，无破溃出血，无发热，无胸闷、憋气，无呼吸困难，无头晕、头痛，无恶心、呕吐，就诊于当地某医院，予口服药物治疗（具体药物不详），症状持续加重。为求进一步诊治，住院治疗。患者自发病以来，精神可，饮食可，睡眠欠佳，体重无明显增减。

既往史：肾衰竭1个月余，维持性腹膜透析治疗半月余，近期腹透进出平衡。高血压1个月，血压最高150/90mmHg。目前口服氨氯地平、美托洛尔控制血压，血压80～90/60mmHg。否认糖尿病、冠心病史，腹透置管术后3周。否认外伤史，否认输血史，否认药物、食物过敏史，预防接种史不详。发现丙肝抗体阳性1个月，否认结核、SARS、禽流感史及密切接触史。

体格检查：T 36.5℃，P 73次/分，R 19次/分，BP 84/59mmHg。神志清晰，周身皮疹，双肺呼吸清，未闻及干湿性啰音，心律齐，各瓣膜未闻及病理性杂音，腹软，无肌紧张，无压痛及反跳痛，移动性浊音阴性，双下肢无水肿。

初步诊断：

1．抗肾小球基底膜抗体病。

2．皮疹过敏性皮疹（？）

3．慢性肾脏病5期 肾性贫血 腹膜透析。

4．高血压病2级（极高危）。

入院完善相关化验检查：血常规：白细胞计数$8.72 \times 10^9/L$，红细胞计数

3.31×10^{12}/L，血小板计数342×10^{9}/L，中性粒细胞百分数71.6%，血红蛋白96g/L。总钙1.98mmol/L，无机磷1.45mmol/L。尿素20.29mmol/L，肌酐753μmol/L，尿酸511μmol/L。钠123.6mmol/L，钾3.65mmol/L，氯87.9mmol/L，二氧化碳22mmol/L，阴离子间隙13.7。

二、诊疗经过

入院维持性腹膜透析，入院前腹透超滤不佳，予调整腹透方案，超滤改善。患者周身皮疹，请皮肤科会诊，考虑过敏性皮炎，遵嘱加用糖皮质激素静脉滴注等抗过敏治疗。入院后发现患者近来夜眠欠佳，时有躁动，坐立不安，兴奋话多，凭空闻声，自语，诉“病房内天花板上有人盯着自己”。1周后激素改为口服，皮疹加重。患者精神症状加重，出现幻视、幻听，期间患者仍表现兴奋话多，内容夸大，称要给他人封官，好管闲事，情绪易激惹，烦躁不安，夜眠欠佳，时有喊叫，不能配合治疗及护理，继而呈谵妄状态，请精神科会诊，初步诊断“谵妄状态 药物所致精神障碍？”，予以奥氮平1.25mg qn及劳拉西泮0.25mg 每日3次对症治疗，后因治疗效果不明显，将奥氮平加量至2.5mg每日2次改善患者精神症状。一周后复查化验：白细胞计数10.45×10^{9}/L，红细胞计数3.41×10^{12}/L，血红蛋白100g/L，血小板计数187×10^{9}/L，嗜酸性粒细胞绝对值0.57×10^{9}/L，异型淋巴细胞%，幼稚细胞-。白蛋白30.8g/L，丙氨酸氨基转移酶213U/L，天门冬氨酸氨基转移酶104U/L，r-谷氨酰转肽酶191U/L，总胆红素18.3μmol/L，结合胆红素12.9μmol/L，游离胆红素5.4μmol/L；铜蓝蛋白32.09mg/dl。肝病自身抗体阴性。患者间断发热、肝损害、周身皮疹，口腔溃疡，遵皮肤科会诊予以静脉地塞米松7.5mg 每日1次，补充维生素C。肝功能异常，予异甘草酸镁保肝，熊去氧胆酸改善胆汁循环。5天后复查：白蛋白31.8g/L，丙氨酸氨基转移酶64U/L，天门冬氨酸氨基转移酶192U/L，碱性磷酸酶602U/L，r-谷氨酰转肽酶635U/L，总胆红素71.9μmol/L，结合胆红素59.1μmol/L，游离胆红素12.8μmol/L。血沉动态监测5mm/hr。免疫球蛋白G 8.59g/L，免疫球蛋白A 1.350g/L，免疫球蛋白M 0.772g/L，补体C 30.453g/L，补体C 40.205g/L，免疫球蛋白E4.46U/ml。血浆凝血酶原活动度124.0%；患者皮疹逐渐消退，激素减量至甲强龙40mg，继续服用精神科药物。2个月后精神症状消失，夜眠尚可后逐渐停用奥氮平，停药后患者未再出现精神症状。

三、分析与讨论

精神障碍指的是大脑功能活动发生紊乱，导致认识、情感、行为和意志等精神活动不同程度障碍的总称。常见的有情感性精神障碍、脑器质性精神障碍等。致病因素有多方面，包括先天遗传、个性特征及体质因素、器质因素、社会性环境因素等。但近年来发现，药物引起的精神障碍不容忽视。目前临床上药物的不良反应很多，有些药物不良反应轻微，停药或经治疗后可恢复正常；有的则很严重，可致死或致慢性医源性疾病。在药物的不良反应中，胃肠道反应、过敏反应的发生率较高，也较易发现和认识，常为人们所熟悉和关注。但对药物引起的精神障碍，人们往往认识不足。其实在日常生活中，药物引起的精神异常屡见不鲜。

药物引起的精神障碍较为普遍。据统计，肾上腺皮质激素中毒时精神障碍发生率为0～10%，临床上有可的松、泼尼松龙、地塞米松等药物治疗所致的精神障碍。主要症状表现为：①情感障碍：轻躁狂表现为主；②意识障碍：轻度意识障碍；③幻觉妄想状态；④兴奋状态：表现为波动大、易变换。激素类型、激素剂量、激素应用时间等是出现精神症状的危险因素，通常在终止肾上腺皮质激素治疗后6周内恢复[13]。本例患者因肾病综合征、过敏性皮炎服用糖皮质激素，出现兴奋话多、烦躁、坐立不安、幻觉妄想、症状波动大。经抗精神病药物治疗后，同时改变肾上腺皮质激素的种类，减少肾上腺皮质激素的用量后，症状逐渐好转，后未服抗精神病性药物，也没有出现精神病性症状，完全符合肾上腺皮质激素中毒所致精神障碍的表现。

糖皮质激素因其独特的药理作用即抗炎、抗过敏和免疫抑制作用、抗内毒素、抗休克及对血细胞的作用，而被广泛应用于临床。其属于甾体激素，脂溶性小分子物质，容易透过血脑屏障，作用于中枢神经系统的机制尚未完全阐明，目前较多认为包括基因机制、非基因机制和神经毒性作用3个方面。基因机制由核受体介导，通过调节基因转录而影响中枢神经系统的发育和活动。非基因机制为快速效应，包括糖皮质激素对中枢神经递质受体的调节和糖皮质激素膜受体介导的效应。动物实验表明，体内激素过量可引起内分泌功能失调而致脑皮质5-HT_{2A}受体浓度增加。糖皮质激素浓度较高使，快速效应可在数秒至数分钟出现，过度糖皮质激素暴露可导致内源性类固醇生成减少，导致无对抗的糖皮质激素效应。糖皮质激素引起神经细胞膜超极化，选择性抑制自发性点活动，并增强多巴胺β-羟化酶及苯乙醇胺N-转甲基酶的活性，增加去甲肾上腺素、肾上腺素的合成，去甲肾上腺素能抑制色氨酸羟化酶活性，降低中枢5-HT浓度，扰乱中枢神经递质间的平衡，导致精神异常。

糖皮质激素所致精神障碍的诊断主要依靠用药史及临床表现等，诊断标准为：①有确切的应用糖皮质激素史，并可确定精神障碍由此引起；②出现躯体或心理症状，如中毒、精神病性症状、情感障碍、神经症样症状、智能障碍、遗忘综合征，以及人格改变；③社会功能受损。

糖皮质激素所致精神障碍的治疗程序Warrington等提出了短期（＜1个月）及长期（＞1个月）应用糖皮质激素所致精神障碍的治疗流程。短期应用糖皮质激素所致精神障碍的治疗流程：对患者进行评估，如存在自杀意念或严重激越，则考虑住院治疗；复习患者用药情况，是否使用其他精神活性药物，如果有考虑减量或停用；如考虑为糖皮质激素所致，在考虑到耐受性因素的情况下，谨慎地尽可能快地减少剂量；如果症状较重，对减量无反应，考虑加用非典型抗精神病药物治疗。长期应用糖皮质激素所致精神障碍的治疗流程：评估患者自杀意念，如存在则考虑住院治疗；复习患者用药情况，是否使用其他精神活性药物，如果有考虑减量或停用；使用糖皮质激素的剂量尽可能小，尽可能快地停用糖皮质激素，但必须逐渐减量以减少HPA轴的抑制。对于进行性情感症状，可试用下列方案：躁狂症状采用心境稳定剂、非典型抗精神病药物，抑郁症状采用心境稳定剂、SSRIs；对于精神病性症状，可试用非典型抗精神病药物。

糖皮质激素所致精神障碍预后良好，90%以上的患者在6周内恢复。常在糖皮质激素停用或减量后缓慢恢复，但由于临床表现不同，病程差异较大。谵妄常在几天内恢复，精神病性症状常需一周以上才能恢复，而抑郁、躁狂或混合性情感症状常需停药6周才能恢复。

（高　雅[1]　谷　岩　天津市第三中心医院）

参考文献

[1]沈渔邨.精神病学[M].北京：人民卫生出版社，2014：498-499.

[2]颜国君.滥用糖皮质激素导致精神障碍2例原因分析[J].中国药物滥用防治杂志，2011，17（2）：119.

[3]杜庆贵，汪作为，袁伟君.使用糖皮质激素导致精神障碍1例分析[J].中国民康医学，2014，26（7）：127-128.

[4]孙振晓，于相芬.糖皮质激素所致精神障碍[J].四川精神卫生，2015，28（5）：461-464.

[5]郑金聪，朱俊峰，张妙英.糖皮质激素致精神障碍1例分析[J].中国医院药学杂志，2010，30（20）：1798-1799.

[6]郝玉田，郝孟月，卢同乐.静脉注射地塞米松致精神障碍1例[J].新医学，2001，32（2）：114.

[7]李春生，李振云.氢化可的松致精神病样反应2例报告[J].山东医药，2000，40（5）：62.

[8]洪雪姣，秦玉花，赵红卫.注射用甲泼尼龙琥珀酸钠致精神障碍1例[J].医药导报，2016，35（6）：668-669.

[9]蒋洪梅，王乙舟，杨晓红.琥珀酸钠氢化可的松致严重精神障碍2例[J].新医学，2002，33（4）：218.

[10]赵敏，孙静，孙瑞芳.氢化可的松致精神异常1例[J].中国医院用药评价与分析，2013，13（4）：384.

[11]边宝娟，付庆春，孙秋玲.地塞米松诱发精神障碍4例[J].中国航天医药杂志，2002，4（3）：47.

[12]钟古华，廖君兰，廖小凤，等.糖皮质激素导致精神症状影响因素分析[J].国际精神病学杂志，2016，43（5）：809-812.

[13]West S，Kenedi C.Strategies to prevent the neuropsychiatric side-effects of corticosteroids：a case report and review of the literature[J].Curr Opin Organ Transplant，2014，19（2）：201-208.

[14]Suwalska A，ojko D，Rybakowski J.Psychiatric complications of glucocorticoid treatment[J].Psychiatr Pol，2002，36（2）：271-280.

[15]Warrington TP，Bostwick JM.Psychiatric adverse effects of corticosteroids[J].Mayo Clin Proc，2006，81（10）：1361-1367.

病例8

散发“恶臭”的男人

一、病史摘要

一般情况：患者李某，男，46岁，高中毕业，公司职员，未婚。

主　诉：主因“渐起反复怀疑浑身散发恶臭8年余”于2023年1月首次就诊于精神科门诊。

现病史：患者于2015年3月无明显诱因感觉有一种“腐烂”的气味从鼻子、喉咙、腋下、脚、肛门等多个部位散发出来，为此感到担心、害怕，入睡困难。为了尽量减少和消除气味，患者每天会花费5个小时以上反复洗澡、洗手、更换衣物，并且频繁采取使用除臭剂、改变饮食结构等方式掩盖或减少“怪味”。因为“恶臭”，患者感到自卑，觉得自己是家人的耻辱。2015年9月患者就诊于当地某综合三甲医院，行体格检查、心电图、颅脑MRI、生化检查等均未发现明显异常。后辗转于多家医院皮肤科、胃肠科以及耳鼻喉科。2017年行“鼻甲整形术”和“扁桃体切除术”，但“怪味”问题未明显缓解，反而患者病情越来越重。在公司里有时觉得同事因为“怪味”嫌弃自己，诉当自己接近同事时，同事会揉鼻子、故意开窗户或者与他保持距离。认为他人私下里对他“散发怪味”指指点点。患者担心气味会影响他人，主动放弃了几次升职机会，放弃了以前的爱好，减少外出社交活动，且避免乘坐公共交通工具。有时候甚至连续1周不出门。患者病情加重严重影响日常生活和工作，最后就诊于某精神专科医院。

既往史：6年前行“鼻甲整形术”和“扁桃体切除术”。否认重大躯体疾病病史，否认传染疾病病史，否认食物、药物过敏史。

个人史：胞3行1，有1个弟弟1个妹妹。母孕期无殊。幼时生长发育正常，适龄上学，学习成绩一般，高中毕业。曾从事房产销售、食品加工等职业，目前为普通公司文员，工作能力可。性格内向敏感。否认吸烟、饮酒史，否认不良其他生活习惯及嗜好，否认冶游史及精神活性物质使用史。未婚未育。无粉尘、毒物、放射物接触史。从小父母关系不和，经常吵架，父母对其管教严格，父亲常年酗酒且在其幼年时殴打患者。

家族史：否认两系三代精神疾病史。

体格检查：入院时生命体征平稳。心肺听诊无殊。腹软，无压痛及反跳痛。神经系统检查未见明显阳性体征。临床检查未发现患者身上发出奇怪气味。

辅助检查：血常规、肝功能、尿素氮、肌酐、电解质、甲状腺功能常规、生殖激素常规、抗核抗体、梅毒和人类免疫缺陷病毒血清学检测均为正常或阴性。尿三甲胺（TMA）化验阴性以排除三甲基胺尿症（鱼腥味综合征）。颅脑磁共振成像扫描、腹部超声、甲状腺超声、胸部CT、视频脑电图、鼻窦CT、心电图、胃肠镜检查、喉镜检查均正常。

精神检查：

1. 意识清晰，时间、地点、人物定向完整。

2. 仪态：衣着得体，整洁，有怪异姿势，患者常常用手捂鼻子。

3. 面部表情：大部分时间表情显得愁苦，眉头紧锁，一直困扰于自己“浑身散发恶臭”，没有办法去除怪味。

4. 接触交谈：合作，主动，对答切题，言语表达流畅、有序，语调偏低，语速无明显加快。交谈主题始终围绕在自身“散发的气味”上。

5. 情感：情感反应与内心体验相协调。情绪低落，自感兴趣、愉快感下降，精力减退，有消极想法，对未来悲观。

6. 感知觉：存在幻嗅，间歇地闻到自己身上散发恶臭。错觉及感知综合障碍未引出。

7. 思维：未见明显思维奔逸或思维迟缓。思维连贯，未见思维联系障碍、思维逻辑障碍。思维内容集中关注在自身“散发的恶臭”上，因此思维内容范围狭窄。存在“身体发出恶臭”的先占观念，医学检查和医生的解释均无法打消其疑虑。

8. 意志行为：行为适切，未见明显精神运动性兴奋或抑制，病理性意志增强，存在频繁清洗和更换衣服、频繁使用除臭剂。未见冲动消极言行。

9. 性症状：性欲下降，性功能有所下降。

10. 睡眠：基本正常。

11. 食欲：下降，8年内体重下降约7kg。

12．智能：正常。智力水平与受教育背景及阅历相符。

13．自知力：部分存在。认为自己患上了某种躯体疾病，主动求治，但不认为其是一种心理疾病。

量表评估：

1．Brown信念评估量表（BABS）：该量表共一个因子含7个题目，7个题目分别评估患者信念的确定性、对他人观点的感知、对不同观点的解释、稳固性、尝试去推翻这些信念、自知力和牵连观念/妄想（该题目不计入总分）。每个条目采用0～4级评分，得分范围从0～24分，分数越高，自知力越差。患者总分为20分，显示其自知力不佳。

2．Beck抑郁量表Ⅱ（BDI-Ⅱ）　这是一份包含21个条目的自我报告量表，用于评估抑郁症状的严重程度。得分范围从0～63分，得分越高，抑郁症状的严重程度越重。）该患者得分为30分（总分在29～63分表明有严重的抑郁症状），存在严重的抑郁症状。

诊断及诊断依据：

1．诊断　嗅觉牵涉障碍（Olfactory reference disorder，ORD）伴发抑郁。

2．诊断依据　根据ICD-11《精神、行为与神经发育障碍》诊断标准确诊为嗅觉牵涉障碍。

（1）表现为持续的先占观念，认为自己发出他人觉察得到的臭味，而这些在他人看来是不被注意的，或微不足道的。同时存在牵涉观念（坚信他人注意得到，并评论、议论这些个体感知到的气味）。

（2）作为对先占观念的反应，个体陷入针对气味问题和（或）试图掩盖感知气味的重复行为，如反复检查体臭，反复清洁及更换衣物或者掩盖自身觉察到的“臭味”。存在明显的回避社交情境。

（3）症状导致显著的痛苦，或导致个人、家庭、社交、学业、职业或其他重要领域功能的显著损害。

3．确诊其伴发抑郁的依据

（1）患者存在明显的抑郁发作的表现：情绪低落、精力缺乏、兴趣及愉快感下降、悲观消极念头。

（2）其抑郁症状继发于“自认浑身散发恶臭”之后。

4．鉴别诊断

（1）躯体疾病所致嗅觉异常：各种各样的医学疾病可能会出现客观可证实的体味和相关症状，如皮肤疾病（多汗症）、耳鼻喉疾病（口臭、鼻息肉）、口腔疾病（牙槽脓肿）、代谢相关疾病（三甲胺尿症）或生殖泌尿系统疾病（直肠脓肿、瘘管）。ORD的核心是坚信自身会散发出令人不快的体味，但其他人未注意到且临床检测未发现任何异常气味。该患者体格检查及各项临床化验指标未见明显异常，故排除一般躯体疾病所引起的嗅觉问题。

（2）躯体变形障碍：与躯体变形障碍（BDD）类似，ORD患者自认为身体存在问题，并有重复的伪装、检查和寻求安慰的行为。由于其症状的性质，患有BDD或ORD的人可能首先咨询非精神科。在躯体变形障碍中，个人专注于其感知到的外表缺陷或瑕疵，并对外表问题采取重复行为（如过度打扮、过度修饰、反复求证）或心理活动（如将自己的外表与他人的外表进行比较）来应对对外表的担心。与BDD不同，ORD中的专注和强迫行为完全与感知到的体味有关。故不做躯体变形障碍的诊断。

（3）强迫症：患者认为自己身体散发出臭味并反复过度清洁，这种重复行为有一定的强迫色彩，ORD患者的强迫思维或者行为主要集中在气味上，而强迫症患者往往会有多种不同的症状。故不做强迫症的诊断。

二、治疗经过

1．药物治疗　鉴于患者有明显的共病抑郁症状，初始予氟西汀20mg/d口服治疗。6周后将氟西汀剂量增加到40mg/d，此时患者抑郁症状和重复清洁行为花费时间减少，无消极想法，服药后未见明显不良反应。服药2个月后，患者的先占观念仍然非常突出，并伴有间歇性嗅幻觉。此时联合利培酮1mg/d加强治疗。在随后3个月的随访中，患者抑郁症状有所缓解（BDI＝4），服药后社会职业功能有所改善。患者外出社交增多，重新参与自行车和徒步旅行等爱好，工作上主动把握升职机会。尽管关于气味的牵涉观念仍然存在，但频率和强度比治疗前要低得多，且患者能够对自我感知的真实性表示怀疑。此时患者BABS评分为13分，自诉身体发出的臭味已经明显减少，耗时的重复行为（如清洁、洗涤和使用除臭剂等行为）持续时间明显缩短。

2．心理治疗　患者住院期间患者参加了每周1次的认知行为治疗（cognitive

behavior therapy，CBT）。CBT治疗的目标是减轻精神病症状带来的痛苦和功能障碍。所采用的行为策略包括放松、分级暴露、活动安排、分心和解决问题。考虑到嗅觉牵涉观念的强度，采用认知技术识别歪曲的信念，并帮助患者产生替代的、更有帮助的、健康的和平衡的解释和想法。采用行为策略来解决社会回避行为和耗时的补偿行为。呼吸和放松技术提高患者在社会环境中管理焦虑的能力。积极的活动安排和暴露技术会根据患者能够参与的情况来分级。例如，心理治疗师鼓励他在参加体育娱乐中心之前，自己骑自行车。这增加了他对焦虑情况下的掌握感和对不适的容忍度。

三、分析与讨论

嗅觉牵涉障碍（olfactory reference disorder，ORD），也称为嗅觉牵涉综合征（olfactory reference syndrome，ORS）。1971年首次用ORD描述137名不同临床诊断的患者共同存在的一种临床现象，这些患者均存在令人不快的个人体味的嗅幻觉。ORD的特征是错误地认为个体会发出难闻或令人不快的体味，进而认为其他人会特别注意自己身上难闻的气味，从而促使患者采取重复行为来过度地尝试去遮盖或预防这种觉察到的体臭，例如频繁淋浴或过度使用除臭剂来掩盖气味。由于患有ORD的人认为自身气味会影响他人，因此避免人际交往，同时伴随着羞耻和尴尬，又导致患者通常不会自发地向临床医生报告他们的症状，而是首先求助于精神专科以外的科室，如皮肤科、口腔科、和耳鼻喉科等。

ORD的患病率尚未确定，但社区患病率估计在0.5%～2.1%。2019年一篇研究报告通过对421名中国在校大学生进行自我报告测量，结果显示2.4%的样本出现了具有临床意义的嗅觉牵涉障碍症状。这些估计是通过对体味问题的自我报告调查获得的。ORD在普通人群中的患病率很难估计，因为由于病情的妄想性质以及保密和羞耻的特点，数据有限且不可靠。考虑到患者可能对这些症状感到尴尬，ORD的患病率可能被低估了。

尽管对ORD症状学的描述可以追溯到一个多世纪前，但这种疾病的疾病学状况仍然不确定。在《精神障碍诊断与统计手册》第4版修订版（DSM-IV-TR）和《国际疾病分类》第10版（ICD-10）中，没有自知力的ORD患者符合妄想障碍的标准。在《精神障碍诊断和统计手册》第五版（DSM-5）中，ORD被归类为“其他指定的强迫症和相关障碍”的例子，但没有完整的诊断标准。ORD是一种影响严重但研究不足的精神疾病，在ICD-11中被归类为“强迫及相关障碍”，分为“嗅觉牵涉障碍，伴一般或良好自知力、嗅觉牵涉障碍，伴较差自知力或缺乏自知力、嗅觉牵涉障碍，未特定”。关于ORD，ICD-11是这样描述的：其特征是一种持久的先占观念，认为自己散发出一种别人能察觉到的难闻的或会冒犯他人的体味或气味，实际上这种患者所谓恶心的体味或呼出的气味通常别人闻不到或很轻微。在这种先占观念的影响下，嗅觉牵涉障碍患者通常有一些重复行为，比如过度淋浴、刷牙或检查自己有无身体异味（例如闻自己）。患者通常使用过多的香水、除臭剂或漱口水，试图掩盖他们自认为自己具有的异味。他们也可能认为，由于这种“自身异味”，其他人坐得远离自己、掩住鼻子或以负面方式格外留意他们。嗅觉牵连障碍的病因尚不清楚。但可能是由神经生物学、遗传、行为、认知和环境因素共同作用造成的。

1．嗅觉牵连障碍主要临床表现

（1）对异味的担心：ORD的定义特征是过度关注自身具有可被他人检测到的令人讨厌的体味或气味。最常见的症状是对两个或多个身体部位（如腋下、脚、乳房）散发出的臭味的关注。气味可能是躯体的（即汗液、粪便）或非躯体的（如垃圾、氨、金属或来自不太可能来源的粪便）。

（2）牵连性思维：患有ORD的人往往曲解了与想象中的气味有关的其他人的行为（牵连性思维）。由于过度关注于自身的气味，ORD患者往往不能专注地完成某些事情。

（3）重复性行为：ORD患者中有95%的人会有一些重复的行为，他们每天都会进行3～8小时的强迫行为，以试图觉察、减轻和掩盖感知到的气味，包括嗅闻身体部位、过度淋浴、检查他人反应、频繁更换衣物以及用各种香水伪装。

（4）社交回避：ORD患者易形成回避社交活动和逐渐撤离社会的行为模式。个人既有主动回避行为，也有被动回避行为。通常情况下，个人会退出社会、职业、学业和人际关系，在案例中患者主动放弃个人兴趣爱好及工作升职机会；有些患者甚至足不出户。这种回避行为主要源于对“自身异味”的尴尬和羞耻。

2．ORD的共病　ORD往往有精神障碍的共病。重度抑郁障碍（MDD）是ORD文献中描述的最常见的精神障碍。为抑郁症状在时间上仅次于ORD。ORD共病抑郁障碍往往很严重，有的患者有消极想法。案例中患者就共病抑郁障碍，其抑郁症状继发于气味问题。社交焦虑障碍 、物质使用障碍、强迫症和躯体变形障碍也是常见的合并症。

3. 鉴别诊断

（1）躯体疾病所致嗅觉异常：各种各样的医学疾病可能会出现客观可证实的体味和相关症状，如皮肤疾病（多汗症）、耳鼻喉疾病（口臭、鼻息肉）、口腔疾病（牙槽脓肿）、代谢相关疾病（三甲胺尿症）或生殖泌尿系统疾病（直肠脓肿、瘘管）。诊断ORD的核心是坚信自身会散发出令人不快的体味，但其他人未注意到且临床检测未发现任何异常气味。患者通常会向医生提出他们认为气味产生的原因，如认为自己有口臭的患者最初可能会向耳鼻喉专家/口腔科医生求助。如果患者的症状不同于经典ORD的症状，则在鉴别诊断中应考虑一般的医疗状况。嗅幻觉较为少见，但可能由头部损伤、偏头痛、药物使用、颅内肿瘤或癫痫发作引起。ORD可以通过气味的性质（从一个或多个身体区域散发出的持续的典型体味）和牵涉性等其他相关特征与这些疾病进行区分。

（2）社交焦虑障碍（SAD）：重要的诊断因素包括社交焦虑障碍对负面社会评价的恐惧。虽然焦虑症状和社交回避行为在这两种疾病中都很常见，但在ORD中，这些特征是继发于体味问题；而在SAD中，恐惧和回避是由社会情境引起的，重复的安抚行为侧重于减少SAD的社会恐惧。

（3）强迫障碍：该病的特征是强迫思维（即反复出现的想法、冲动或图像，这些想法、冲动和图像被认为是侵入性的和不想要的，并且患者试图忽视或抑制）和（或）强迫行为（即重复、耗时的行为或精神行为，患者因痴迷或根据必须严格应用的规则而感到被迫执行）。这种强迫思维和重复的、耗时的强迫行为也可能出现在ORD中。然而，ORD的强迫行为主要与体味有关，而强迫症患者往往随着时间的推移而演变出多种不同的症状。

（4）躯体变形障碍：ORD也类似于躯体变形障碍和以躯体症状为中心的重复性疾病（即拔毛癖和皮肤搔抓障碍）。所有疾病都涉及对感知到的身体缺陷的关注，ORD的不同之处在于，关注的是气味，而不是外表和（或）触觉。这些疾病都会不同程度导致焦虑、对社交场合的回避，以及强迫性行为，如检查和花时间试图掩盖或纠正感知到的缺陷。

（5）躯体型妄想症：以涉及躯体功能或感觉的突出妄想为特征。只有少数ORD患者（18%）的自知力较差或缺乏自知力。对于一些患有ORD的人来说，他们的信念可能带有妄想性质（即他们完全相信自己对感知气味的看法是准确的）。这两种情况都可能表现出与身体问题有关的牵涉思维。然而，妄想症可以通过缺乏重复和强迫行为的ORD特征而与ORD区分开来。

（6）精神分裂症和精神分裂样障碍：该疾病的特征是一种严重损害功能的障碍，包括至少1个月的活动期精神病性症状。相反，ORD患者有关体味的牵涉观念可能达到妄想强度，但这些患者缺乏其他精神病现象（（如幻觉、怪异行为和阴性症状）。

4. 量表评估　用于筛查和测量ORD症状和相关病理学的评分量表包括以下维度量表：Brown信念评估量表（BABS），该量表共一个因子含7个题目，旨在评估各种精神疾病中患者对自身不准确信念的自知力/妄想；针对ORD修改的Yale-Brown强迫症量表（Y-BOCS），这是一种12项半结构化临床医生评级的工具，旨在对ORD的严重程度进行评分；以及用于识别假定的强迫症谱系障碍的结构化临床访谈（SCID-OCSD）。

5. 治疗方案及基本原则　ORD给患者带来巨大的痛苦及社会功能损伤，一项研究显示只有14%的ORD患者求助于精神卫生服务，大多数ORD患者首先求助于非精神科医疗服务人员（如外科医生或口腔科医生）。关于ORD的治疗，目前尚无治疗方案的随机对照试验，来自病例报告和系列的初步数据表明，行为治疗、选择性5-羟色胺再摄取抑制剂（SSRIs）和抗精神病药物可能有效；对于自知力不佳的患者，SSRIs联合抗精神病药物在某些情况下也显示出较好的疗效。案例研究报告称，单独使用心理治疗也可改善ORD患者病情，联合使用SSRIs和心理治疗对于改善患者病情获益最大。

（1）药物治疗：ORD药物治疗文献相对不多，主要由病例报告和小病例系列组成，尚无ORD的随机对照治疗试验。迄今为止，ORD的治疗药物包括抗精神病药物、抗抑郁药、抗精神病药和抗抑郁药的联合。Begum和McKenna在2011年对84例ORD病例报告的系统综述得出结论，SSRI是首选的治疗药物。研究报告称33%的接受抗精神病药物治疗的患者和55%接受抗抑郁药治疗的患者报告症状缓解。目前已发表了对SSRIs（氟西汀、帕罗西汀、西酞普兰、舍曲林）或抗精神病药物（利培酮、阿立哌唑、奥氮平）等疗效反应的个别病例报告。一些病例报告单独使用SSRI（帕罗西汀）或抗精神病药物（氨磺必利）治疗患者症状缓解。也有病例报告支持使用SSRIs与抗精神病药物联合治疗。马来西亚的报道了一例青少年起病的ORD患者在一年的随访期内，使用西酞普兰10mg/d和奥氮平10mg/d的联合治疗后症状得到改善。也有难治性病例的报道，一名患有ORD的37岁女性对包括帕罗西汀、西酞普兰、舍曲林、氟西汀和艾司西酞普兰在内的多种SSRI治疗疗效欠佳。案例报告的症状缓解后的随访时间各不相同，而且病例报告在如何定义或测量疗效反应和结果方面存在差异，因此很难在不同的治疗方案之间进行比较。

（2）心理治疗：不同的心理治疗模式，包括心理动力疗法、眼动脱敏和再处理（EMDR）和认知行为疗法（CBT），已被报道应用于ORD的治疗。目前认为，针对嗅觉牵涉障碍的认知行为治疗是较好的心理治疗选择。许多专家认为，对于严重病例，最好联用药物治疗和认知行为治疗。认知行为治疗的基本要素包括认知方法、暴露、仪式预防。在这种治疗中，治疗者可帮助患者对“自身异味”形成更准确、更有益的认识，也可帮助患者戒掉那些过度的重复行为，比如重复清洁、频繁使用狐臭剂、社交回避等症状。他们还会帮助患者逐渐适应参与社交场合。

一项研究显示，只有14%的ORD患者求助于精神卫生服务，大多数ORD患者首先求助于非精神科医疗服务人员（如外科医生或口腔医生）。患者对非精神护理的偏好可能反映了一种潜在的信念，即气味问题是由躯体问题而非心理问题引起的；另一种解释是，患者及其医疗人员不知道ORD是一种独特的心理现象。将ORD纳入ICD-11等医学分类系统可能会鼓励进行适当的诊断，并推动未来的研究，医疗专家之间的持续联系将确保ORD患者及时、适当地转诊到精神服务机构，避免患者不必要的手术或医疗干预。由于ORD给患者带来严重的精神痛苦及功能损伤，因此有必要开展更多的工作以增加该疾病的研究，提高公众和临床医生对此疾病的认识。

（尹慧芳　谷　岩　天津市第三中心医院）

参考文献

[1]Jl E，Ka P，L B，et al.The Brown Assessment of Beliefs Scale： reliability and validity[J].The American journal of psychiatry，1998，155：doi：10.1176/ajp.155.1.102.

[2]Pryse-Phillips W.An olfactory reference syndrome[J].Acta Psychiatr Scand，1971，47：484-509. doi：10.1111/j.1600-0447.1971. tb03705.

[3]Thomas E，du Plessis S，Chiliza B，et al.Olfactory Reference Disorder：Diagnosis，Epidemiology and Management[J].CNS Drugs，2015，29：999-1007. doi：10.1007/s40263-015-0292-5.

[4]Feusner JD，Phillips KA，Stein DJ.Olfactory reference syndrome：issues for DSM-V[J].Depress

Anxiety, 2010, 27: 592-599. doi: 10.1002/da.20688.

[5]Zhou X, Schneider SC, Cepeda SL, et al.Olfactory reference syndrome symptoms in Chinese university students: Phenomenology, associated impairment, and clinical correlates[J].Compr Psychiatry, 2018, 86: 91-95. doi: 10.1016/j.comppsych.2018.06.013.

[6]Stein DJ, Kogan CS, Atmaca M, et al.The classification of Obsessive-Compulsive and Related Disorders in the ICD-11[J]. J Affect Disord, 2016, 190: 663-674. doi: 10.1016/j.jad.2015.10.061.

[7]Begum M, McKenna PJ.Olfactory reference syndrome: a systematic review of the world literature[J].Psychol Med, 2011, 41: 453-461. doi: 10.1017/S0033291710001091.

[8]Greenberg JL, Shaw AM, Reuman L, et al.Clinical features of olfactory reference syndrome: An internet-based study[J].J Psychosom Res, 2016, 80: 11-16. doi: 10.1016/j.jpsychores.2015.11.001

[9]Martin K, Fremlin GA, Mall J, et al.Olfactory reference syndrome: a patient's perspective[J]. Clin Exp Dermatol, 2018, 43: 509-510. doi: 10.1111/ced.13421.

[10]Phillips KA, Menard W.Olfactory reference syndrome: demographic and clinical features of imagined body odor[J].Gen Hosp Psychiatry, 2011, 33: 398-406. doi: 10.1016/j.genhosppsych.2011.04.004

[11]Chen C, Shih YH, Yen DJ, et al.Olfactory auras in patients with temporal lobe epilepsy[J]. Epilepsia, 2003, 44: 257-260. doi: 10.1046/j.1528-1157.2003.25902.

[12]Veale D, Matsunaga H.Body dysmorphic disorder and olfactory reference disorder: proposals for ICD-11[J]. Braz J Psychiatry, 2014, 36 Suppl 1: 14-20. doi: 10.1590/1516-4446-2013-1238.

[13]Wk G, Lh P, Sa R, et al.The Yale-Brown Obsessive Compulsive Scale.I.Development, use, and reliability[J].Archives of general psychiatry, 1989, 46: doi: 10.1001/archpsyc.1989.01810110048007.

[14]Goodman WK, Price LH, Rasmussen SA, et al.The Yale-Brown Obsessive Compulsive ScaleII.Validity[J].Arch Gen Psychiatry , 1989, 46: 1012-1016. doi: 10.1001/archpsyc.1989.01810110054008.

[15]Pldu T, Jvan K, DN, Dj S.Comparison of obsessive-compulsive disorder patients with and without comor每日2次 putative obsessive-compulsive spectrum disorders using a structured clinical interview[J]. Comprehensive psychiatry, 2001, 42: doi: 10.1053/comp.2001.24586.

[16]Jl G, Nc B, Ss M, et al.Treatment utilization and barriers to treatment among individuals with olfactory reference syndrome（ORS）[J].Journal of psychosomatic research, 2018, 105: doi: 10.1016/j.jpsychores.2017.12.004.

[17]Cruzado L, Cáceres-Taco E, Calizaya JR.Apropos of an Olfactory Reference Syndrome case[J].

Actas Esp Psiquiatr，2012，40：234-238.
[18]Tee CK，Suzaily W.Unremitting body odour：A case of Olfactory Reference Syndrome[J].Clin Ter，2015，166：72-73. doi：10.7417/CT.2015.1819.
[19]Teraishi T，Takahashi T，Suda T，et al.Successful treatment of olfactory reference syndrome with paroxetine[J].J Neuropsychiatry Clin Neurosci，2012，24：E24. doi：10.1176/appi.neuropsych.11020033.
[20]Michael S，Boulton M，Andrews G.Two cases of olfactory reference syndrome responding to an atypical antipsychotic and SSRI[J].Aust NZJ Psychiatry，2014，48：878-879. doi：10.1177/0004867414526791.
[21]Takenoshita M，Motomura H，Toyofuku A.Olfactory Reference Syndrome（Halitophobia）With Oral Cenesthopathy Treated With Low-Dose Aripiprazole：A Case Report[J]. Clin Neuropharmacol，2021，44：235-237. doi：10.1097/WNF.0000000000000476.
[22]Allen-Crooks R，Challacombe F.Cognitive behaviour therapy for olfactory reference disorder（ORD）：A case study[J].Journal of Obsessive-Compulsive and Related Disorders，2017，13：7-13. doi：10.1016/j.jocrd.2017.02.001.
[23]Alvarez DV.“Would you tell me If i smelled bad？，”14-year-old Dylan diagnosed with olfactory reference syndrome：A case report[J].J Child Adolesc Psychiatr Nurs，2020，33：97-101. doi：10.1111/jcap.12272.
[24]Yeh YW，Chen CK，Huang SY，et al.Successful treatment with amisulpride for the progression of olfactory reference syndrome to schizophrenia[J].Prog Neuropsychopharmacol Biol Psychiatry，2009，33：579-580. doi：10.1016/j.pnpbp.2009.02.007.
[25]Ferreira JA，Dallaqua RP，Fontenelle LF，et al.Olfactory reference syndrome：a still open nosological and treatment debate[J].Gen Hosp Psychiatry，2014，36：760. e1-3. doi：10.1016/j.genhosppsych.2014.06.001.
[26]McGoldrick T，Begum M，Brown KW.EMDR and Olfactory Reference Syndrome A Case Series[J].J EMDR Pract Res 2.
[27]McGoldrick T，Begum M，Brown KW.EMDR and Olfactory Reference Syndrome A Case Series[J].J EMDR Prac Res63-68. doi：10.1891/1933-3196.2.1.63.
[28]Vani P，Arumugam SS.The onerous odor：Treating a case of olfactory reference syndrome with exposure-based cognitive behavior therapy[J].Asian J Psychiatr，2020，54：102264. doi：10.1016/j.ajp.2020.102264.
[29]Miranda-Sivelo A，Bajo-Del Pozo C，Fructuoso-Castellar A.Unnecessary surgical treatment in a case of olfactory reference syndrome[J].Gen Hosp Psychiatry，2013，35：683. e3-4. doi：10.1016/j.genhosppsych.2013.06.014.

病例9

激动的不止是胃肠

一、病历摘要

一般情况：患者小优，女性，21岁，汉族，本科大四学生。160cm，87斤，头发稀疏干燥，皮肤暗黄无光泽，眉头紧锁，与医生对话较被动、语轻、小心翼翼，语言条理清晰。

主　诉：主因“反复呕吐13^{+}年，复发1周”前来就诊。

现病史：患者诉自小学开始因去姥姥家要长时间坐车，会出现恶心、呕吐现象。此后逐渐形成在出远门坐车前就会担心自己会出现呕吐现象，并且每次都会有不同程度呕吐，呕吐休息后好转，未影响学习生活。初中呕吐程度较重，每次考试都会因呕吐中断，离开考场呕吐后再继续考试。发作前伴中上腹部疼痛伴轻度恶心、头晕（类似晕车）的症状，呕吐物为少量无酸味的胃内容物，无腹痛、发热、头痛等。发作后感觉疲乏、烦躁，如果进食会再次出现呕吐，且反应更加强烈。呕吐多在白天发作，呕吐最开始为少量胃部内容物，后为呕吐清水样或干呕，通常经过睡眠休息转天症状会好转。遂到当地医院消化内科就诊，行血常规、行X光钡餐、体格及神经系统等检查，检查结果均未见明显异常，诊断“自主神经功能紊乱胃肠病”。建议规律饮食，充足睡眠，给予中药及甲氧氯普胺（胃复安）、法莫替丁等西药治疗，服药1周后，患者自觉症状改善效果不明显，因学校期间规律服药不便，同时担心药物不良反应，自行停药。

患者大学期间呕吐情况加重，有3次因持续呕吐，同学陪伴去急诊治疗。最近一次为2023年2月与高中同学去保定玩，连续两天与同学玩游戏、聊天至凌晨1～2点。晨起出现剧烈呕吐，进食再次出现呕吐，一天未进食，身体疲乏、恶心、不能入睡，夜间22点同学陪同下，就诊当地某综合医院急诊，尿检酮体3+>7.8mmol/L，给予维生素B_6、盐酸甲氧氯普胺、泮托拉唑钠静脉注射治疗。输液4小时后，酮体数值转为阴性，呕吐症状好转。此后，患者每天晨起会感到恶心，无反酸、呕吐症状。1周后，患者就诊于当地综合医院消化内科，行胃镜检查，胃镜显式浅表性胃炎；行血常规、心电图、脑电图、头颅MRI等检查均无明显异常，体格及神经系统检查（–），医生建议补充水分、规律饮食，同时建议精神科处就诊。患者大学四年级即将毕业，现面临较多的考试、面试、乘车外出的机会增多。患者担心呕吐行为影响自己学习和找工作，遂于2023年3月由妈妈陪伴到心理门诊就诊，精神科医生检查后，诊断“神经性呕吐？”“焦虑状态”，给予劳拉西泮每日3次口服，每次0.5mg按需服用，并建议心理治疗。患者服药1周后，焦虑症状好转，对躯体不适较关注、晨起恶心症状仍存在。

精神检查：意识清楚，接触对答切题，主动诉说躯体不适。体重未有明显变化。无故意引吐以减轻体重想苗条的欲望。否认怀疑患了某种严重疾病。情绪焦虑，双手紧握不停揉搓，否认悲观厌世。思维不迟缓。未引出幻觉、妄想。求治心切。饮食规律，无催吐行为，无暴饮暴食。

心理测查：

SAS：56，提示存在轻度焦虑症状。

SDS：50，提示无抑郁症状。

WCPA临床躯体症状分类量表结果显示：抑制性躯体症状0.32，激越性躯体症状0.89分，生物性躯体症状0分，想象性躯体症状0.7分，认知性躯体症状0.4分。

MMPI：M31编码型。该编码型患者倾向于存在与特殊的躯体不适有关的症状，而且有发作性。他们长期缺乏安全感，人格不成熟、在应激时容易出现躯体化症状。这种人期望得到他人的同情与关注，倾向于否认向坏的方向转变的某些事情。此编码型多为女性，常常有很多躯体陈述。这种女性往往情绪激越、压抑，不合情理，有时出现虚弱、遗忘和头晕目眩。

初步诊断：根据ICD–10诊断标准，符合神经性呕吐诊断。

二、诊疗经过

患者回忆，小学时候每年假期乘车去姥姥家，每次都会出现晕车呕吐现象，家人疏于照料，只是认为患者肠胃弱，2小时的车程导致的身体不适。患者曾表示拒绝乘车回姥姥家，家人未予理睬。升入初中，每遇到考试等应激事件，患者会感觉紧张、焦虑、恶心、呕吐，甚至已经习惯每次在考试中途出去呕吐，呕吐完再回到考场继续考试。妈妈带其先后就诊于多家医院，行血常规、行X光钡餐、体格及神经系统等检查，检查结果均未见明显异常，通常医生会处方胃肠解痉药，如吗丁啉、普瑞博斯、颠茄、胃肠安、摩罗丹等，因感到无效未坚持服用，对治疗也丧失信心。拒绝看同一个医生，认为没有医生能够理解自己。有医生建议患者去精神心理科就诊，患者认为自己没有精神疾病，拒绝就诊精神专科医院。患者现为大学四年级学生，目前面临考研、求职，考试、面试、坐长途车外出机会增多，患者担心自己呕吐会影响自己的学习和求职，主动来心理门诊就诊。

患者表示自己能够理解很多人面临紧张的事情会出现腹泻、失眠，对自己控制不住出现恶心、呕吐症状，甚至在外地与同学聚会也会出现强烈的呕吐症状而苦恼。患者希望能够通过咨询自己对呕吐症状有所了解，同时缓解焦虑情绪，并学习应对焦虑情绪的方法。

三、分析与讨论

Engel在1977年基于系统理论（systems theory）和等级功能组织（hierarchical organization）提出生物–心理–社会模型。系统理论的重要观点是低等级水平的系统可以建构出现更高级的系统，更高级系统以低级系统为基础，各系统有不同的运转机制，但相邻系统间有互动机制。患者感受到躯体不适症状，但经过充分检查并未发现可以解释症状的躯体疾病，此即所谓功能性躯体不适。功能性躯体不适可算最为典型的心身医学问题。

在最新的ICD–11和DSM–5系统中提出躯体不适障碍（bodily distress disorder，BDS）或躯体症状障碍（somatic symptom disorder，SSD）诊断类别，不再强调患者躯体症状是否可被器质性疾病解释，而将诊断内涵转向患者过度关注躯体症状这一精神科“知—情—意—行”的症状系统。

Lane指出，心身医学研究需要从4个层次探索心与身相关联的病理机制：①脑；②信息传递系统（自主神经系统、内分泌系统、免疫系统）；③身体功能（器官功能与功能障碍）；④精神、心理、行为状态与特征。该患者的功能性躯体不适（恶心、呕吐症状）可按中枢—外周的思路对其进行解读。

1. 中枢（脑）人的预期会影响人的感知，这一现象早已为人所知，比如杯弓蛇影。大脑的感知形成是同时受到外周感觉皮层信息输入和中枢高级皮层的预期/经验对感觉皮层自上而下调节作用的。20世纪以来贝叶斯统计理论被应用于人工智能和心理学领域的研究，在此基础之上，形成了大脑的感知觉形成新假说：预测处理模型（predictive processing model）。在这个模型中，大脑不再是被动接受外周传来的躯体感受信号，而是根据先前的信息对躯体感知进行主动概率推测，然后与外周的感觉传入信号进行比对。当外周传入信号具有较高的精确度时，形成的知觉体验则更倾向于外周传入信号。当先验推测（预期）精确度较高时，会形成更趋向于先验推测的知觉体验和经验。注意（attention）会加强预期机制，而在注意转移时则会弱化预期机制。上述过程持续不断发生，促进预测信号与外周信号的最佳匹配。患者最开始因去姥姥家要长时间坐车，这一外界刺激引起胃部内容物和部分小肠容物通过食管反流出口腔，产生呕吐，这是机体的一种保护性反射反应，目的是把咽入肚中的食物吐出来。此后逐渐形成患者面临出远门坐车、考试、聚会等类似情境的应激事件时，她会对身体胃部感受或环境的刺激气味过度关注，预期自己会出现呕吐症状，继而产生条件性呕吐反射。上述过程不断发生，患者逐渐形成面临应激事件，就会出现呕吐症状的条件反射。

2. 中枢—外周（信息传递系统）　患者交感神经系统易兴奋，其症状表现：坐立不安，注意力难以集中。患者通常很难专心、安静做一件事情，大脑容易兴奋。比如，治疗室咨询过程中，患者出现愣神，咨询师问及情况，患者报告自己被窗外飘过的云朵吸引，头脑中不停的联想漫画里的情景。同时报告自己经常一心多用，吃饭看视频，聊天开着视频，如果专注做一件事情，自己就会感觉坐立不安。精神压力分析结果也显示，交感神经较副交感神经兴奋。

3. 外周（身体功能）　有研究发现，在各个身体系统的功能性症状中也存在相应的功能变化。功能性呕吐患者存在显著高于人群的焦虑和抑郁情绪，且存在胃动力异常与高敏感性。小鼠实验中c-fos（细胞激活标志物）在消化道及脑中均存在高表达。

情感情绪类应激受累脑区涉及前额叶、扣带回（特别是前扣带回）、岛叶等情绪和情感反应中枢，引起胃肠道对伤害性刺激的感觉反应异常、胃肠动力紊乱、黏膜抗感染和免疫炎症反应等。该患者面临应激事件，就会出现恶心、呕吐胃部不适症状，并且呕吐持续不断，检验结果显示电解质紊乱、酮体异常，胃镜检查报告浅表性胃炎。

4. 个体层面（精神心理行为状态与特征）　从心理学角度分析，常规状态下人类表达诉求的主要方式是情感和言语，当情绪体验的自我感受、言语表达方面存在严重缺陷时，不能正确认识和区别情绪和躯体感受，不能及时宣泄情绪，导致心理问题躯体化，出现躯体不适长期存在及过分关注，也称为述情障碍，是心身疾病的核心特征之一。而躯体症状是患者在与环境交互作用下的结果，同时患者的用脑模式和思维方式异常的应激，功能脑区常累及眶额区、纹状体、中脑腹侧背盖区、视交叉上核、杏仁核等。该类患者对应的胃肠道问题常为几乎偏执的异常感受（如口腔异味感、咽部癔球感等）；思维和认知偏差（疾病归因偏执等），其对症状的过度解读、关注、负性情绪和消极的应对行为，是造成患者生活质量下降的重要原因，并继而进一步造成症状的恶性循环。

患者出生于北方某城镇，独生女，是父母的掌上明珠。患者性格内向，追求完美，上进心强，学习成绩优异。每天将自己的生活学习安排得井井有条，一旦有改变，自己就会焦虑不安。

患者父母都属于焦虑且强势的人，患者的情绪通常不允许表达。患者较依赖妈妈。妈妈为医务工作者，对患者的健康尤为关注，妈妈认为患者身体瘦弱、不健康。妈妈事无巨细地安排着患者的学习和生活，一旦患者出现呕吐症状，妈妈都会第一时间赶到患者身边陪伴照料。在过度保护环境下成长起来的她，逐渐形成了“我是不健康的，我是虚弱的”“我只能依赖他人”的信念，遇事难以识别表达自己的情绪和身体感受，导致她只能以躯体症状（呕吐）表达自己的负性情绪。比如患者报考大学时，患者本想报考南方学校，但焦虑的妈妈建议患者选择离家较近的学校，这样患者有身体不适时，父母可以及时赶到，患者难以表达自己的观点，同时也认为自己无法照料好自己，最后听取妈妈建议，选择离家较近的大学就读。

对症状可进行多重归因，包含躯体归因、心理归因和社会环境归因等，但患者就医中常常只关注躯体部分。患者多次综合医院就诊，都未有明确的躯体疾病，患者认为呕吐症状只是自己身体虚弱，不是精神心理问题，拒绝就诊于精神专科医院。患者对多次就医治疗症状缓解效果不明显，导致患者不愿去医院，只有在呕吐严重情况下才去急诊就诊。患者认为自己身体虚弱，在考试、外出旅游等应激情境下出现呕吐是正常的；遇应激事件时，患者对恶心呕吐等躯体反应比较关注，直到出现呕吐症状，呕吐后患者才会感觉放松。

患者回避独处，每次处在应激情境中患者都会出现呕吐，父母或朋友都会及时陪伴给予关心和支持。呕吐症状的原发性获益，包括患者出现症状可以逃避繁重的学业和自己不想要做的事；继发性获益，包括他人（尤其妈妈）对患者的要求降低

（只要身体健康就可以），并且可以获得更多亲人朋友的关注。上述因素作用于大脑的信号处理系统，最终形成了患者慢性的躯体功能损害。

现在患者面临考研、就业，当前应激因素导致患者近1年出现3次严重呕吐进急诊情况。患者就诊于心理门诊，希望能够通过药物和心理治疗，缓解焦虑情绪，对呕吐症状有所了解，并学习应对焦虑情绪的方法。

5. 治疗情况　由于功能性躯体不适障碍的最大关注是躯体不适，因而最常在各躯体医学科室就诊，需要得到躯体医学方面的诊疗回应，因而在综合医院，精神心理科联合躯体医学科室是对功能性躯体不适患者进行诊疗的最佳设置。

在2017年中国医师协会精神科医师分会综合医院工作委员会对“医学难以解释的症状”的临床实践中国专家共识：由于个体患者的相关病理机制因素不同，对功能性躯体不适推荐个体化综合治疗，依据患者具体特征给予对症治疗、康复治疗、心理治疗等。

（1）建立信任合作的医患关系是治疗的第一步。医生对患者躯体症状保持倾听和关注，信任的医患关系下，鼓励患者谈论心理社会因素，建立心身联系，为讨论心理话题做准备。

（2）通过心身医学思路的访谈，采集完整的“生理—心理—社会”病史。

（3）症状评估—躯体症状评估：是否有必要继续完善必要检查或专科会诊。心理状况评估：当前是否存在可以诊断的其他精神科问题；社会维度评估：社会支持系统功能，患者当前的一般社会功能。

（4）药物治疗：功能性胃肠病可选择调节胃肠平滑肌收缩力或调节内脏敏感性药物），如多潘立酮（吗丁啉）、西沙必利（普瑞博斯）、颠茄、胃肠安、摩罗丹等；适当给予抗焦虑药物改善焦虑情绪，如劳拉西泮。

（5）心理治疗：认知行为治疗是在功能性躯体不适障碍患者中研究证据最多的治疗方式。经典的认知行为治疗通过改变不良认知（如通过“解释病情”，向患者清晰传递症状的功能性、无害性、心身联系，有助于打断“过度担心—关注—焦虑水平升高—症状强化”的恶性循环）、减少激活（如通过放松训练）以及提高日常功能（如通过增加乘车外出次数）等使患者学会更好管理症状，有助于通过打断“不良认知—焦虑加重—症状加重”恶性循环以及回避“不适—减少正常功能—功能退化”恶性循环。

8周，每周1次，每次50min的个体认知行为治疗，患者能够理解此前的躯体症状，焦虑情绪显著改善，期间未出现呕吐症状，且求职成功。

（余慧慧　天津市安定医院）

参考文献

[1]曹锦亚，李涛，魏镜.功能性躯体不适的心理-生理病理机制及临床治疗研究现状[J].中国科学：生命科学，2021，51（08）：1060-1071.

[2]Lane RD，Waldstein SR，Chesney MA，et al.The rebirth of neuroscience in psychosomatic medicine，Part I：historical context， methods，and relevant basic science[J].Psychosom Med，2009，71：117-134.

[3]孙雪，曹素艳，刘洁，等.功能性胃肠病的心身健康管理[J].中国临床保健杂志，2022，25（03）：428-432.

[4]陈胜良.心身胃肠病的中西医临床思路追新[J].中国中西医结合消化杂志，2023，31（01）：1-5.

[5]吴爱勤.心身医学整合模式：探讨心脑身交互发病机制[J].实用老年医学，2021，35（11）：1111-1114.

病例10

一个女性精神病人

一、病历摘要

一般情况：患者女，28岁，未婚，外企的高级白领。留着一头烫过的短发，身材不胖，被家人拉着来到了我们的病房，嘴里喊着“别拽我，我不住院”。刚来的时候很不配合，她父母说这样的情况已经将近2周了。

现病史：患者妈妈说，女儿2周前因工作岗位的调整，面对新的工作内容压力有点大，然后就表现为家人有一点做的不对付心思的事情就会大声喊，发脾气，易激惹，焦躁不安，在家里待不住，老想往外冲，如果谁要控制她拦着她，她就对谁连打带骂，冲动，有时凭空闻声，能听到有人说她不好的话，自言自语，隔空对骂，称“你们都得听我的，我是神，我要拯救人类”等不着边际的言语，认为周围人都不是好人，欲对自己图谋不轨，失眠，睡不着，有时一宿不眠，白天有时头痛，无法正常工作。自测体温不高，也没有恶心、呕吐等情况。父母称其女儿从未这样，不能接受自己的孩子怎么变成了这样。于是就带她来到了心理科就诊，为了更系统的治疗收住院。

既往史：详细询问患者既往史，父母说其女儿从小除了发烧感冒去过医院，基本没有生过大病。当时母亲怀孕时一切检查都算正常，剖宫产生，出生后生长发育都正常。父亲喜欢男孩，所以从小她父亲就按男孩子的样子去培养，对其要求较高，母亲性格比较温和，女儿性格不算外向，但从小和同学们关系相处得还不错，在班里成绩名列前茅，老师也比较喜欢她。做事要求完美，好强，比较在意别人的评价，直到大学本科毕业。毕业后顺利参加工作，进入了世界五百强外企。工作一直很努力上进，有时也因为加班多发牢骚，但是领导看到了她的努力，希望多加培养，于是将她调到了新的部门，但没想到没多久就出现了这样的情况。患者的父母两系三代也都没有相关的精神疾病家族史。

体格检查：体温36.4℃，脉搏90次/分，呼吸19次/分，血压127/84mmHg。皮肤、淋巴结、心肺腹系统检查未见异常。神经系统检查：双侧瞳孔等大等圆，直径约3mm，对光反射灵敏，面纹对称，伸舌居中，咽反射存在，转颈、耸肩有力，颈软无抵抗，四肢肌力正常，双上肢肌张力略增高，双侧指鼻试验、跟膝胫试验、闭目难立征等未见异常，双侧腱反射对称，脑膜刺激征（–），双侧巴宾斯基征（–）。

精神检查：患者意识清晰，年貌相符。易激惹，喊闹，冲动，存言语性幻听，能听到有人说她不好的话，存被害妄想，认为周围人都不是好人，欲对自己图谋不轨，言语紊乱，不想住院，自知力缺失。

辅助检查：生化全项：总蛋白62.2g/L，白蛋白35.5g/L，高密度脂蛋白1.56mmol/L，钠135.1mmol/L，总胆红素24.8μmol/L。血尿常规、C–反应蛋白、便常规均未见异常。甲状腺功能、乙肝五项未见明显异常。心电图、胸部CT未见明显异常。腹部超声示肝胆胰脾未见明显异常；心脏超声示三尖瓣轻度反流。头颅CT检查未发现明显异常。心理测查：PANSS结果回报阳性量表分29分，阴性量表分10分，一般精神病理量表40分，攻击危险性得分14分。

入院诊断：急性而短暂的精神病性障碍。

鉴别诊断：根据患者的病史及当时的表现，我们做了以下排除：

1. 器质性精神障碍　患者既往无躯体疾病史，暂不考虑该诊断。

2. 躁狂发作　患者目前表现有易激惹、冲动打人骂人，睡眠少，但躁狂患者可有思维奔逸、活动增多、随境转移等症状，且躁狂患者的情感高涨、活跃、生动、有感染性，其内心体验与周围环境是协调的。故暂排除该诊断。

3. 精神分裂症　该病主要症状在于人的思维障碍和情感反应与周围环境的不协调，该患者存在明显的幻觉、妄想等精神症状，但该患者病程2周，未达到1个月，故可根据患者病程进展再予确诊。

二、诊疗经过

入院后给予奥氮平5mg/晚、劳拉西泮每次0.5mg，每日3次；佐匹克隆每晚7.5mg。3天后将奥氮平增至每晚10mg，7天后增至每晚15mg，患者的睡眠情况得到改善。入院期间患者称头痛症状较前明显，入院第10天患者突然出现失神发作，双眼凝视，呼叫其名字无应答，症状持续10秒后自行消失。即行脑电图检查回报弥漫性低至中波幅θ波。行头颅MRI检查回报左侧颞叶、双侧的岛叶，以及扣带回、海马有点状的异常影像。多导睡眠图结果显示患者入睡潜伏期35分钟，睡眠效率68.5%，稳定睡眠占比22%，不稳定睡眠占比54%。经过科室讨论，患者急性起病，以精神症状为突出表现，虽然没有发热史，但结合病史、头痛、癫痫发作、精神症状及影像学表现不排除存在脑炎的可能，遂决定行腰穿检查。结果回报：脑脊液常规：外观无色、透明；脑脊液压力80mmH_2O，有核细胞数3×10^6/L，未检测出红细胞。脑脊液生化：白细胞数是12×10^6/L［参考值：（0～5）$\times10^6$/L］，蛋白定量为0.56g/L（参考值：0.15～0.45g/L）。葡萄糖定量为3.5mmol/L（参考值：2.5～4.4mmol/L），氯化物定量为120mmol/L（参考值：120～130mmol/L），并行脑脊液及血清抗体检测，该项目需送检北京某医院，需要等待2周。

根据目前脑脊液结果回报，可疑病毒性脑炎。需排除以下几种脑炎：

1. 单纯疱疹病毒性脑炎　该病脑脊液检查与病毒性脑炎相似，但临床表现更凶险，多伴有癫痫，不可逆的头痛、高热、意识障碍，甚至昏迷。

2. 结核性脑炎　该病多伴有全身任何部位的结核病史，患者营养差，可有头痛、发热及不同程度的意识问题。脑脊液检查多颜色浑浊，压力>180mmH_2O，白细胞（100～500）$\times10^6$/L，蛋白中度升高，糖和氯化物减低。

3. 化脓性脑炎　该病病情更加凶险，持续的高热、头痛及意识障碍，可有耳部感染史。脑脊液检查颜色淡黄、浑浊，压力高，白细胞>500×10^6/L，蛋白升高明显，糖和氯化物轻度减低。

4. 霉菌性脑炎　该病一般有恶病质体质，并伴有其他系统疾病，病程迁延不愈，可伴有细菌感染。脑脊液检查多压力更高，白细胞轻度升高，蛋白则表现多样，一般表现为升高，糖和氯化物更低。

以上几种脑炎均可有特异性化验阳性结果。至此，该患者考虑病毒性脑炎。但仍不排除自身免疫性脑炎，需等待特异性抗体及其他佐证。

于是对该患者调整了治疗方案，给予激素冲击治疗，予甲强龙500mg/d入0.9%生理盐水250ml，每日静脉滴注，5天后停液，给予口服泼尼松 每日6片，患者头痛较前减轻，但仍情绪欠稳定，易激惹，时有失神发作，加服丙戊酸钠缓释片0.5g，每日3次。1周后，患者症状较前又改善了一些。此时，送检北京的抗体检测结果已回，正如我们所料，患者的脑脊液抗体检测送检结果显示，抗谷氨酸受体（N-methyl-D-aspartate，NMDA型）抗体IgG阳性抗谷氨酸受体（α-amino-3-hydroxy-5-methyl-4-isoxazole-propionate 1，AMPA1型）抗体lgG、抗谷氨酸受体（AMPA2型）抗体

IgG、抗γ-氨基丁酸B型受体（γ-aminobutyric acid type B receptor，GABA B）抗体IgG、抗富亮氨酸胶质瘤活性蛋白1（anti-leucine-rich glioma inactivated 1，LGI1）抗体IgG、抗接触蛋白关联蛋白2（GASPR2）抗体IgG、抗谷氨酸脱羧酶（glutamic acid decarboxylase65，GAD65）抗体IgG均为阴性。血清抗体检测结果显示，抗谷氨酸受体（NMDA型）抗体IgG阳性，抗谷氨酸受体（AMPA1型）抗体IgG、抗谷氨酸受体（AMPA2型）抗体IgG、抗GABA B受体抗体IgG、抗富亮氨酸胶质瘤活性蛋白1（LGI1）抗体IgG、抗接触蛋白关联蛋白2（GASPR2）抗体IgG均为阴性。因目前关于发病机制的研究表明，抗NMDAR脑炎多与卵巢畸胎瘤关系密切，经科主任指示查妇科B超明确病变，结果提示盆腹腔囊实性混合性肿块，起源于卵巢，大小60mm×41mm×27mm，肿块内部及周边存在点状血流信号。综合患者以上化验室检查及治疗过程，根据Graus与Dalmau标准（2016年），确诊的抗NMDAR脑炎需要符合以下3个条件：

（1）至少满足下列6项主要症状中的1项：①精神行为异常或者认知障碍；②言语障碍；③癫痫发作；④运动障碍/不自主运动；⑤意识水平下降；⑥自主神经功能障碍或者中枢性低通气。

（2）脑脊液抗NMDAR抗体阳性。

（3）合理排除其他病因。

该患者满足以上3个条件，最终确诊抗NMDAR脑炎。

继续调整治疗，停服泼尼松，给予丙种球蛋白20g/d静脉滴注，5天后患者症状明显好转。观察2周，患者症状基本消失，情绪明显稳定，未再发生癫痫发作。考虑患者畸胎瘤的情况，建议患者转至妇产科专科手术治疗。脑系科情况随诊观察。

三、分析与讨论

自身免疫性脑炎（autoimmune encephalitis，AE）指由自身免疫机制介导的针对神经元抗原成分发生免疫反应所导致的脑炎，通常会累及脑局部或广泛的中枢神经系统。近年来，对自身免疫性脑炎的研究已成为神经免疫学领域的研究热点之一。

目前AE患病比例占脑炎病例的10%～20%，以抗NMDAR脑炎最常见，约占AE患者的80%，其次为抗富含亮氨酸胶质瘤失活蛋白1（LGI1）抗体相关脑炎与抗γ-氨基丁酸B型受体（GABABR）抗体相关脑炎等。

本案例患者诊断为抗NMDAR脑炎，此型脑炎临床特点为：①儿童和青年多见，女性多于男性；②急性起病，一般在2周至数周达高峰；③可有头痛和发热等前驱症状；④主要表现为精神行为异常、癫痫发作、近事记忆力下降、言语障碍/缄默、运动障碍/不自主运动，意识水平下降/昏迷、自主神经功能障碍等，自主神经功能障碍包括窦性心动过速、心动过缓、泌涎增多、中枢性低通气低血压和中枢性发热等；⑤可有CNS局灶性损害的症状，如复视、共济失调等。

实验室检查：①脑脊液检查：腰椎穿刺压力正常或者升高。脑脊液白细胞数轻度升高或者正常，一般不超过100×10^6/L。细胞学多呈淋巴细胞性炎症，偶可见浆细胞。蛋白轻度升高，特异性寡克隆区带可呈阳性，抗NMDAR抗体阳性；②头颅MRI：可无明显异常，或者仅有散在的皮质、皮质下点片状FLAIR和T_2高信号；部分患者可见边缘系统病灶，病灶分布也可超出边缘系统的范围；少数病例兼有CNS炎性脱髓鞘病的影像学特点；③头颅PET可见双侧枕叶代谢明显减低，伴额叶与基底节代谢升高；④脑电图：呈弥漫性或者多灶的慢波，偶尔可见癫痫波，异常δ刷是该病较特异性的脑电图改变，多见于成人重症患者；⑤肿瘤学：卵巢畸胎瘤在青年女性患者中较常见，目前关于发病机制的研究表明抗NMDAR脑炎多与卵巢畸胎瘤关系密切，认为卵巢畸胎瘤组织异位表达的NMDAR刺激机体产生了针对性的自身抗体，该抗体在血脑屏障通透性增加的情况下进入中枢神经系统，并作用于神经元表面的NMDAR而引起疾病。研究显示，中国女性抗NMDAR脑炎患者卵巢畸胎瘤的发生率为14.3%～47.8%，在重症患者中比例较高，卵巢超声和盆腔CT/MRI有助于发现卵巢畸胎瘤。男性患者合并肿瘤者罕见；⑥神经病理学检查：脑实质内小胶质细胞增生、血管周围间隙及沿脑表面少量B淋巴细胞及浆细胞浸润，T淋巴细胞罕见。

根据Graus与Dalmau标准（2016年），确诊的抗NMDAR脑炎需要符合以下3个条件：至少满足下列6项主要症状中的1项：①精神行为异常或者认知障碍；②言语障碍；③癫痫发作；④运动障碍/不自主运动；⑤意识水平下降；⑥自主神经功能障碍或者中枢性低通气。脑脊液抗NMDAR抗体阳性。合理排除其他病因。

AE的治疗包括免疫治疗、对癫痫发作和精神症状的对症治疗、支持治疗、康复治疗。合并肿瘤者进行切除肿瘤等抗肿瘤治疗。

1. 免疫治疗　分为一线免疫治疗、二线免疫治疗、长程免疫治疗、升级免疫治疗和添加免疫治疗等。一线免疫治疗包括糖皮质激素、静脉注射免疫球蛋白（IVIg）和血浆交换。对可能的AE，也可酌情试用一线免疫治疗。对重症患者可以联合使用糖皮质激素冲击治疗与IVIg。对重症或难治性患者，可重复使用IVIg。二线免疫药物包括利妥昔单抗与静脉注射环磷酰胺，主要用于一线免疫治疗效果不佳的患者。长程免疫治疗药物包括吗替麦考酚酯与硫唑嘌呤和重复利妥昔单抗等。升级免疫治疗主要为静脉注射托珠单抗，仅对难治性重症AE患者。添加免疫治疗包括甲氨蝶呤鞘内注射、硼替佐米和低剂量白细胞介素-2（IL-2），仅对难治性重症AE患者，若使用二线免疫治疗1～2个月后病情无明显好转，经严格筛选后，才可考虑。

2．肿瘤的治疗　抗NMDAR脑炎患者一经发现卵巢畸胎瘤应尽快予以切除。对于未发现肿瘤且年龄≥12岁的女性抗NMDAR脑炎患者，建议发病后4年内每6～12个月进行一次盆腔超声检查。

3．癫痫症状的控制　AE的癫痫发作一般对于抗癫痫药物反应较差。可选用广谱抗癫痫药物，如苯二氮䓬类、丙戊酸钠、左乙拉西坦、拉莫三嗪和托吡酯等。终止癫痫持续状态的一线抗癫痫药物包括地西泮静脉推注或者咪达唑仑肌内注射；二线药物包括静脉用丙戊酸钠；三线药物包括丙泊酚与咪达唑仑。丙泊酚可用于终止抗NMDAR脑炎患者难治性癫痫持续状态。恢复期AE患者一般不需要长期维持抗癫痫药物治疗。

4．精神症状的控制　可以选用药物包括氟哌啶醇、奥氮平、喹硫平等抗精神药物，使用氯硝西泮、劳拉西泮等镇静药物，使用丙戊酸钠等情绪稳定剂，需要注意药物对意识水平的影响及锥体外系的不良反应等；免疫治疗起效后应及时减停抗精神病药物。

AE总体预后良好。80%左右的抗NMDAR脑炎患者功能恢复良好（改良Rankin评分0～2分），早期接受免疫治疗和非重症患者的预后较好。重症抗NMDAR脑炎患者的病死率2.9%～9.5%。抗NMDAR脑炎患者复发率为12.0%～31.4%，复发的间隔平均为5个月，通常复发时的病情较首次发病时轻。

5．感悟与体会　此病例以精神症状起病，全程无发热，易误诊，故必须先全面检查，排除器质性疾病。另外，遇到器质性疾病也必须以整体的观念，看其是否有精神疾病的影响。神经科疾病合并精神症状一般有3种形式：①原发病本身伴发精神症状，如帕金森病、阿尔茨海默病、多发性硬化；②作为社会因素引发，如卒中后抑郁；③躯体疾病共病精神疾病。

神经科疾病易与精神疾病伴发，因为两者有着广泛的生物学基础：①神经解剖：神经系统疾病与精神疾病都与前额叶皮层、扣带回、海马、边缘系统等脑区有广泛的联系，两者的解剖部位存在共性；②神经递质：神经系统疾病与精神疾病的发生可能与乙酰胆碱、5-HT、DA、NE、谷氨酸、GABA等神经递质水平的增多和减少有关；

③脑肠轴影响：脑肠轴是指中枢神经系统与肠神经系统之间形成的双向通路，涉及神经、内分泌、免疫方面。胃肠信号经脑肠轴投射到中枢的躯体、情感和认知中枢，对各种胃肠刺激产生反应；相反，中枢神经系统通过脑肠轴调节机体的内脏活动功能。脑肠轴与神经退行性疾病、神经发育障碍、精神心理疾病、代谢免疫疾病等发病有不可分割的相关性；④社会心理因素：如自然灾害、生活事件、个体的应对方式、个性特征等都可能成为神经系统疾病及精神疾病的诱发因素或者致病因素。

所以，在临床工作中，必须建立疾病的整体观，以整体的观念去分析判断，以多维、开放和创新的思维，才能拨开迷雾，找到真相。

（刘佩佩　王珊珊　刘　津　天津市职业病防治院）

参考文献

[1]王佳伟，关鸿志，赵钢.中国自身免疫性脑炎诊治专家共识（2022年版）[J].中华神经科杂志，2022，55（9）：931-949.

[2]陆林，沈渔邨.精神病学（第6版）[M].北京：人民卫生出版社，2018.

[3]耿雨梅，李存，李慧敏，等.伴癫痫发作的自身免疫性脑炎临床特征分析[J].中国现代神经疾病杂志，2023，23（03）：205-213.

[4]杨润楠，葛汾汾，蒋静文，等.自身免疫性脑炎患者的临床特征、治疗和预后的回顾性研究[J].四川大学学报（医学版），2022，53（01）：142-148.

[5]Carlos Peña-Salazar，Tanja Erben，Christof Klötzsch.Psychosis as an initial symptom of autoimmune encephalitis with negative antibodies[J].Revista de Psiquiatría y Salud Mental（English Edition），2021，14（1）：72-73.

[6]Dominique Endres，Frank Leypoldt，Karl Bechter，et al.Autoimmune encephalitis as a differential diagnosis of schizophreniform psychosis：clinical symptomatology，pathophysiology，diagnostic approach，and therapeutic considerations[J].Eur Arch Psychiatry Clin Neurosci，2020，270（7）：803-818.

[7]高妍，崔芳，张增强，等.病毒性脑炎继发自身免疫性脑炎五例并文献复习[J].北京医学，2023，1（45）：18-22.

[8]李善姬，狄文，王登凤，等.卵巢畸胎瘤相关抗N-甲基-D-天冬氨酸受体脑炎的临床诊治中国专家共识（2022年版）[J].中国实用妇科与产科杂志，2022，38（9）：900-906.

[9]谢毅，陈晴，李长忠，等.卵巢未成熟畸胎瘤致抗N-甲基-D-天冬氨酸受体脑炎1例[J].山东大学学报（医学版），2023，61（5）：116-118.

病例11

艳遇之后

一、病历摘要

一般情况： 患者程某某，男，35岁，××审计局工作人员。

主　诉： 2003年非典过后受单位指派一行四人到湖北某单位进行审计三峡一工程，因为审计工作的性质，到哪都是好吃、好喝、好玩儿、好礼品。被审计单位远接高迎、盛情款待，宴会之后又请去卡拉OK，到卡拉OK后，又安排小姐三陪等，据程××说他本来对卡拉OK、三陪小姐毫无兴趣，但人在江湖身不由己，不得不同流合污…… 据他介绍他那天晚上跟小姐是有安全性措施的……从那以后又恢复了正常工作和生活。

现病史： 一天在上网时偶然看到了介绍艾滋病的内容，突然心里一颤马上想到湖北之行三陪小姐之事，于是对文章仔细阅读，并且以后专门对有关艾滋病的内容过分地关注，越看越害怕，身体有一丝一毫的不舒服，如头疼脑热、身体起了一个小疙瘩等，马上想到自己传染了艾滋病，整天疑神疑鬼，惶惶不可终日，而且对自己得了艾滋病深信不疑，严重影响生活和工作，于是到天津出国人员体检中心做艾滋病检测化验，一周后出结果，这一周简直度日如年，经常出现紧张、担心、害怕、心悸、心慌、乏力等症状，一周后结果出来HIV阴性，心里很是高兴犹如石头落地。高兴没有几个小时转念一想，艾滋病是有潜伏期的，因当时对艾滋病潜伏期时间长短说法不一，长如到半年、短如一周等，于是又惶惶不可终日茶饭不思，一周后又到天津某医院检测艾滋病，结果还是阴性，高兴之后又想到了潜伏期，因为关于艾滋病潜伏期的说法不一，他也不知道到底信谁的，非常苦恼，又去天津市防病中心检测艾滋病，结果还是阴性，之后又想到去那检测艾滋病的人都是艾滋病高危人群，当时检测时也没注意是否用的是一次性针管？是否是用了上个人用过的针管？是否严格消毒等，万一传染怎么办，于是在一年内先后检测10次，每次都有不同的担心。后来防病中心的医护人员都认识他了，都劝他别测了，告诉他肯定不是艾滋病，劝他看看心理医生。这期间他女儿患感冒，到某儿童医院看病，医生用压舌板看嗓子，他也担心能否感染艾滋病等，为此又要给女儿做艾滋病检测，被家人极力劝阻反对，为此极其苦恼，又因为其妻是牙科医生，他天天嘱其妻要多带几层手套，其妻不听，因为这样无法准确操作，为此天天吵架，有时他也想检测那么多次，耗费了大量的财力和物力也没必要，但对艾滋病的恐惧战胜了一切，情绪低落，兴趣下降，自卑自责，做任何事都缺乏动力，甚至想到了死，有轻生观念……

个人史：生于1968年，足月顺产，父亲是特级中学教师，母亲是工程师，因父亲家庭出身不好，父亲被打成右派失去工作，“文化大革命”期间及历次政治运动多次受到迫害，患者一出生即是“黑五类”子弟，属于被专政被监督被改造的一代，父母教育其在外面不准乱说乱动，不准发表个人观点，要逆来顺受夹着尾巴做人，一定要好好学习才能出人头地，所以患者形成性格内向、做事追求完美、谨小慎微、敏感多疑、自卑的性格。小学、中学、大学一路学习成绩优异，毕业分到审计局工作至今。26岁结婚，妻子是牙科医生，夫妻关系差，育有一女，小学一年级，体健。

精神科检查：患者神志清晰，精神好，接触主动对答切题，对时间、地点、人物、定向力完整，自知力存在，存在对躯体症状过于敏感等轻度感知觉障碍，存在明显的强迫思维，焦虑不安、紧张、担心、害怕，情绪低落，无助、无望、无能，无明显行为异常。因强迫思维注意力不集中无法正常工作，家庭生活、社会功能严重受损。

心理测试结果：EPQ：P 65、E 42、N 70、L 52。HAMA 27、HAMD 25。SAS 68.5、SDS 65。Y-BOCS 28。

初步诊断：强迫性障碍。

诊断依据：患者存在强迫思维及强迫行为，根据区分正常与异常心理的“三原则”（主观世界与客观世界统一性原则、精神活动内在一致性原则、个性相对稳定性原则），可以诊断为强迫性障碍。

根据“因、时、度、化”，引起患者的心理冲突有因素诱发，与处境相符、患者的病程时间为一年左右，患者的不良情绪反应尚在正常范围内，虽没有严重地影响到社会功能，但是出现了收起泛化现象，所以初步诊断为强迫性障碍。然而强迫性障碍又是什么呢？强迫性障碍（obsessivec-ompulsive neurosis）简称OCD是一种慢性反复发作性神经症，以强迫症状为主要临床相的神经症，强迫症状的特点是有意识的自我强迫和自我反强迫同时存在，两者的尖锐冲突使患者焦虑和痛苦，患者体验到观念或冲动系来源于自我，但违反他的意愿，遂极力抵抗和排斥，但无法控制，患者认识到强迫症状是异常的，但无法摆脱。病程迁延的强迫可表现为以仪式化动作为主而精神痛苦显著减轻，此时社会功能严重受损。多数患者在青少年期或成年早期起病。

鉴别诊断：

1．精神病　患者并没有出现精神病性症状，因为患者的自知力是完好，患者自己强烈的渴望摆脱这种困扰，知、情、意、行能很好地协调一致，所以可排除精神病性精神障碍。

2．抑郁症　患者虽存在一定的沮丧、压抑、苦闷的负性情绪表现，但无明显精神运动性迟滞、思维迟缓，更不存在明显的厌世或自杀念头。求助者有主动求治的愿望，自知力保存完好，而且低沉的心情是由于强迫症状而起，属继发现象，可以排除抑郁障碍的诊断。

3．焦虑障碍　患者提供自己曾有过一段时间的心悸、心慌现象，但历时短，症状不典型，构不成惊恐发作的诊断，虽存在担心、不安、紧张、多汗等症状，但不占主要临床相，属强迫障碍的伴发症状。

4．疑病障碍　该病是患者有持续的躯体主诉的先占观念，坚信患有某种疾病，坚持反复就医、反复检查，但不相信多位医生的无病诊断。虽然患者持续存在患有艾滋病的先占观念，并且反复做艾滋病的检测，但是患者相信每次的检测结果，也相信医生的诊断，只是每次因为不同的担心而反复检测，故排除疑病障碍的诊断。

二、诊疗过程及分析与讨论

（一）问题的思考

1．关于侵入性想法的思考　侵入性想法是强迫思维的重要特征之一。那么什么是侵入性想法呢？

通过患者的主诉可以判断，能够引起患者侵入性想法的场景和时间都是没有规律可循、毫无征兆的，有时是在工作中，有时是在普通的家庭生活中，有时是在和人聊天过程中，突然就会由一个外部线索或是脑子中闪过的一个念头，启动一段关于自己是否得艾滋病的侵入性想法。虽然不确定侵入性想法究竟来自何处，但患者清楚地知道这种想法带来的负性情绪：焦虑、恐惧、羞愧、尴尬、失控感等，而接下来体会到的就是，越是尝试不去想它们，侵入性思维就越会挥之不去。那么我们可不可以靠自己的意志力把强迫思维从脑海中“清除”掉呢？

2. 关于反强迫的思考　对于强迫症的诊断有一个很重要的诊断标准，就是是否有反强迫的存在，那么什么是反强迫呢？了解反强迫对于我们的治疗策略有什么影响呢？

想象一下，如果布置一个任务，就是可以在脑海中想象任何动物，但就是不能想白熊，那么有多少人能够做到呢？事实上，早在1863年，俄国作家陀思妥耶夫斯基在《冬天里的夏日印象》一书中就提到了这个“白熊谜题”。而100多年后，一个美国哈佛大学的实习大学生丹尼尔·韦格纳恰好读到了这本书，并完成了心理学史上第一个有关强迫思维的实验，也就是著名的“白熊实验”。实验被分成两组，A组要求不要想白熊，B组要求去想，摇铃表示想的次数，然后第二阶段两组互换。结果是当之前要求不想白熊的A组被要求想白熊时，脑海中几乎全是白熊，比B组想得多的多。这个实验被重复了很多次，每次结果都很类似，证明了要压抑不应有的想法即便不是全无可能，也是相当困难的。而如果你努力想要不去想一个念头，其结果只会导致这种念头在停止压抑之后剧烈反弹。这种效应被心理学教科书称作“后抑制反弹效应”，也就是大多数心理学家常说的“白熊效应”。了解了这些，其实对于后面的治疗有方向性的指导意义，它告诉了我们正面对抗有时会起到相反的作用。既然强迫症状本身我们既不能正面突破又不能放任不管，那么“曲线救国”可能才是更实际更理性的做法。既然有了方向性的指导，我们的治疗思路就清晰了很多，那就谈谈关于治疗的分析和思考。

（二）治疗思路

1. 药物治疗思路　药物治疗以盐酸舍曲林（左洛复）和奥氮平（再普乐）为主。

第一周：舍曲林50mg 每日1次，奥氮平2.5mg qn。辅以劳拉西泮（罗拉）0.25mg 每日2次，0.5mg qn。

第二周：舍曲林100mg 每日1次，奥氮平5mg qn。辅以劳拉西泮（罗拉）0.25mg 每日2次，0.5mg qn。

第三周：舍曲林150mg 每日1次，奥氮平5mg qn。辅以劳拉西泮（罗拉）0.25mg 每日2次，0.5mg qn。

第四周：舍曲林200mg 每日1次，奥氮平5mg qn。辅以劳拉西泮（罗拉）0.5mg qn。

第五周：舍曲林200mg 每日1次，奥氮平5mg qn。

在药物治疗方面，舍曲林和奥氮平的联合使用是世界公认的针对强迫症的经典治疗方案，但在药物完全发挥作用前，要先说服患者有坚持服药的决心和耐心。困难在于服药的初始阶段，患者对于药物比较抵触，担心会有各种不良反应和依赖性，对于药物的说明书详细研究了一番，把上面的各种不良反应“对号入座”，而越是紧张担心，强迫思维就越频繁的出现，患者会下意识的压抑这些念头，与往常一样，越是压抑症状就越明显，出现抑郁和焦虑症状同时加重的趋势。同时伴有心慌、心悸、气短、乏力、头晕、头胀、失眠、不欲饮食等躯体症状。经常会有灾难化的认知，如不可能痊愈，需要终身服药等。在这个阶段，为了阻止这些症状和强迫症状之间的交互作用，使用了劳拉西泮作为辅助用药，效果显著，等治疗逐渐走上正轨后，随即逐渐减少至停止使用劳拉西泮。抑郁焦虑以及躯体症状的缓解对于帮助患者恢复信心和增强坚持用药的信念起到了非常积极的作用。

2. 心理治疗思路　随着社会现代化进程的不断加快，大家耳熟能详的诸如抑郁症、强迫症，在如今的社会已不是新鲜的词汇，反而有被滥用的趋势。而在这个信息爆炸的时代，网络上的信息质量参差不齐，人们能很轻易就能在网上搜索到自己想要的内容，包括疾病的诊断和治疗，但专业程度就需要自己去判断思考了。

实际上，由于本案例的患者程先生的学历及文化素养较高，在进行正规心理治疗之前，已经在互联网上查找并尝试了各种治疗方案，如厌恶疗法、系统脱敏疗法、暴露疗法等，不但效果不佳，反而使不当的治疗过程和症状叠加成了更大的痛苦——用患者自己的话说，在对抗过程中，就像是去试图压住不断跳起的弹簧，或是抚平泛起波纹的水面，自己的努力不但没有消除症状，反而成为了症状固着的动力，由此陷入了更大的消沉和沮丧中。患者也尝试了短暂的转移策略，比如旅游、培养兴趣爱好等，但这种临时的刻意行为，刚开始有效，很快也就回到了对于自己熟悉的强迫观念中。患者不止一次地表示“道理都懂，但就是做不到”。

其实患者领悟到的道理大多模棱两可，首先要不断灌输的认知就是强迫症状不是通过人为意志能马上克服的，能克服的也不叫强迫症了。接受了这个认知，后面以森田疗法辅以认知行为疗法的治疗过程就水到渠成了。

森田疗法是以东方文化为背景的心理治疗方法，其核心理念是带着症状生存，所谓“顺其自然，为所当为”，帮助患者按照事物本身的规律行事，任症状存在，不评价、不对抗、不回避，而是在症状存在的同时以建设性的态度去追求自己的生活目标，这样才能阻断“精神交互作用”的发生，打破思想矛盾，真正做到“顺其自然，为所当为”。

（三）治疗期间遇到的困难

由于治疗初期，患者经常纠结于无法体会到不控制症状的状态，这时候患者非黑即白的认知方式暴露无遗，比如说在谈到治疗预期时，患者就提出一定要把强迫症“彻底治愈”才去恢复工作和正常生活——患者当时的状态也的确非常糟糕，以前很轻松的工作都变得举步维艰——但是这种想法是不切实际且没有必要的，对于治疗预期首先要修正为“带着症状去生活”“与症状共存”，只有这样才能符合大的治疗方向，也更切合接下来森田疗法的核心步骤，否则任由患者在家胡思乱想，只会让症状越来越重。

森田疗法的核心思想是“顺其自然，为所当为”，什么是顺其自然呢？神经症的这个症状就是自然，森田正马先生曾经说过“我们的身体与精神的活动，是自然现象，无需依靠人为去左右它”“治病之事，纯是天道支配之处，我等医家只不过是其末梢部门的旁门的旁助者而已，自然之力实在伟大”。患者对于自己症状的苦恼不但包含症状本身，更有很强烈的病耻感，希望能尽快把强迫症从自己的身上驱赶出去，因此心态上比较急躁，但是所有试用的方法非但无效，反而有变本加厉的趋势，因此陷入了越着急症状越重，症状越重越着急的心身交互的循环中，要打破这个循环，唯有自我接纳。好在本案例的患者有足够的文化知识和开放度，在回想自助的过程并验证后，终于接收了这个关于“自然”的前提。在本案例中，药物治疗帮助患者打破了“身心”这个循环通路，而认知上的修通则打破了“心身”的循环通路，为接下来的“为所当为”建立了良好的基础。

那么如果不去控制，什么才是最佳策略呢？森田疗法的另外一个核心思想给出了解答。

森田疗法是一种结构化的疗法，分为住院治疗和门诊治疗两种，具体的实施步骤这里不再赘述。本案例中，医生在和患者沟通后选择了每周一次的门诊治疗。重点在于，嘱咐患者不要向亲友谈论自己的症状，同时和亲友沟通让他们也表示出不愿意听患者谈论症状、不答复患者对于病情诉说的看法。不建议患者休假太长时间，要尽量带着症状去工作，不要回避与他人的正常社交，并坚持写日记，以便接受指导，弥补会谈的不足。患者程先生本身社交水平良好，但是没有兴趣爱好，在这一点患者本身的主观能动性发挥了作用，重新拾起了打篮球和学习吉他这两个爱好，并且投入了相当大的精力。工作、社交、兴趣爱好这些对治疗都起到了积极的推进作用。

患者在这个步骤中提到了一个关键问题，症状来时，到底该怎么去应对呢？刚开始接触森田疗法时，患者认为这种疗法缺乏实质性的东西，只能算是隔靴搔痒的心理暗示罢了，这种心理疗法不但治不了病，反而成为了症状的保护屏障。而对于转移的策略，患者更是不置可否，最终的关键点是让患者根据自己经历（而不是靠医生讲道理）总结出强迫症的特点，把这个病的特点看得清清楚楚。顺其自然，为所当为当然不是放弃治疗，而是对症状进行透彻理解后与自己达成的和解。在治疗时还与患者完成了一个小小的实验，就是在治疗室里引出强迫观念后，突然布置一个无关的小任务（比如分类整理沙盘的教具），这个任务强度不大，但也需要足够关注和细心，在大概10分钟的整理之后，突然向患者提问刚才的强迫观念程度如何，患者这才恍然大悟，在完成任务的10分钟时间里，果然原本应该有强迫观念占据的思维被转移开，程度大大减轻。经过这样的小实验，患者明显接受了转移这个策略，开始了寻找人际关系以及兴趣爱好这方面的支持。

3个月后，在药物治疗和心理治疗的双重干预下，患者的各项症状因子分显著下降，慢慢开始恢复正常的工作及生活。虽然今后的治疗之路仍很漫长，但患者已经建立了足够的信心，为最终良好的预后打下了坚实的基础。

（黄质诚　天津市职业病防治院）

参考文献

[1]高良武久.森田疗法指导——神经症克服法[M].上海：上海交通大学出版社，2014.
[2]施旺红.强迫症的森田疗法[M].西安：第四军医大学出版社，2010.
[3]司天梅，杨彦春.中国强迫症防治指南[M].北京：中华医学电子音像出版社，2016.

病例12

身体的紧箍咒

一、病史摘要

一般情况： 患者张女士，55岁，已婚，退休。

主　诉： 主因“周身不适伴紧张、多虑2年余”来就诊。

现病史： 患者自2020年3月无明显诱因逐渐出现胃脘部不适感，时有烧灼感，肠鸣，大便不规律、溏结不调，患者未予重视，自行服用胃肠安、藿香正气、雷贝拉唑等药物并配合腹部按摩治疗，自诉服药后大便较前好转，但逐渐出现胸闷气短，自觉有口气憋在胸口和嗓子眼，喘不上来气，需要用手不断捶胸，腹中有积气，打嗝后觉得症状好转，遂于某中医医院就诊。查心电图、胸部X光片未见明显异常，予中药汤剂治疗。患者自诉起初服药胃部症状较前好转，但1个月之后开始出现周身不适，自觉胃部有气体顶着，会阴部不适、肛门重坠感、自觉腹股沟拘紧，迈不开步子，两胁肋气窜感，身体不适症状严重影响患者生活。多次行腹部彩超、肠镜等检查均未见明显异常，患者为此焦虑不安，多思多虑，上网搜索相关症状，对号入座，害怕自己得了不治之症。头晕，记忆力减退，自诉经常一个人发呆，食欲减退，只敢吃粥、汤泡饭等易消化的食物。体重2个月内下降了5kg。患者于某医院消化科住院治疗，查胃镜示慢性胃炎，肠镜未见明显异常，妇科相关检查均未见明显异常。消化科予对症治疗后（均为保护胃黏膜、促进胃动力、助便等药物）患者好转出院，住院期间曾向患者解释不除外焦虑症，患者予以否认。

患者于2020—2021年症状时轻时重，服用消化科药物及中药汤剂治疗，患者就诊于多家医院消化科，行相关检查均未见明显异常，仍觉周身不适，两胁肋气窜感，会阴部、肛门重坠感、疼痛感，自觉腹股沟拘紧，自诉“不能坐着，因为感觉阴部和肛门有东西硌着”，甚至连走路都不敢迈大步，不敢上楼梯，连排尿时都不敢使劲，患者为此紧张担心，过度担心自己身体健康，虽然每次检查结果正常后能够相信身体无大碍，但仍难以忍受身体不适感。期间患者在朋友的介绍下自行间断服用"劳拉西泮0.5mg 每日1次"，仅焦虑紧张减轻，但躯体症状未见改善，故患者未坚持服药。

2021年11月患者自觉身体不舒服的范围扩大，出现髋关节感觉麻木、疼痛，于当地医院骨科查髋关节X光片未见异常，因患者既往有腰椎间盘膨出病史，故予腰部针灸治疗，自觉髋关节不适感略有减轻。后因某日同家人吵架后症状逐渐加重，表现为胃脘部及少腹部气胀不适、甚至影响下蹲和迈步，头面部、肩背部及四肢紧缚不适感，会阴部及肛门重坠感，自觉"全身被绑起来了"，汗出尤甚，患者四处求医，于风湿免疫科、骨科等就诊行相关检查仍未见明显异常，服镇痛药物效果欠佳。在朋友的介绍下于2022年2月来我院心身科门诊就诊，门诊考虑焦虑障碍，予盐酸度洛西汀30mg/d、劳拉西泮0.5mg/d，并予以中药及针灸治疗，患者焦虑有所减轻，但仍躯体不适，多思多虑，1周后调整西药为"盐酸度洛西汀60mg/d、劳拉西泮0.5mg/d"，患者坚持门诊治疗3周，自诉思虑改善，头面部、肩背部及四肢紧缚感略有缓解，但会阴部、肛门重坠感改善不明显，为进一步系统诊治收入我科病房住院治疗。

现症：患者神清，精神烦闷，多思多虑，紧张担心，尤其是关心自己躯体不适的表现，自觉头面部及躯干四肢紧箍不适感，自觉胃脘部及少腹气滞不通，自觉阴部及肛门不适、不能坐位，头晕、鼻干唇紧，气短、汗多，纳食尚可，夜寐欠安，大便秘结，小便调。

既往史：2000年诊断腰椎间盘膨出，曾口服中药汤剂及针刺治疗。颈椎病病史1年余。否认其他病史，否认手术外伤史，否认输血史、预防接种史不详。

过敏史：否认药物过敏史、食物过敏史以及其他接触物过敏史。

家族史：否认家族遗传病史。

个人史：患者生于天津市，久居天津市，自幼为家中独生女，父母中年得女。虽然家庭条件一般，但父母在患者成长过程中较为呵护，比较关注患者的衣食住行，但患者否认父母过度溺爱自己，患者回忆幼年时期，性格自诉较内向。患者适龄与丈夫为经人介绍结婚，选择丈夫也是觉得丈夫会照顾人，比较体贴，结婚后育有1子，配偶及其子体健，家庭和睦。患者退休前在事业单位工作，工作无过大压力，与同事及领导相处较融洽，退休后患者在家以做家务为主，生活圈子较窄，人际交往可。生活上和情感上对丈夫和儿子较为依赖，由于近年来反复奔波于各大医院看病，患者丈夫和儿子对其不理解，患者比较委屈，经常与丈夫发生争吵。另外，由于频繁周身不适导致身边离不开人，生怕独自在家时发生意外，自诉越是独处时周身不适感越明显。

月经史：初潮14岁，经期5～7天，月经周期28～30天，绝经年龄52岁。

体格检查：T 36.2℃，P 65次/分，R 16次/分，BP 111/74mmHg。神志清晰，精神烦闷，营养中等，发育正常，形体适中，查体合作，身体不适时可见被动体位。全身皮肤黏膜未见黄染、皮疹及出血点。全身浅表淋巴结未及肿大，头颅形态大小正常。双侧瞳孔等大等圆，对光反射存在。鼻腔通畅，未见异常分泌物。双侧耳郭形态正常，外耳道通畅，未见异常分泌物。口周无发绀，口唇红润，咽黏膜稍充血，双侧扁桃腺无肿大，未见分泌物。颈软无抵抗，气管居中，甲状腺不大。双侧胸廓无畸形，双侧呼吸动度一致。双肺呼吸音清，全肺未闻及湿罗音、干啰音。心界不大，心音有力，律齐，HR 65次/分，各瓣膜听诊区未闻及病理性杂音。腹部平坦柔软，腹部无压痛及反跳痛，无肌紧张，肝脾未及，肠鸣音正常。双下肢不肿，脊柱四肢无畸形。双肾叩击痛（–），生理反射存在，病理反射未引出。

专科检查：检查合作，年貌相符，意识清晰，定向力完整，生活可自理，接触一般。思维正常，未引出幻觉妄想，感觉敏感，知觉正常，记忆力减退，理解判断及计算力正常，自知力尚可。存在明显的焦虑情绪，精力减退，乏力，消极情绪，过度关注自身身体，时有烦躁。意志活动减退，社会功能下降。

焦虑自评量表（SAS）50分，提示轻度焦虑；抑郁自评量表（SDS）48分，提示无抑郁；汉密尔顿焦虑量表（HAMA）29分，提示可能有严重焦虑症状；汉密尔顿抑郁量表（HAMD）31分，提示可能有中度的抑郁症状；90项症状量表（SCL–90）躯体化2.00、强迫状态1.6、人际关系敏感1.22、抑郁1.38、焦虑1.40、敌对1.00、恐怖1.29、偏执1.00、精神病性1.30、其他项目2.29；生活满意度（LSR）：不满意；社会功能缺陷量表：有社会功能缺陷；日常生活能力量表：有一定程度的功能下降。

中医查体：神清，面色欠润，皮肤无瘀斑瘀点，语言清晰、流利，未闻及异味，未触及瘿瘤瘰疬，腹部无包块，小便可，大便秘结，纳尚可，夜寐欠安，舌淡、苔黄，脉弦。

辅助检查：

心电图（本院）：窦性心律，正常心电图。

心脏彩超（2022年4月21日，天津某医院）：主动脉硬化、二尖瓣反流、三尖瓣反流。

诊断要点：结合患者病史，考虑符合ICD-10中的躯体形式障碍–躯体化障碍的诊断标准。确诊需具备以下各条：①存在各式各样，变化多端的躯体症状至少两年，且未发现任何恰当的躯体解释；②不断拒绝多名医生关于其症状没有躯体解释的忠告与保证；③症状及其所致行为造成一定程度的社会和家庭功能损害。

鉴别诊断：

1．躯体障碍　患者虽然既往有腰椎间盘膨出，但与其他躯体不适主诉不相符，在进一步检查中需排除。

2．情感障碍　患者存在抑郁焦虑情绪，但仍以周身不适为主诉，且与患者沟通交流未引出明显抑郁，焦虑仍集中在过度关注自身健康，未泛化，故可鉴别。

3．疑病障碍　患者关注点在于症状本身，未引出明显的对潜在严重疾病的深信不疑，且患者对于用药无明显抵触，能够坚持治疗，故可鉴别。

4．妄想障碍　患者未引出精神症状及其他怪异信念，故可鉴别。

入院诊断：

中医诊断：郁病（肝郁脾虚证）。

西医诊断：躯体形式障碍—躯体化障碍、阴部神经痛？腰椎间盘膨出、颈椎病。

二、诊疗过程

入院后结合患者病史初步诊断为躯体形式障碍，后请神经内科、妇科会诊，排除其他可能疾病，予以抗焦虑、改善躯体症状治疗。

入院后完善各项常规检查均未见明显异常，监测患者血压情况，继予SNRI药物，予盐酸度洛西汀90mg/d、劳拉西泮0.75mg/d、奥氮平2.5mg/d，心理咨询1次/周，并予以中药汤剂1剂/日、针灸2次/日、八段锦1次/日，患者1周后焦虑明显改善，对自己躯体关注度降低，时仍有周身紧箍感，在前用药基础上予以“普瑞巴林150mg/d”增效治疗，患者自觉会阴部及肛门不适感明显缓解，住院2周后出院坚持门诊药物及认知行为治疗，门诊随访患者病情稳定。

三、分析与讨论

1．综合医院接诊以诸多躯体不适为主诉的患者应注意什么？

临床中经常会碰到诸多以躯体疼痛或感觉异常为主诉前来就诊的患者，尤其在综合医院，这部分患者会就诊于神经内科、骨科甚至疼痛科，但是并非所有的躯体不适都能从生物医学层面找到可以解释的病因，研究者最初将这种现象称为医学难以解释的症状（medically unexplained symptoms，MUS），探寻从心理层面解决这一类问题。在一项中国综合医院门诊患者的研究调查中发现，躯体形式障碍的患病率可达33.8%，这也表明综合医院医生对于心身疾病的重视程度和识别率正在逐年提高（该项研究使用的DSM-5躯体症状障碍的诊断标准）。但是在临床上不容忽视的是，以焦虑躯体化、癔症等来心身科就诊的病例，在进行进一步详细检查时发现存在器质性病变，如电解质紊乱、周期性麻痹、吉兰-巴雷综合征等均在临床可以碰到。因此在确诊心身疾病之前仍应该将可能的器质性问题逐一排除，或者存在共病的问题需要多学科联合诊疗。这就要求我们成为精神科医生之前首先要是个合格的内科医生，在患者描述的多种多样甚至不可名状的古怪症状中抓住关键问题，以免延误患者的治疗。

2. 该患者的个性特征如何分析?

临床上对于患者的发病因素分析是精神科医生的基本功，我们一般在以下几个方面进行详细地阐述。

（1）生活事件：该病例患者首次发病情况记忆较模糊，但自己也认为可能与退休在家有关，觉得退休后身体就开始“哪里都不舒服”了，此后每于情绪波动后胸闷憋气、胃脘胀闷、会阴和肛门重坠感会加重，虽然患者起初不承认与情绪相关，但随着医患沟通逐渐深入，患者也意识到躯体不适受心理因素的影响。

（2）文化因素：患者生长在传统家庭中，受到传统教育影响，患者较依赖丈夫和儿子，虽然退休有更多的自由时间，但是患者仍觉得需要家人的陪伴才有安全感。同时患者性格偏内向，对于一些看不惯的事容易生闷气，不善于主动表达自己的情绪感受。学历为初中，对于自己的心理问题存在偏见，不愿意承认是心理问题造成的，存在病耻感。

（3）人格基础和社会心理因素：在该患者的成长经历中可以发现，其在幼年时期父母可能对其比较呵护，同时由于是独生女，会得到更多的关注，在择偶方面也是优先考虑对方会照顾人的特点。在入院之后的沟通中患者也表露出希望得到别人的关注的渴望，发病初期家人比较关注自己，诸事顺着自己，积极带患者去各大医院就诊，但后来越来越不把自己当回事了，家人的情绪很容易感染患者，而患者会在家属的情绪变化中猜测病情。由于自己脾气较急躁，生性敏感多疑，想法比较偏激，一点小事而就容易闹别扭，总是会责备丈夫和儿子，导致家庭关系出现问题，丈夫的处事风格是受到责备也不反驳与争执，而是外出散心，患者有种一拳打在棉花上的感觉，无法将自己内心的苦恼倾诉出来。儿子也总是站在父亲一边，因此患者觉得受到了孤立，更加敏感，觉得自己这么不舒服，得了疑难杂症家人都不理解自己，常常为此而苦恼，同时由于长年看病花费较高，家人也会阻止患者购买一些保健产品、理疗器械等等，患者认为这是嫌弃自己的表现。通过以上分析，我们可以分析出患者的人格特征为敏感、易冲动，社会支持系统不够健全，同时伴有一定程度的述情障碍。述情障碍主要表现为对情绪状态描述困难，缺少幻想和实用性思维方法，人际关系僵化。比如在询问患者与家人争吵后会有什么症状，患者仅仅关注其躯体不适，而很少提及心烦、不高兴、愤怒等情感描述。

许多研究者认为躯体形式障碍发病与生物遗传因素密切相关，随着医学的发展，发现还与社会心理因素密切相关。这类群体人格上具有较高的躯体先占观念和疑病观念，被动依赖、孤僻、冷淡、对人疏远、心理变态、偏执性、疑病、易激惹、自我为中心、自制力差、反社会行为等，而且女性躯体不适症状更易得到社会、家庭的同情与重视，这可能导致女性习惯于使用不成熟及中间型防御机制处理内心冲突。

在临床上，患者的以下几项心理行为特征能够帮助我们识别躯体形式障碍：①健康焦虑（比如反复思考身体症状）；②灾难性思维（如；：心悸会造成损害）；③自我认为身体虚弱，可以从中获得家人的关注（潜意识获益）；④不能容忍身体不适；⑤避免进行增加心率或加重身体不适的运动，生活小心翼翼；⑥肢体废用，尤其是在痛苦的情况下；⑦疼痛行为（如自愿使用轮椅）；⑧无视医学诊断归因躯体疾病（如将多个不同的症状归因于身体原因而不适紧张情绪）。

这几项特征也更好的诠释了在ICD-11中用躯体体验障碍取代了ICD-10的躯体形式障碍的诊断，其内涵强调了个体由于躯体症状而导致的认知、情绪、行为等方面的特征。（当然在目前的诊疗体系中还在延用ICD-10的诊断标准，仍需要不断更新。）

3．西医治疗躯体形式障碍的用药经验　目前常用的药物包括抗焦虑、抗抑郁药物，其中SSRI和SNRI类药物为代表的新一代抗抑郁药效果较好，临床上若患者疼痛症状较明显时一般首选SNRI类药物，《精神障碍诊疗规范（2020年版）》中提到联合用药（SNRI＋非典型抗精神病药物）比单一用药（SNRI）临床疗效更好。因此，我们在治疗中首先小剂量予以SNRI类药物，逐渐滴定至有效剂量并联合应用了小剂量的非典型抗精神病药。

同时根据临床治疗经验，在改善疼痛、麻木等感觉障碍症状时，可以联合加巴喷丁、普瑞巴林等药物。这类药物可作用于钙离子通道α2δ亚单位，抑制钙离子内流，随之抑制兴奋性神经递质的释放，进而发挥药理学效应。其中普瑞巴林在FDA批准的适应证中即治疗广泛性焦虑、神经病理性疼痛，在临床应用中取得较好的疗效。

4．认知行为疗法治疗躯体形式障碍的经验　认知行为疗法以改变患者对躯体症状的错误信念和态度，重塑来访者的合理认知模式为目标，达到缓解各种负性情绪以及减轻和消除躯体症状的治疗目的。因此我们在开展认知行为疗法时需要首先引导来访者讲述了其成长经历、工作家庭、情感社交等方面情况，通过交流了解到来访者在退休后将对外界的关注更多引向了自己，但由于其在之前得到了父母和丈夫的体贴照顾，因此在面对退休后生活时缺少安全感，产生的焦虑情绪由于来访者的心理特征和述情障碍导致了其内心冲突通过躯体不适表现了出来。因此，要在咨询过程中首先帮助来访者接受自己身体的不适症状，不要强化身体的感受，从而逐渐将来访者对自身的过度关注转向外界。再进一步，帮助来访者学习与负性理念进行辩论的技术，明确其导致症状的内心冲突，解决她的潜意识冲突，通过领悟来重建正确认知，最后可以指导来访者进行渐进式肌肉放松训练、冥想、正念等技术，使她能够在焦虑紧张时自我放松。另外，还要求同来访者的家人沟通，解释来访者的内心冲突，帮助其家人转变应对方式，改善她的社会支持系统。我们总是说来访者不是“装病”，他们只是在潜意识中把自己当作了患者，医生和家人更多的包容便是一剂良药。

5．中医治疗躯体形式障碍的用药经验　中医认为，躯体化障碍病机多因气机失调。肝胆疏泄失常，则情志不畅，胁肋胀痛；发于心肺，则胸闷、气短；见于脾胃，则有脘腹胀痛，大便秘结等。肝主宗筋，肝经络脉绕阴器，经脉失畅，不通则痛，故出现沿肝经循行部位的疼痛。《读医随笔》曾言：“医者善于调肝，乃善治百病。”由此可见，越是稀奇古怪的病症，需从肝论治。因此分析该病例因情志异常致肝气郁结、肝失疏泄，出现脏腑阴阳气血失调，营卫失和，从而导致躯体出现多系统症状，故从肝论治躯体化障碍具有临床意义。

根据辨证论治，该病例拟予逍遥散和柴胡桂枝汤加减，治以疏肝解郁、调和营卫。逍遥散出自宋代《太平惠民和剂局方》。其中方中当归、白芍、柴胡、香附疏肝理气，茯苓、山药健脾，龙齿、夜交藤养心安神，郁金、石菖蒲开窍安神。诸药合用，共奏疏肝理气、养心安神之功。柴胡桂枝汤出自汉代《伤寒论》。具有和解少阳、调和营卫之功效。现代医家多用于治疗少阳不利、营卫不和所致的情志疾病以及多系统疼痛疾病，取效良好。该方调情志、畅气机、和营卫，直指躯体化障碍发病根本。《伤寒论注》云："桂枝色赤通心，温能扶阳散寒，甘能益气生血，辛能解散风邪，内辅君主，发心液而为汗；合芍药酸苦微寒，能益阴敛血、内和营气，能发汗而止汗"。方中柴胡味苦微寒，气质轻清，疏解少阳之邪；黄芩苦寒，清泻少阳邪热，柴胡黄芩合用，可使少阳半表半里之邪外透；半夏生姜合用，功能降逆止呕、调和胃气；参、枣、草益气和中，使中土健旺，不受木邪之害。

同时配合针灸治疗，治以调神通络、安神定志之法，根据患者的症状随症选取穴位。取穴：①主穴：百会、四神聪、印堂、内关、神门、合谷、太冲、三阴交、足三里；②配穴：依据躯体不适部位，配合近部取穴。如心悸胸闷者加膻中；胃胀呃逆者加中脘；肩背部不适者加阿是穴、肩髎、夹脊穴等；会阴及肛门重坠感可选取秩边、会阳为膀胱经穴，与肾相络属，深刺可使针感放散至前阴，是治疗前后二阴病变的经验要穴等。

结语：躯体形式障碍虽然在精神科看来比较容易确诊，但当这些患者混杂在综合医院各个科室时，见惯了器质性疾病的医生是否能独具慧眼，为这些患者指明方向，就需要心身医学的整体观逐步深入，把社会、家庭及成员视为整体，把心身视为俱有自动调控的整体系统。当然精神科医生或者心身科医生在遇到这一类患者时也不能想当然地认为就是躯体形式障碍，而应该进行充分而系统的鉴别，尤其是在某些慢性退行性病变在发病初期无法进行识别时，我们也要用发展的眼光来看待症状，当患者的症状在持续加重或出现新的症状时要及时调整治疗思路，不要忽略有其他原发病或者共病的问题。

（高雅[2]　沈　莉　天津中医药大学第一附属医院）

参考文献

[1]Jinya Cao，Jing Wei，Kurt Fritzsche，et al.Prevalence of DSM-5 somatic symptom disorder in

Chinese outpatients from general hospitalcare[J].General Hospital Psychiatry，2019.
[2]常桂花，孔伶俐，刘春文.躯体形式障碍的病因学研究进展[J].国际精神病学杂志，2013，40（01）：46-48．DOI：10.13479/j.cnki.jip.2013.01.016．
[3]张永红，邵宏元.躯体形式障碍患病性别差异的影响因素分析[J].中西医结合心脑血管病杂志，2020，18（06）：991-993．
[4]孙沐炎，楼敏芳，郑云华，等.柴胡桂枝汤治疗躯体形式疼痛障碍的疗效及对血清5-羟色胺与前列腺素E2的影响[J].中华全科医学，2021，19（01）：116-119．DOI：10.16766/j.cnki.issn.1674-4152.001745．

病例13

反复发热为哪般

一、病史摘要

一般情况：患者李某某，男，28岁，汉族，离异。

主　诉：主因“不明原因发热18天”于2022年2月9日住院治疗。

现病史：患者18天前无明显诱因出现发热，最高体温41.2℃，伴畏寒、寒战，伴咳嗽、咳痰，痰为白痰，伴头晕、头痛、咽痛、肌痛、关节痛，伴恶心、呕吐，呕吐物为胃内容物，伴视物重影及听力下降。无腹痛，无尿频、尿急、尿痛，无皮疹。患者自发热后自服柴胡颗粒及布洛芬缓释胶囊等药物治疗，发热情况无好转，遂于津南区某医院就诊，考虑细菌感染。查血培养：沃氏葡萄球菌。超声心动图示：左室舒张功能减低，予以“左氧氟沙星及万古霉素抗感染”治疗。患者体温高峰有所下降，但仍反复发热，体温波动在39℃左右，患者为求进一步治疗，收入天津某医院感染科治疗。

患者自患病以来，精神、食欲、睡眠差，大小便正常，近半年体重减轻约50余斤。

既往史：患者平素身体状况良好，既往抑郁症病史1年，服用艾司唑仑、阿普唑仑、舍曲林等药物治疗。10年前过敏性紫癜，予以激素治疗。已接种新冠疫苗。6年前行左臂神经丛切除术手术，5年前行双侧半月板切除术。

否认传染病史，否认外伤史，有输血史。自述对头孢类抗生素过敏。出生于天津市，长期居住天津市。否认毒物、动物、放射性物质及传染病接触史，否认性病及冶游史，否认吸烟史。有饮酒嗜好，饮酒史12年，每日500g，戒酒1年。否认传染病及遗传病家族史。

体格检查：体温38.5℃，脉搏102次/分，呼吸19次/分，血压126/75mmHg。咽不红，扁桃体不大。双肺呼吸音清，未闻及干湿啰音。心律齐，心音有力，未闻及病理性杂音。腹平软，无压痛、反跳痛及肌紧张。双下肢不肿，四肢活动自如，肌力Ⅴ级。生理反射存在，病理反射未引出。

精神检查：意识清晰，定向力完整，年貌相当，衣着整洁，交谈接触被动，语量少，语速慢，问答切题，个人生活及卫生料理可。未查及错觉、幻觉、感知综合障碍，注意力不集中，理解判断力未见明显异常，智能粗测正常，远近记忆可，自知力部分存在，情绪低落，兴趣减退，情感反应协调，意志活动减退，活动减少。

初步诊断：

1. 发热。
2. 抑郁症。

二、诊疗经过

入院后完善相关检查：2022年2月9日心电图：窦性心动过速，纤维蛋白原1.78g/L，乳酸2.88mmol/L，超敏C反应蛋白0.350mg/L。2022年2月10日，新型隐球菌荚膜抗原阴性，尿酮体+，白细胞4.7×10^9/L，中性粒细胞2.27×10^9/L，中心粒细胞百分比48.3%，ESR血沉1mm/h，免疫球蛋白G 755mg/L，C反应蛋白1.3mg/L，神经元烯醇化酶18.0ng/L，半乳甘露聚糖<0.5μg/L。淋巴细胞＋干扰素水平测定A10*SFCc/2.5*10/$^{2.5*10}$/2.5*10^5PBMC。2022年2月11日，淋巴细胞+干扰素水平测定B14*SFCc/2.5*10/$^{2.5*10}$/2.5*10^5PBMC。2022年2月14日腰穿结果：腺苷脱氨酶0.5U/L，氯化物121.5mmol/L，乳酸脱氢酶11.5U/L，葡萄糖3.29mmol/L，脑脊液蛋白24.4mg/dl，免疫球蛋白1.59mg/dL，颜色无色，脑脊液白细胞0，脑脊液红细胞0，抗酸染色未发现抗酸杆菌，墨汁染色阴性，新型隐球菌荚膜抗原阴性。2022年2月15日，抗中性粒细胞抗体（MPO酶免）1.93RU/ml，抗中性粒细胞抗体（PR3酶免）2.68RU/ml。2022年2月19日，脑脊液普通细菌培养5天无需氧菌生长/5天无厌氧菌生长/4天血培养阴性。病毒全项未见明显异常。

PET-CT：①双肺下叶局限性不张；右肺下叶后基底段局部性气肿；②双侧腋窝及纵隔内（主肺动脉窗）多发小淋巴结，部分略有代谢，考虑炎症；③肝右叶小囊肿；慢性胆囊炎；左侧睾丸鞘膜积液（少量）；④前列腺代谢轻度不均匀增高，密度未见明显异常，考虑生理性摄取可能；⑤中轴骨弥漫轻代谢增高，考虑反应性改变；颈椎曲度不良；⑥双侧梨状肌及双侧臀小肌代谢对称性增高，考虑炎性或生理性摄取，请结合临床；⑦鼻中隔偏右。

超声心动图：左室舒张功能减低，EF 60%。脑电图提示：异常。患者入院心电图提示：心动过速，予美托洛尔缓释片25mg q12h控制心率，治疗后患者心率恢复正常范围。患者尿酮体+，患者既往无糖尿病病史，入院前进食不佳，体重明显下降，考虑饥饿性酮体可能性大，予输极化液纠正尿酮体，复查后尿酮体转阴。患者院外检查提示细菌感染，予抗生素治疗后细菌培养阴性，但体温仍反复升高，下一步需要尽快找到患者发热原因。颅内感染？真菌感染？免疫性系统疾病引起发热？故需要尽快完善各项检查。在患者完善多种检查，上述可能被一一排除时，我们仍未找到发热原因。这个时候我们仔细回顾患者病史，患者既往抑郁症病史，口服唑吡坦、阿普唑仑、舍曲林、文拉法辛等药物治疗，患者目前一般状况可，血压、心率有波动，出汗多，故不除外药源性发热可能。决定请天津市安定医院心境障碍科会诊，会诊医生翻阅患者病历，发现不合理用药，抗抑郁剂文拉法辛和舍曲林属于配伍禁忌，不能联合使用，患者联合使用这两种药物多日，考虑患者为因舍曲林与文拉法辛联用引起的5-HT综合征，予逐步减停文拉法辛，观察患者体温变化，患者体温有下降趋势，患者要求出院。出院随访，患者服用舍曲林、唑吡坦、阿普唑仑，体温恢复正常。

三、分析与讨论

从患者的整个疾病发展过程来看，患者不明原因高热，早期血培养提示细菌感染，予抗生素治疗后体温有所下降，但仍反复升高，此时不除外其他原因引起反复高热。后来完善各种检查均未能确认病因，而且无法解决高热的问题。结合患者既往有抑郁症病史，同时服用SSRIs类药物舍曲林和SNRIs类药物文拉法辛，两种均能增加突触间隙5-HT浓度的药物，结合患者的临床表现，根据Sternbach诊断标准（1991），即患者在原用药基础上联合使用增加了5-HT能药物剂量，同时出现以下症状中的至少3项：精神状态改变（意识混乱、轻度躁狂）；兴奋；肌阵挛；反射亢进；出汗；寒战；震颤；腹泻；共济失调；发热。排除由感染、代谢、药物滥用和撤药反应及其他药物引起的类似症状者，很明显患者出现的症状不止3项，由此综合考虑患者为5-HT综合征引起的发热，在逐渐减停一种可增加突触间隙5-HT浓度的抗抑郁剂后，患者体温逐渐恢复正常，更加印证了这种可能。

5-HT综合征经常都被描述为一种包括精神状态改变、自主神经功能亢进和神经肌肉异常的临床三联征，但并非所有该病患者都一致存在全部三种表现。5-HT过多的临床表现可以从轻微病例的震颤和腹泻到威胁生命病例的谵妄、神经肌肉强直和高热。临床医师的难点是，轻微的症状可能很容易被忽略，而无意中加大致病药物的剂量或增加具有促5-HT能作用的药物，则可激起严重的临床恶化过程。

5-HT综合征通常是由于两种或两种以上能增加中枢神经系统5-HT活性的药物同时应用引起的。有研究表明有84% 5-HT综合征为联合使用两种抗抑郁药，或单一用药剂量偏大引起。结合本案例分析，患者抑郁症病史，服用舍曲林和文拉法辛，两种可增加突触间隙5-HT浓度的抗抑郁剂，大大增加了出现5-HT综合征的可能性。那么5-HT综合征的机制是怎样的，如何诊断、治疗和预防呢?

5-HT是L-色氨酸通过脱羧和羟基化产生的。它的数量和作用受再摄取机制、反馈回路及代谢酶综合作用的紧密调节。5-羟色胺受体分为7个5-HT家族（5-HT1到5-HT7），其中一些还有多个成员（如5-HT1A、5-HT1B、5-HT1C、5-HT1D、5-HT1E和5-HT1F）。通过等位基因多态性、拼接变异体、受体异构体以及受体杂二聚体形成，还可以对这些成员从结构和功能上进一步分类。中枢神经系统的5-HT能神经元主要见于中缝核（位于从中脑到脊髓的脑干）。这个系统的腹侧末端帮助调节苏醒、情感行为、摄食、体温调节、偏头痛、呕吐和性行为。下部脑桥和延髓脊上的神经元参与调节伤害感受和运动张力。在外周，5-HT系统帮助调节血管张力和胃肠运动。尽管多方面证据汇总后表明，5-HT2A受体的激动对5-HT综合征的发生起主要作用，但似乎单一受体并不能引起此综合征的发生。其他5-HT受体亚型如5-HT1A，可能通过一种药效的相互作用促进此综合征的发生，在此相互作用中，突触中5-HT激动剂浓度的增加使所有受体亚型都发生饱和。去甲肾上腺素能在中枢神经系统的功能亢进可能起关键作用，因为5-HT综合征里中枢神经系统去甲肾上腺素浓度升高的程度可能与临床结局相关。这一点在此病例中得到很好的体现，文拉法辛就可以升高突触间隙去甲肾上腺素的浓度，致使患者高烧不退。其他神经递质，包括N-甲基-D-天冬氨酸（NMDA）受体拮抗剂和γ-氨基丁酸（GABA），可能影响此综合征的发生，但这些物质的确切作用还不很清楚。多巴胺能受体也有参与作用，但此相关性可能缘于药效的相互作用、5-HT与DA受体之间的直接相互作用、其他机制。

5-HT综合征有哪些临床表现，作为一名临床医生，我们应该如何快速识别这些症状，并做出积极有效的处理。症状轻微的患者可能没有发热，但有心动过速。体格检查会发现一些自主神经症状，像寒战、出汗或瞳孔散大。神经检查可能显示间断性震颤或肌阵挛及反射亢进。中等严重程度5-HT综合征的典型病例有心动过速、高血压和高热等生命体征异常。高达40℃的核心温度在中等程度中毒患者中很常见。体检常见的体征为瞳孔散大、肠鸣音亢进、出汗及正常皮肤颜色。我们病例中的患者也有超过40℃的体温，有心动过速、心慌出汗。有趣的是，在中等严重程度患者中见到的反射亢进和阵挛，可能下肢显著重于上肢；只要轻拍一下，膝腱反射经常就会持续阵挛数秒钟，而肱桡肌反射只有轻微增强，这也是我们作为临床医生应该积极掌握的，细致的查体，尤其是在化验、物理等辅助检查没有出来结果前，有助于我们及时发现病情并快速处理。患者还有可能会有水平眼球阵挛。精神状态的改变包括轻微兴奋、警觉过度及轻微言语急迫。患者可能很容易发生惊跳或采用一种奇特的转头动作，表现为在颈项保持中度伸展的同时反复转头。与上述不同的是，重度5-HT综合征患者可能有严重的高血压和心动过速，可能突然恶化发展为明显休克。这种患者可能有躁动性谵妄以及肌肉强直和肌张力亢进。还有，下肢肌张力升高程度也相当大。在危及生命的病例中，肌肉的过度活动可使核心温度超过41.1℃。在严重病例中发生的实验室检查异常有：代谢性酸中毒、横纹肌溶解、血清氨基转移酶和肌酐升高、抽搐、肾衰竭及弥散性血管内凝血。然而，多数这些异常都由高热处理不当所致。那么当我们发现患者出现5-HT综合征的相关症状时应该如何处理呢？

5-HT综合征的治疗包括去除诱发疾病的药物、提供支持治疗、控制躁动、使用5-HT2A拮抗剂、控制自主神经失调以及控制高热。许多5-HT综合征病例通常在开始治疗后和终止5-HT能药物后24小时内消退，但如果患者所接受药物的清除半衰期长，代谢产物有活性或作用时间延长，则症状可能一直持续。由静脉输液和纠正生命体征组成的支持性治疗仍然是主要治疗。然而，接受保守治疗的患者如果病情发生突然恶化，则表明需要做出立即的积极反应。治疗强度取决于疾病严重性。轻微患者（如反射亢进、震颤但无发热）往往只需支持治疗、去除诱发疾病的药物，加用苯二氮䓬类药物治疗。中等严重程度的患者需要积极纠正心肺异常和热量异常，使用5-HT2A拮抗剂可能有益。高热患者（体温超过41.1℃）是病情严重的患者，应该接受上述各种治疗，并加用快速镇静、神经肌肉麻痹和经口气管插管。无论5-HT综合征的严重程度如何，用苯二氮䓬类药物控制躁动是治疗该综合征的必要措施。在动物模型中，像安定这样的苯二氮䓬类药物能提高生存率，并减弱综合征中肾上腺素能亢进成分。值得注意的时，因多数患者有兴奋躁动的情况，精神科保护性约束是不可取的，这样做可通过增强与严重乳酸酸中毒和高热相关的等长肌肉收缩而增加死亡率。如果已经采取了保护性约束，则应立即更换为化学镇静。

以药理学为导向的治疗包括5-HT2A受体拮抗剂。尽管赛庚啶治疗5-HT综合征的疗效还没严格确立，但它仍被推荐用于治疗该综合征。有5-HT2A受体拮抗剂活性的非典型抗精神病药物在治疗5-HT综合征时有用。舌下给10mg奥氮平已被成功应用，但其疗效还未被严格确定。希望使用肠道外途径给药的临床医师可以考虑肌内注射50～100mg氯丙嗪。尽管氯丙嗪是精神病治疗实践中已被新药取代的过时药物，但对于严重病例，该药仍然可以考虑使用。控制自主神经失调包括稳定波动的脉搏和血压。由MAOI相互作用引起的低血压应当采用小剂量直接作用的拟交感神经胺类（如去甲肾上腺素、苯福林和肾上腺素）治疗。直接激动剂并不需要细胞内代谢来产生血管活性胺，但它在突触内的浓度受儿茶酚胺-O-甲基-转移酶的调节。间接作用的药物如多巴胺被代谢为肾上腺素和去甲肾上腺素。在正常情况下，单胺氧化酶限制了这些代谢产物在细胞内的浓度。但是，当被抑制时，单胺氧化酶就不能控制肾上腺素和去甲肾上腺素的生成量，随之发生过强的血流动力学反应。发生了高血压和心动过速的患者，无论是升压治疗的结果还是中毒本身所致，都应该使用短效药物（如硝普钠和艾司洛尔）治疗。高热的控制包括消除过度的肌肉活动。尽管在中等严重程度病例中苯二氮䓬类有用，但高热（体温超过41.1℃）的重度患者应该采用非去极化药物（如维库溴铵）迅速诱导肌肉麻痹，随后进行气管插管和机械通气。临床医师要避免使用琥珀酰胆碱，因其有与横纹肌溶解症相关的高钾血症所致心律失常的危险。最新的个案报告显示，过早终止神经肌肉麻痹与高热复发相关。退热药对治疗5-HT综合征不起作用，体温升高由肌肉活动而不是下丘脑体温调定点改变所致。临床医师的潜在难点有：误诊5-HT综合征；未能充分理解其进展的快速性；以药理学为导向的治疗出现不良反应。严重肌强直的出现可以使肌阵挛和反射亢进不明显，从而使诊断变模糊。如果不能明确做出正确诊断，则谨慎的做法是，暂不给予拮抗剂治疗，而是提供积极的支持治疗，用苯二氮䓬类镇静，如有必要，则给予插管和麻痹。考虑到病情衰退的速度，临床医师应该在出现临床指征前预先想到是否需要积极治疗。

正因为5-HT综合征的危险性和隐蔽性，使得我们的预防工作尤为重要。

我们可以采取下列措施而最大限度地避免5-HT综合征的发生：合理用药，本案例中患者就将SSRIs类药物舍曲林和SNRIsl类药物文拉法辛联合使用，这是有明确药物配伍禁忌的，因其药理学作用有相似之处，很容易出现严重的药物不良反应。另外，药物基因学研究、医师培训、调整下医嘱方式和利用技术进步。运用药物基因组学原理有可能保护有该综合征发病危险的患者不使用5-HT能药物。一旦发生毒性反应，请药物毒理学家、临床药理学部门或者中毒控制中心会诊，可以确定促5-HT能药物和药物相互作用，帮助临床医师预测不良反应，并提供有价值的临床决策经验。避免多药混用是防止5-HT综合征的关键。但是，如果需要多重用药，利用计算机药物分类系统和使用个人数字助理（PDA）可以发现药物相互作用，并且可以减少仅依赖记忆来开药物医嘱。有人提出将上市后监测结果与医师培训联系起来，以提高对5-HT综合征的识别和预防。临床工作中要提高防范意识，做到预防为主，积极有效处理相关症状。

（潘　鹏　贾　峰　王立娜　天津市安定医院）

参考文献

[1]Sterhbach H. The serotonin syndrome [J]. Am J Psychiatry，1991，148（6）：705-713.

[2]何伋.神经精神病学辞典，1998

[3]Karki SD，Masood GR. Lombination risperdone and SSRI-induced serotonin sydrome［J］. Ann Pharmacother，2003，37（3）：388～391

[4]周建平，余绍军. 氯米帕明与帕罗西汀合用致5-羟色胺综合征［J］. 临床精神医学杂志，2004，14：304-341.

[5]何永.抗抑郁药所致5-HT综合征的用药与临床护理[J].中国药业，2013，22（1）：1.

[6]陆林.沈渔邨精神病学［M］（第6版）.北京：人民卫生出版社，2018

病例14

直不起的腰

一、病史摘要

一般情况：患者孙某某，女，57岁，汉族。

主　诉：主因“间断情绪低落、担心害怕伴躯体不适8年余，再发加重2个月”于2022年6月2日入院。

现病史：患者于2014年无明显诱因逐渐出现情绪低落，自觉高兴不起来，兴趣减退，很多以前喜欢做的事情都不愿意去做了，并且伴有担心、害怕。担心的内容多与人身安全相关，如看到小区内井盖缺了一角，就担心自己开车时车会掉进去，要求丈夫自购水泥把缺角补上；看到有电线垂在树上，就担心会漏电伤人，即使电力工程师向其解释没有危险也不能安心，要求丈夫一定要找人修好。患者自发病以来上述症状一直持续存在，并且伴有入睡困难及早醒症状，因此曾经就诊于当地区某精神科医院，诊断为“强迫症”，曾先后服用西酞普兰、舍曲林、氯伏沙明等多种药物治疗（具体剂量不详），效果均不佳。患者曾于2017年1月首次来我院门诊就诊，诊断为“抑郁症”，予文拉法辛联合奥氮平治疗，但由于患者有糖尿病史，且血压不稳定，因此未规律服药，症状持续加重，表现为情绪低落，易疲倦，不愿做事，担心、焦虑情绪加重，且出现悲观、绝望及消极观念，自杀观念明显。2017年5月，家属为求进一步诊治，将患者第1次送入我院住院治疗。入院诊断：抑郁发作。经过氟伏沙明250mg/d等药物治疗2个月，症状好转出院，出院后患者未能坚持服药治疗，后上述症状反复并且出现了腰痛、腰软等不适症状，患者只能借助护腰弯腰缓慢行走，患者就诊多家医院的骨科，行腰椎CT提示：腰椎退行性病：①L_1～L_5椎体骨质增生；②$L_{4/5}$椎间盘膨出，$L_{4/5}$双侧椎间孔闭塞；③$L_{4/5}$椎间盘后缘钙化，予止痛药及物理治疗等均未见明显好转，最终在骨科医生的建议下再次就诊精神科，并先后2次于北京某医院住院治疗，第一次住院时行电休克治疗12次，效果尚可，腰部不适明显好转，出院后服用度洛西汀120mg/d，患者回家后尚能从事简单家务，可以照顾家人生活起居，因自觉无需继续服药，在坚持用药半年余后自行停药，停药后再次出现腰部不适，难以脱离护腰行走，故再次至北京住院治疗，行电休克治疗8次，效果不佳，再次调整用药为度洛西汀120mg/d，但疗效欠佳，遂自动出院，未坚持服药。出院后患者过分关注腰部不适，每天佩戴护腰弯腰行走，步伐蹒跚，仍反复就诊骨科、风湿免疫科等，均未查及其他异常，且多位骨科医生对家属表示，患者虽然腰椎有退行性改变，但其影像学检查基本符合中老年人椎骨随年龄变化的表现，可能由此引发的不适症状与患者的自身的感受并不相符，但患者本人并不认可上述观点，坚持认为自己的腰椎有严重的问题，因此仍反复要求家人带自己至骨科就诊，近2个月情绪低落逐渐加重，坐立不安，觉得无论什么姿势腰都不舒服，时有头痛，饮食、夜眠差，伴有消极观念，觉得活着很痛苦，没有意思，家人发现其在网上搜索自杀的方法，因无法护理于2022年6月2日再次送至我院住院治疗。患者自发病以来无发热、昏迷、抽搐、癫痫发作。

既往史：有2型糖尿病、高血压病、腰椎间盘膨出等病史，子宫肌瘤手术切除史。患者哥哥有精神分裂症病史。

体格检查：体温36.2℃，脉搏100次/分，呼吸18次/分，血压130/95mmHg。皮肤、淋巴结、心、肺、腹系统检查未见异常，四肢肌力、肌张力正常，步态蹒跚，生理反射存在，病理反射未引出。

精神检查：意识清晰，定向力完整，交谈接触显被动，未查及错觉、幻觉及感知综合障碍，注意力减退，思维迟缓，语速慢，言语内容少，未查及明显的妄想症状，记忆力、理解判断力、智能粗测正常，情绪低落，兴趣减退，愉悦感消失，时有烦躁、焦虑，坐立不安，伴有躯体不适，主要为腰痛、腰软，自诉“腰椎像一根面条一样直不起来”，觉得活着没有意思，悲观消极，有自杀观念，但尚无自杀行为，意志意向减退，周身乏力，难以脱离护腰行走，活动减少。

辅助检查：生化检查：钙2.09mmol/L。经颅多普勒：血流频谱欠佳。甲状腺彩超：甲状腺右侧低回声结节（TI-RADS 3级）、双侧甲状腺血流信号稍丰富。骨密度：骨量减少。腹部彩超：脂肪肝、胆囊小息肉。头CT：双侧额部脑外间隙增宽。

入院诊断：

1. 复发性抑郁障碍：目前为不伴精神病性症状的重度抑郁发作。
2. 高血压病。

3．2型糖尿病。

二、诊疗经过

纵观患者既往的病史，主要以情绪低落、兴趣减退、愉悦感缺失等临床症状为主要表现，在此基础上伴有明显的躯体不适症状，即患者关注度比较高的腰部不适、腰软无力等表现，这些躯体不适症状导致患者反复到综合医院就诊，反复做各种骨科及风湿免疫检查，包括多次腰部影像学检查，虽然基本排除了器质性疾病的可能，但对患者的社会功能造成了明显的影响，导致了生活质量的降低，给家人和自己造成了沉重的心理及经济负担。当然这种躯体不适症状要注意和躯体化障碍相鉴别。临床上躯体化障碍通常表现为多种多样、反复出现和经常变化的躯体症状，最常见的一般是胃肠道不适症状，它的特点是症状不固定，部位不固定，形式不固定，这一点和抑郁障碍的躯体不适症状不同。本病例中的患者躯体不适症状的主要关注点在腰部，位置比较固定，形式始终如一。自2017年首次出现躯体不适症状至今一直以腰痛、腰软为主要表现，而且考虑患者的躯体不适症状出现在情绪障碍之后，且均是在情绪低落、兴趣减退等抑郁症状的基础上出现的伴随症状。在既往治疗过程中，患者的躯体症状也随着抑郁情绪的好转而逐渐缓解，社会功能也曾得到改善。综合以上情况，诊断仍考虑为复发性抑郁障碍。

入院后延用既往治疗，予度洛西汀逐渐加至120mg/d，联合阿戈美拉汀37.5mg/d改善抑郁情绪，喹硫平最高150mg/d增效治疗，并予加巴喷丁最高900mg/d缓解疼痛，唑吡坦10mg/d辅助睡眠，躯体疾病方面予美托洛尔降血压，德谷门冬双胰岛素注射液联合阿卡波糖控制血糖。患者诉周身乏力，腰痛、腰软，自觉难以伸直腰部独立行走，故请一对一陪护辅助生活，并予逐渐停用喹硫平缓解乏力，换用利培酮3mg/d增效治疗。入院1个月余患者情绪及躯体症状改善均不明显，且复查生化指标发现转氨酶升高，故予调整治疗，逐渐停用度洛西汀、阿戈美拉汀及加巴喷丁，换用另一种5-羟色胺和去甲肾上腺素再摄取抑制剂文拉法辛并逐渐加量至225mg/d并联合米氮片30mg/d改善情绪，予普瑞巴林75mg/d缓解疼痛。换药后患者情绪逐渐好转，消极观念明显减轻，起初能在病房内由陪护人员陪同散步，后来逐渐不再需要陪护辅助，生活基本能够自理，但患者仍然坚持不愿取下护腰，觉得没有护腰就支撑不起来自己的身体。患者认为既往电休克治疗效果好，强烈要求再行电休克治疗，家属同意。完成各项躯体指标评估后行电休克治疗，治疗7次后患者血压升高，最高

170/110mmHg，故予中断电休克治疗。考虑到患者的血压状况及文拉法辛的升血压作用，予进一步调整治疗药物，逐渐停用文拉法辛，换用米那普仑最高100mg/d抗抑郁治疗，患者血压逐渐恢复至正常水平。患者诉日间困倦，故予停用镇静作用较强的米氮平。调整治疗后患者腰部不适逐渐好转，在劝说下同意摘下护腰，逐渐能够脱离护腰正常活动，生活自理良好，情绪明显好转，无反复思考及重复行为，无消极观念，病情好转出院。

三、分析与讨论

以上病例中的患者为中老年女性，有精神疾病家族史，中年起病，病史8年余，反复发作。本次住院前患者除典型的抑郁症状及强迫症状外，其自身感受最突出的是腰部的不适感，因此反复就诊骨科，给家庭经济状况带来了巨大的压力。对于很多中老年人，其抑郁发作可能并非以情绪症状，而是以躯体不适为主要临床症状甚至首发症状。躯体不适的主诉可以涉及各个脏器，常见的临床表现主要有心脏不适，包括心悸、憋喘、胸闷、胸痛等；胃肠道不适，包括恶心、消化不良、腹泻、便秘等；自主神经系统症状，包括面红、手颤、出汗、尿频等；疼痛，包括头痛、肌肉和关节疼痛、颈肩及腰背疼痛等。这类患者在疾病初期多就诊于心血管内科、消化内科、内分泌科、骨科等科室，但是经过全面的躯体检查往往不能发现明显的异常或符合患者症状表现的器质性改变。因此，患者经常辗转于各大医院进行重复检查，花费大量的人力物力后仍不能解决躯体不适，最后在其他科室医生的建议下才来到精神科就诊。这些患者的抑郁症状常常被躯体症状所掩盖，因此被称为“隐匿性抑郁障碍”，非常容易造成漏诊及误诊，导致了医疗资源的浪费及患者本人的经济损失。

一般认为，这些非特异性的躯体不适可能与性别、文化背景、受教育程度和经济状况等相关，女性多于男性，且主诉较多的患者其社会阶层、受教育程度往往较低。有研究发现，功能性的躯体症状与5-羟色胺系统和下丘脑-垂体-肾上腺轴的基因变异有关，患者血清中的5-羟色胺含量明显降低。除遗传及生理因素，有疑病、偏执、神经症性的人格基础，童年时期遭受躯体及情感忽视、虐待及性虐待，成长过程中面对父母的不当养育方式等都有可能造成抑郁障碍患者的躯体症状。

目前抑郁障碍伴躯体症状的临床治疗用药，通常优先选用选择性5-羟色胺再摄取抑制剂（SSRIs）、选择性5-羟色胺及去甲肾上腺素再摄取抑制剂（SNRIs）以及去甲肾上腺素和特异性5-羟色胺抗抑郁药（NaSSA）等。尤其是SNRI类药物，能够同时抑制突触间隙5-HT与NE的再摄取，从而同时提高大脑关键部位5-HT和NE有效水平，起到调节疼痛信号的效果。在本病例中，患者腰痛主诉明显，既往服用足量度洛西汀治疗效果较好，但因反复自行停药，疾病多次复发，本次住院再使用度洛西汀时发现疗效欠佳，故予换用足量文拉法辛治疗，起初治疗效果较好，但患者出现血压升高，考虑患者对文拉法辛的耐受性欠佳，故予换用另一种SNRI类药物米那普仑治疗。米那普仑作为目前唯一一个去甲肾上腺素再摄取抑制功能强于5-羟色胺的SNRI类药物，普遍认为其对疼痛（包括抑郁症的躯体症状性疼痛、慢性神经痛、纤维肌痛）的治疗效果较好。本病例中患者换用足量米那普仑治疗后，腰痛、腰软等症状明显好转，出院前患者已逐渐恢复到能够摆脱护腰并直起腰部正常行走活动。

在这个病例中，另外一个值得关注的是强迫症状，患者在刚入院时曾向医生表示，担心病房里的电线和电源插座，觉得电线和电源暴露在空气中可能会引起爆炸，因此克制自己不去看，回避放置电线、电源的场所。临床实践中发现，抑郁障碍与强迫障碍经常共存，在抑郁症患者中伴有强迫症状的比例相当高。伴有强迫症状的抑郁障碍患者相比于其他抑郁患者，可能需要更高剂量的抗抑郁药及不同的认知行为治疗，而忽视强迫症状可能会耽误这些患者接受最佳的治疗方案。鉴于临床上患者常常不愿意主动提及强迫症状，在问诊中完善针对强迫症状的主动筛查也十分有必要。在临床治疗中发现，抑郁障碍患者的强迫症状往往会随着情绪的改善而得到明显缓解。本病例中患者的情绪及躯体症状好转后，强迫症状也随之得到了改善，患者也不再过分担忧安全问题。

另外，本病例中的患者在既往病史中曾多次自行停药，导致精神疾病反复发作，其治疗难度也随疾病复发次数增加而逐渐加大。研究发现，抑郁症急性期治疗后，如果立即停止服用有效的抗抑郁药物，病情在一年之内复燃的比例高达50%。相反，坚持服药的患者在为期一年的维持期服药治疗过程中，约有85%都能够保持病情的稳定状态。因此，抑郁症的治疗应坚持足量、足疗程的规范治疗，坚持抗抑郁药的巩固治疗和维持治疗，这样才能有助于降低疾病的复发率。另外，也要坚持定期复诊，维持治疗期间也仍需在医生的指导下用药。本病例中的患者因自行停药，导致反复住院治疗，给其家庭经济情况带来了极大的压力。本次住院期间患者完善脑CT检查发现，双侧额部脑外间隙增宽，提示不除外额叶萎缩。有研究表明，以上影像改变可能与特定神经精神疾病的病理过程存在关联，如阿尔茨海默病、前额叶失用综合征等。虽然目前仍没有研究明确指出，额叶萎缩与抑郁障碍的相关性，但已知长期慢性的抑郁障碍可能与一些神经系统的改变有关，这些改变可能会对大脑的结构和功能产生负面影响，如脑区体积的减小、灰质密度的变化、海马体的萎缩，以及大脑神经元连接的减少、额叶功能的减退等。本病例中，患者的额叶萎缩可能会进一步增加抑郁症治疗的难度。众所周知，额叶是大脑的一个重要区域，参与情绪调节、认知功能和行为控制等方面的功能。如果患者存在额叶萎缩，可能会对这些功能产生负面影响，如情绪调节困难，导致更容易出现情绪波动、焦虑或冲动行为；认知功能受损，导致注意力、记忆及决策能力的损害，从而影响抑郁障碍的治疗效果、增大治疗难度。因此，坚持服药，坚持足量足疗程治疗是预防抑郁障碍复发，提高疾病预后质量的最有效手段。

（董翠竹　贾　峰　王立娜　天津市安定医院）

参考文献

[1]郝伟.精神病学[M].第8版.北京：人民卫生出版社，2018.

[2]Pae Chi-Un，Marks David，et.al.Milnacipran Beyond a Role of Antid epressant[J].Clinical Neuropharmacology，2009，32（6）：355-363.

[3]Lee Baer，Trivedi MH，Huz I， et al.Prevalence and impact of obsessive-compulsive symptoms in depression：a STAR*D report[J].The Journal of clinical psychiatry，2015，Dec76（12）：1668-1674.

[4]Hans-Peter Kapfhammer.Somatic symptoms in depression[J].Dialogues in Clinical Neuroscience，2006，8（2）：227-239.

病例15

无法直面父亲的少年

一、病历摘要

一般情况：患者蔡某某，男，15岁，内向固执。

主　诉：主因“自语、间断情绪不稳、行为怪异、冲动伤人近2年，加重半月”于2023年2月24日第2次住院。

现病史：小男孩于2021年5月无明显诱因起病，表现为情绪不稳定，经常发脾气，要求得不到满足时便会大喊大叫、在地上打滚；不会看人眼色，说话不分场合；上课时注意力不集中，学习成绩下降；在一次被父亲训斥后非常生气，之后不理父母，每当提及父亲时他都会表现异常激动，砸床铺、捶沙发。之后大概2个月的时间，家人几乎把所有的关注都放在了小男孩身上，爷爷奶奶变得更加宠溺，爸爸妈妈也不敢与他见面。家人还多次为其请大仙儿，认为喝了大仙儿特制的水便会药到病除，小男孩强烈拒绝，并且之后不再喝家里的水，只喝矿泉水。同年7月小男孩因为晚上玩手机不睡觉，被奶奶劝说后发脾气、推搡奶奶，父亲动手教训了他，之后他经常说头痛、头麻、胸闷、气短、心慌、手抖，偶尔还觉双眼看不清东西、双腿发软、感觉随时要摔倒，每次持续数分钟后自行缓解，也是在那之后小男孩再也没有直面过父亲。在那段时间，小男孩状态非常差，时而紧张、坐立不安、在房间内来回走动；作息不规律，经常整夜打游戏；白天上课也经常走神；甚至有时候回家会跟爷爷奶奶说有人在背后议论自己。家人仍未带其就诊，只当他是要小孩子脾气。之后小男孩情况逐渐严重，变得好像是活在自己世界里的人。经常自言自语，至于说的是什么谁都听不清；敏感多疑，总是觉得陌生人看自己的眼神不友善；不吃家人做的饭，只吃外卖，喝水前也必须让家人先喝；频繁吐口水，有时候会对着墙拍照，也会时常跺脚；吃饭时若是右手拿筷子就只吃右侧的饭菜，若是左手拿筷子就只吃左侧的饭菜，家人问其原因不予回答；情绪更加不稳定，经常喊闹、发脾气、打骂家人。

2022年4月家人带其前往某综合医院就诊，做了一系列身体检查均无异常，住院期间小男孩仍旧大喊大闹，住院8天便自动出院。之后小男孩跟随爷爷奶奶回家，但病情始终不稳定。2022年5月小男孩病情加重，不再上学、沉迷游戏、懒散不知洗漱、不与人交流，跟家人说话只是为了提要求，要求得不到满足就会大喊大闹。尤其是在家人提到其父亲的名字或谐音字时，他会表现异常激动、咬牙切齿、自语（好似在骂人）、双手握拳、跺脚、在地上打滚、摔砸、喊闹。家人无法护理，遂将其送入我院开放病房住院治疗，奶奶全程陪伴，诊断为“弥漫性发育障碍—不典型孤独症”，给予帕利哌酮缓释片（12mg/d）、氟伏沙明（75mg/d）等药物系统治疗3个月，症状得以改善后被家属接出院。出院后小男孩情绪相对稳定，但仍不能在其面前提爸爸及其他名字相关的文字，听到后仍然会发脾气、摔门、打人，偶尔会嘴巴碎碎念，像是在自言自语，勉强能上学，但学习成绩欠佳，跟人接触也只关注自己感受、不懂得看人脸色，想做什么就做什么。近半月病情加重，发脾气，行为幼稚，家人必须满足自己要求，否则男孩就会喊、闹、要、砸，直至家人满足自己要求后方罢休。家人无法护理，因此于2023年2月24日再次将小男孩送至我院住院治疗。自发病以来无发热、昏迷、抽搐、癫痫发作。

既往史：既往体健。

体格检查：男孩体型肥胖。

个人史：个人生长发育史无明显异常，学习成绩欠佳，社会关系一般。家族史阴性。

辅助检查：入院后完善辅助检查异常情况如下：生化全项检查：尿酸496μmol/L↑；泌乳素3065ng/mL↑。腹部彩超示：脂肪肝，轻度脾大。

入院诊断：特发于童年的情绪障碍。

二、诊疗经过

入院时延续首次住院诊断为“弥漫性发育障碍—不典型孤独症”。当时小男孩除了嘴里一直喊爷爷之外，拒绝一切交流，拒食，药物治疗方面延续门诊用药：丙戊酸钠缓释片、氨磺必利、氯硝西泮等。其实那样的情况下，相比男孩的哭喊，更期待他能提出哪怕不合理的要求，至少还能给后续的诊治提供一些线索。

可喜的是，在入院的第4天早晨小男孩喝了一袋牛奶。之后开始偶尔表达自己的诉求，威胁说“爷爷不来我就不吃饭”。在得知爷爷不能来院陪伴时，男孩会赌气不吃饭，但同时又会在看见喜欢的食物时禁不住护士小哥哥的劝说。看来对于一个14岁的小朋友来说，美食的诱惑还是很大的。

在入院大概1周后小男孩已经慢慢接受了爷爷无法来陪伴自己的事实，也能配合服药及进食，偶尔还会跟病房的其他病友说笑。在面对小男孩纯粹的笑颜之时，一个蛮大的疑问不自觉涌上了心头：“这真的是一个发育障碍的小孩儿吗？”在那之后我开始更加认真的观察小男孩人际交往和沟通的情况。

入院第10天查房时，我第一次在小男孩面前提到了“爸爸”，他原本晴空万里的脸突然变得紧张起来，伴随的是双手紧握床挡、踢腿、吐口水、嘴巴碎碎自语，这样的情况竟能持续1个多小时。在那之后根据药物基因检测报告，在用药方面增加了帕利哌酮缓释片、舍曲林进行改善小男孩的刻板行为。

之后小男孩越来越适应病房的环境，在经过行为矫正以及药物治疗之后，小男孩碎碎念和吐口水的情况越来越少，跟病友有说有笑，自己有好吃的东西还会送给因为抑郁情绪困扰不愿吃饭的病友，每天早晨也能在反复督促后配合刷牙洗脸。面对小男孩如此的改变，男孩家人感到兴奋和不可思议，毕竟在他们的描述中，小男孩是整日沉迷游戏、经常自言自语、一不高兴就会冲动打人的样子。

面对小男孩的变化，我脑中的疑团也变得越来越大。于是，我重新梳理了他的病史，总结而言有4点：①住院后完善瑞文智力测验，提示中等水平智力；在小学5年级之前，男孩的学习成绩虽然算不上优秀，可至少能排在班级中游；②小男孩在人际交往时表现的调皮、爱跟人开玩笑、社交的边界感较模糊，更多可能源自是非观家庭教育的缺失。比如男孩喜欢谁就喜欢跟着谁、拉谁陪自己玩，对方表达拒绝时男孩依旧表现“我行我素”，如此社交模式看似异常，但在宣教与纠正之后，他慢慢学会在别人拒绝的时候调整自身的行为，能够做到“不打扰”。且他能关注到别人的需求和兴趣，会毫不吝啬地分享自己的食物和其他物件；③小男孩喜欢美食、看电视、打牌，喜欢一切其实符合这个年龄爱玩的天性，实属自然，兴趣和活动也并不会让人觉得狭窄和局限，比如他要求转出重点病房，是因为他想去大厅打牌、看电视、溜达而已；④小男孩吐口水、自语、跺脚、情绪不稳定、发脾气等刻板及异常行为并非持续存在，经过药物治疗后只是在谈及父亲相关的字眼时才会表现，而且经过后期暴露疗法的加入，这样的情况变得越来越少、持续时间也越来越短了。结合以上分析，至少能排除“弥漫性发育障碍”的诊断。考虑到小男孩现症主要以情绪相关症状为主，且在儿童精神病学中传统地将特发于童年和少年的情绪障碍与成年型神经症性障碍区分开来，故最终修正诊断为“特发于童年的情绪障碍”。

在入院1个月时，在药物治疗基础上逐渐增加了“系统脱敏疗法”以及“暴露疗法”帮助缓解男孩对于面对父亲时产生的紧张及异常行为。在大概2个月的时候，虽然还是不太情愿，但小男孩还是与父亲见面并有了一次短暂的拥抱。我记得在那次会面之后，男孩父亲激动地说：“我太高兴了，我已经两年没有抱过儿子了，我刚才特想亲他一口”。治疗到这里已然是质的飞跃了，但我知道相较于小男孩的自我成长以及家庭关系的共同成长之路，当下只是一小步而已，未来依旧是任重道远的。

三、分析与讨论

回顾第一次见到小胖子的样子，再看看当下站在我面前无忧无虑笑着的小男孩，我感慨颇深。随着当今社会生活节奏的加快，人们压力增大加之个体承受力减弱，最终造成精神疾病的发生率越来越高。“精神病医院一时半会是倒闭不了的”这虽是一句我经常听到的没有经过统计与证实的饭后谈资，但确是当下社会血淋淋的现实。而在这样的现实背景下，更加值得社会各界关注的是精神疾病的发生逐渐呈现年轻化的趋势，青少年跳楼、自残、自杀、暴力、犯罪的事例屡见不鲜。其中仅关于自杀这一项的研究结果就足够令人发指。自杀在2008年成为青春期前儿童的第十大死亡原因，并逐年上升，到2019年已上升成为第五大死亡原因。来自美国的一项研究表明，在涉及自杀问题时，男性个体具有更高的终生患病率，且在自杀性自伤方面，男性个体更有可能死于自杀并参与非自伤性自杀。虽然在小男孩身上暂时并没有发生如上情况，但小男孩的事例以及儿童和青少年层出不穷的心理健康问题仍值得持续关注。

察其本才能究其源，因此了解儿童和青少年心理健康问题的成因至关重要。造成儿童和青少年心理健康问题的原因之一是来自家庭的创伤，比如童年逆境。

来自世卫组织的数据表明，21个国家中超过38%的成年人经历过童年逆境。有关“童年逆境”的定义目前仍存争议，但一些研究将其定义为发生在儿童和青少年时期的虐待和忽视。Titik Juwariah等人在2022年发表的系统综述中表明，童年逆境确实与心理健康问题显著相关；可能是由于童年逆境与大脑的变化有关，特别是海马体积的减少和HPA轴的受损。在儿童和青少年的身心发育过程中，父母的陪伴、支持、教育其实是占据了极大的权重。而研究也证实，父母的冲突或父母的离婚会导致孩子失去爱和照顾，继而感到孤独和悲伤，最终导致心理健康问题的出现。研究同时发现，童年逆境也与儿童的吸烟行为和酗酒有关。这种情况可能是由于父母对孩子的行为缺乏控制，特别是由于离婚而只与父母一方住在一起或与养父母一起生活的孩子。再次聚焦小男孩的问题，我突然发现，童年逆境好像也一直在伴随他的成长。一方面，小男孩父母在2016年因感情不和离婚，之后他出现心情差、烦躁易怒、少语少动等情绪问题，2017年男孩在其父母复婚后情绪逐渐好转；另一方面，小男孩自幼跟随爷爷奶奶生活，那随之而来的必然是父母对孩子的行为缺乏管束和控制，而爷爷奶奶又过分溺爱，模仿家长行为加之不恰当的疏解情绪，小小年纪最终却也学会了抽烟。

导致儿童和青少年心理健康问题的另一个原因可能是亲子接触频率和父亲参与程度的减少。Juul Spaan等人在分析离婚环境对成年后父子亲密关系的长期影响中发现，经历父母离婚的孩子会产生不安全的依恋方式，这导致日后孩子对父母的依恋程度较低。但父亲的积极参与和频繁的面对面接触可能有助于克服离婚的负面影响。另外，花费的时间和实际参与是亲子团结的两个不同方面，任何一方面的缺失都将影响父子关系。我想，在小男孩的记忆中，父亲的角色也是缺失的吧。因为在很长的时间里父亲很少参与小男孩的生活，实际的面对面接触更是少之又少，这种早期亲代间关系的缺失最终影响了两者的父子关系，而从长远影响来看，这也可能成为小男孩成年期发展牢固关系的障碍。

当我第一次接触小男孩时，除了对他的成长经历充满好奇与疑惑之外，作为一名精神科医师的我同样关注他的治疗和预后。精神疾病的治疗中，药物治疗始终是基石一般的存在，而在小男孩的用药选择中我参考了抗精神病药物基因检测的报告结果。药物基因检测是基于药物遗传学概念而出现，它能否干预临床医师的用药选择仍然是充满争议的。平均而言，在与精神病学最相关的28对药物相关基因中，仅有大约70%可以被基因检测所覆盖，这也意味着完全依靠基因检测进行药物选择是存在弊端的。因此目前更多的观点认为，我们不能仅仅根据药物遗传学来选择药物，而忽视临床因素或药物的证据基础。FDA也建议将药物遗传学检测与循证剂量相结合，从而更科学且个体化的选择用药。

回顾小男孩的蜕变之路，我们不难发现心理治疗始终在发挥着不可或缺的作用。儿童和青少年最常接触的环境是家庭，因此父母教育以及家庭成员间的互动模式都直接关系着其身心发展。父母良好的养育方式可以为子女提供温和、宽松、关注度较高的家庭氛围，有助于提高子女的心理弹性。相反，父母管教过严、惩罚严厉、过度干涉、保护过多、关心理解和支持不够等消极的养育方式，则会导致儿童情绪障碍以及行为问题的增多。Ansu Francis等人将青少年所感受到的来自父母的养育方式分为4种类型：权威、独裁、宽容、疏忽。研究表明，在4种育儿方式中，权威育儿是温暖稳定的，有助于儿童和青少年的心理发展。这些青少年容易与他人保持着积极的关系，并拥有生活的目标，而疏忽的育儿方式则会阻碍青少年的心理健康发展。在小男孩的成长过程中，父母教育的缺失导致他更多感受到疏忽，最终产生了心理健康问题。我常常在想的是，也许通过激烈的方式表达诉求只是他想要得到关注和陪伴的一种方式吧。

在小男孩的世界里，他的父亲其实被动地扮演了“过敏源”的角色，因此住院期间采取系统脱敏疗法及暴露疗法改善小男孩在接触到“父亲”这个“过敏源”时表现出来的焦虑紧张、躯体不适及怪异冲动行为。可喜的是，经过治疗小男孩似乎慢慢脱敏了，可以接受父亲的陪伴。但遗憾的是，在谈及与其父亲先前的相处模式以及因何故无法直面父亲时，小男孩依旧是抗拒且逃避的。在谈及后续治疗选择的时候，“家庭治疗”无疑将成为重中之重。关于家庭治疗的一个常见定义是：任何明确关注改变家庭成员之间的相互作用并寻求改善家庭整体功能和（或）家庭个别成员功能的心理治疗方法。家庭治疗是心理治疗的一种形式，该理论产生于20世纪70年代，并于1988年由西方引入我国。目前，家庭治疗在我国主要用于青少年问题和心身障碍的治疗，相关研究较多，也侧面反映了我国当代家庭问题和青少年心理健康问题的突出需求；整合我国家庭治疗的相关研究发现，结构化策略性家庭治疗在减少青少年心理问题、提高父母能力和重新恢复家庭功能方面起到了促进作用。但值得注意的是，目前在我国进行的家庭治疗仍停留在仅关注一部分群体、且缺乏长期研究这样的阶段，因此对于小男孩来说未来的家庭治疗之旅更需要心理治疗师以及小男孩家庭成员的共同学习和成长。也正是由于我国缺乏对家庭治疗案例研究的长期研究，因此需要更多的精神卫生专业人员共同努力，一齐推进家庭治疗在我国的运用与发展。

虽然对于小男孩来说，未来还会面临更多的困难和挑战，比如在这个年龄阶段主要的任务其实是学习。但至少目前他已经缓和了与父亲的关系，也在逐渐学着控制自己情绪以及合理表达诉求，所以总要怀抱希望吧！毕竟有裂缝的地方，阳光终会照进来。诚如我特别喜欢的一句话："生活不止眼前的苟且，还有诗和远方"。

（曲雪慧　贾　峰　王立娜　天津市安定医院）

参考文献

[1]Centers for Disease Control and Prevention.Injury prevention & control：leading causes of death and injury[J].Accessed April 20，2022.

[2]作者.Prevalence and Correlates of Suicide and Nonsuicidal Self-injury in Children[J].JAMA Psychiatry，2022，79（7）：718-726.

[3]Kessler RC，McLaughlin KA，Green JG，et al.Childhood adversities and adult psychopathology in the WHO world mental health surveys[J].Br J Psychiatry，2010，197（5）：378-385.

[4]Childhood adversities and mental health problems：A systematic review[J].Journal of Public Health Research，2022，11：1-13

[5]作者.Disentangling the Long-term Efects of Divorce Circumstances on Father-Child Closeness in Adulthood：A Mediation Analysis[J].European Journal of Population，2022，38：1183-1211.

[6]作者.Commercial Pharmacogenetic Tests in Psychiatry：Do they Facilitate the Implementation of Pharmacogenetic Dosing Guidelines？[J].Pharmacopsychiatry，2020，53（4）：174-178.

[7]作者.Thoughtful Clinical Use of Pharmacogenetics in Child and Adolescent Psychopharmacology[J].J Am Acad Child Adolesc Psychiatry，2021，60（6）：660-664.

[8]作者.Psychological Well-being and Perceived Parenting Style among Adolescents[J].Compr Child Adolesc Nurs，2021，44（2）：134-143.

[9]作者.Family therapy for adolescents with depression and suicidal ideation：A systematic review and meta-analysis[J].Clinical Child Psychology and Psychiatry，2023，28（2）831-849.

[10]作者.Application Development and Prospect of Family Therapy in China.Journal of Healthcare Engineering[J].Volume，2022，Article ID 4606101，9 pages.

病例16

狂躁的规矩人

一、病史摘要

一般情况： 患者徐某，男，26岁，出生于教师家庭，独子，没有精神疾病家族史。

现病史： 从小性格内向、固执、独来独往。10岁时，他看到旁边同学写字用的自动铅笔内的铅芯蹦了出来，周围有的同学说进了某个同学的嘴里，还有同学说进了眼里。但这位同学事后并没有什么不舒服，这件小事也就不了了之了。但徐某却记住了，开始反复吐唾沫，回家后开始反复洗手、洗头、洗澡，洗漱时间越来越长，导致徐某频频迟到。父母认为徐某故意拖延上学，为此经常批评他，导致亲子关系越来越恶劣。

上高中后，徐某开始养成反复思考的习惯，以前或者刚刚发生的事情都要反复想，甚至要想明白每一个细节，只有顺利想清楚了，才会觉得舒服，才能继续做后面的事情。但这样长此以往导致他的大多数时间都浪费在思考事情上，严重影响了他的学习。高中毕业后，徐某反复想事情的情况更加严重了，并且在想事时不能被外界打扰，如果思路被打断了，就得回到事情的起初重新思考，有时同一件事情甚至能思考上无数遍，直到自己满意。除此之外，徐某逐渐出现一些异常行为。摆放东西必须要按照自己的规则，否则就要重新摆放。做事情都有自己的仪式，一边数数一边咽唾沫，反复洗手、来回踱步更加频繁，并且这些行为也有他自己的规则要求，不按规则就得重新开始。这些习惯严重影响了徐某的生活，自己也明知没有必要，但却无法克服。为此，徐某自己也感到很痛苦，变得容易心烦、急躁、情绪低落，不爱与人交流，也不爱出门，常常一个人独自发呆愣神思考问题。徐某的父母看到自己儿子这样也急坏了，带着他奔波于多家医院，希望能通过服用中药帮他缓解痛苦，但是效果并不是很理想。后徐某父母带他来到天津市安定医院门诊就诊，门诊诊断考虑“焦虑症”，先后尝试舍曲林、氟伏沙明、文拉法辛、阿立哌唑、氨磺必利、奥氮平、丁螺环酮等药物治疗，病情时好时坏，夜间睡眠差。带着这些症状，徐某坚持完成了大专学业。大专毕业后徐某在医生的建议下服用氟伏沙明、阿立哌唑、奥沙西泮药物治疗，重复想事和重复动作明显减少。服药1年后徐某自感病好了，开始自己减药，病情再次出现反复，并且严重影响了睡眠，导致徐某不能正常工作和生活。之后，再次将药物剂量调整回原剂量，病情逐渐稳定了下来，但是夜眠未得到改善。后因病情反复波动，多次于天津市安定医院住院治疗。

二、诊疗经过

为了更好地改善病情，徐某于2017年首次办理住院手续系统治疗。根据徐某的症状，住院诊断为“强迫性障碍，混合性强迫思维和动作”，入院后继续延用了氟伏沙明联合阿立哌唑的治疗方案，但是效果不理想，后调整为氯米帕明联合阿立哌唑，系统治疗25天后症状未得到完全改善，但是徐某及父母要求出院。住院期间检查头CT提示左侧中颅窝网膜囊肿，请环湖某医院神经外科会诊考虑先天性发育障碍。出院后徐某尚能坚持服药，只是病情反复波动，仍重复想事、重复动作。家属带患者反复就诊于门诊调药，效果不理想。

2018年，徐某出现冲动伤人行为，动手殴打自己父亲，并且情绪不稳定，花钱大手大脚，觉得自己无所不能，要求父母把房子卖了，自己要拿钱去做投资。不得已，徐某父母第二次送他住院治疗。入院诊断：①双相情感障碍，目前为伴有精神病性症状的躁狂发作；②强迫性障碍—混合性强迫思维和行为。考虑徐某既往曾服用多种药物治疗，效果欠佳，行药物基因检测，明确徐某对何种药物敏感。根据检测结果，予喹硫平合并帕利哌酮控制精神病性症状，氟伏沙明改善强迫症状，予哌甲酯、美金刚增效，丙戊酸钠缓释片稳定情绪。住院治疗267天后出院。出院时徐某冲动行为消失，重复动作减少，但仍重复想事。

出院后徐某每天都想以前发生的事情，自己觉得想这些事没用，却无法自控。仍有重复咽唾沫、按照规律走路。徐某感到很痛苦，开始整天躺床上睡觉，企图用睡觉来逃避想事情。心情逐渐烦躁，觉得自己一生事事都不顺利。心烦时会摔砸东西，怨恨父母，想殴打父母，甚至扬言杀了父母然后自杀。2019年徐某父母第三次送他住院治疗。入院后诊断：①强迫性障碍—混合性强迫思维和行为；②双相情感障碍，目前为缓解状态。入院后徐某仍重复想事，有重复咽唾沫行为，走路要按照特定的规律走，否则就要重新走一遍。根据徐某病情反复调整药物及剂量。

第一药物治疗方案：盐酸鲁拉西酮80mg/d、氯米帕明250mg/d，帕罗西汀60mg/d、丙戊酸钠缓释片1000mg/d、碳酸锂缓释片600mg/d、盐酸哌甲酯缓释片1片周一、周四服用。徐某强迫症状好转，停用哌甲酯治疗。之后徐某出现手颤抖情况，停用帕罗西汀治疗。

第二药物治疗方案：盐酸鲁拉西酮80m/d、氯米帕明250mg/d、丙戊酸钠缓释片500mg/d、碳酸锂缓释片900mg/d、氯硝西泮2mg/d、右佐匹克隆3mg/d。住院期间检查徐某肝功能异常，并且出现情绪高涨，睡眠需求少情况，调整治疗方案。

第三治疗方案：盐酸鲁拉西酮80mg/d、氯米帕明125mg/d、喹硫平缓释片200mg/d、碳酸锂缓释片900mg/d、氯硝西泮4mg/d、佐匹克隆7.5mg/d，并且增加保肝药物治疗。徐某情绪恢复平稳，白天多觉，日夜颠倒，自觉夜间药物多，遂继续调整治疗方案。

第四药物治疗方案：盐酸鲁拉西酮80mg/d、氯米帕明150mg/d，碳酸锂缓释片900mg/d、氯硝西泮4mg/d、佐匹克隆7.5mg/d。除助眠药物外，其余药物主要放在白天服用。系统住院治疗300多天后，徐某病情好转，强迫思维及强迫行为均减轻，对其生活无明显影响，情绪平稳，无冲动行为。徐某父母接其出院。

出院后徐某病情再次波动，重复想以前发生的事情，按照一定的规则咽唾沫、数数、走路，此外还出现言语增多、内容夸大，胡乱花钱，什么东西都要最好的，情绪不稳定，易发脾气，有冲动行为，做事虎头蛇尾，睡眠需求减少，性欲亢进。徐某父母无法照顾他，2021年第四次将他送住院治疗。入院诊断：①双相情感障碍，目前为不伴有精神病性症状的躁狂发作；②强迫性障碍—混合性强迫思维和行为。根据徐某既往病情及治疗方案，继续调整治疗。

第一药物治疗方案：盐酸鲁拉西酮80mg/d、氯米帕明200mg/d、氟伏沙明50mg/d、碳酸锂缓释片900mg/d、丙戊酸钠缓释片1000mg/d、氯硝西泮4mg/d。效果不理想。

第二药物治疗方案：盐酸鲁拉西酮80mg/d、利培酮3mg/d、氯米帕明225mg/d、碳酸锂缓释片300mg/d、丙戊酸钠缓释片1000mg/d、氯硝西泮4mg/d。效果仍欠佳，徐某情绪仍不能很好控制，并且查体发现徐某患有甲状腺功能减退症，遂调整药物治疗方案。

第三药物治疗方案：盐酸鲁拉西酮80mg/d、利培酮6mg/d、氯米帕明250mg/d、丙戊酸钠缓释片1500mg/d、氯硝西泮4mg/d，并且增加优甲乐对症治疗。住院474天后，徐某父母接其出院。考虑徐某症状仍未完全好转，徐某父母带其门诊就诊。

门诊随访观察经过：在门诊复诊期间，徐某仍有重复想事、重复动作情况，并且情绪消极，无法控制自己情绪，自己感觉很痛苦，鲁拉西酮曾涨量到120mg/d。效果仍是欠佳。考虑徐某联用药物较多，且自发病以来未正式工作或有长期的兴趣爱好，整日在家，对其病情不利。在王主任的建议下，徐某父母为徐某找到一个瘦身训练营，帮助他减肥、强身，并且在闲暇时间，徐某父母带他遛弯、晒太阳，鼓励他与朋友交流、聚会。

此外，结合徐某多年的住院治疗情况及徐某自身的身体情况，王主任尝试减少药物，希望能用尽可能少的药物帮其控制症状。首次系统调整药物方案：盐酸鲁拉西酮100mg/d、利培酮4mg/d、氯米帕明225mg/d、丙戊酸钠缓释片1500mg/d、氯硝西泮8mg/d。在治疗4个月后，徐某的强迫症状基本消失，情绪也基本保持稳定。徐某自己也对自己有了信心。再次尝试减药，调整药物方案：盐酸鲁拉西酮80mg/d、利培酮3mg/d、氯米帕明225mg/d、丙戊酸钠缓释片1500mg/d、氯硝西泮8mg/d。在减药后，徐某自己可以坚持去健身房锻炼，强迫思维及行为消失，情绪平稳，充满正能量，睡眠也可以维持6～7小时，再次尝试减少药物。调整药物方案：盐酸鲁拉西酮80mg/d、利培酮3mg/d、氯米帕明212.5mg/d，丙戊酸钠缓释片1500mg/d、氯硝西泮8mg/d。徐某作息规律，每天能督促自己参加健身房锻炼，上床睡觉时间、起床时间也能逐渐规律，白天可睡2小时左右，夜晚睡眠4小时左右。调整治疗方案：盐酸鲁拉西酮80mg/d、利培酮3mg/d、氯米帕明200mg/d、丙戊酸钠缓释片1500mg/d（早500mg、晚1000mg）、氯硝西泮8mg/d。徐某病情逐渐好转，情绪平稳，强迫思维及行为消失。

三、分析与讨论

本案例中，徐某起初主要表现为以反复咽唾沫、反复清洗、仪式性动作为主的强迫行为及以重复想事为主的强迫观念等，明知这些观念及动作没有现实意义，有强烈的摆脱欲望，却无法控制，令患者感到十分痛苦。此外这些症状反复出现，持续时间长达16年。在这期间，患者的学习、工作、生活受到了严重的影响。根据ICD-10中强迫障碍的诊断标准：症状特点：①必须是被看作患者自己的思维或冲动；②必须至少有一种思维或动作仍在被患者徒劳地加以抵制，即使患者不再对其他症状加以抵制；③实施动作的想法本身是令人不愉快的（单纯为缓解紧张或焦虑不视为这种意义上的愉快）；时间标准：必须在连续2周的大多数日子里；程度标准：影响社会生活。因此初步诊断徐某患有强迫障碍。

案例中的徐某10岁起病，这在强迫障碍患者中并非罕见。世界范围内强迫障碍的终生患病率为0.8%～3.0%，平均发病年龄19～35岁。其中有两个发病高峰期：青少年前期和成年早期。在所有的强迫症患者中，至少有1/3的患者在15岁前发病。而男性更有可能患有早发性强迫症（在青春期之前开始）。

徐某家族中虽然没有精神疾病的家族史，但其出生于教师家庭，家教严厉，从小性格内向、孤僻，脑结构存在先天性发育障碍。这些脑影像结构的改变、孤僻的人格特特征、不和谐的家庭关系等多种因素相互作用也许就是徐某患强迫障碍的病因。除此之外，5-羟色胺、去甲肾上腺素、多巴胺等神经递质的失调，下丘脑—垂体轴的紊乱，免疫系统的破坏，神经电生理活动的异常等，都有可能诱发强迫障碍。目前，强迫障碍的病因及发病机制学说有很多种，多因素作用下患病概率也大大增加。

在徐某的整个病程中，还同时患有双相情感障碍。曾有过情绪低落、兴趣减退等抑郁表现，之后也曾出现过情绪不稳、易激惹、自我评价过高、挥霍、睡眠需求减少、性功能亢进等躁狂表现。根据ICD-10双相情感障碍的诊断标准：反复（至少两次）出现心境和活动水平明显紊乱的发作，发作间期通常以完全缓解为特征，因此徐某符合双相情感障碍的诊断。此外，徐某在多次住院过程中，其情绪也曾有过平稳期，符合ICD-10双相情感障碍，目前为缓解状态的诊断标准：目前状态不符合任何严重度的抑郁或躁狂发作的标准，也不符合任何一种其他的情感障碍标准；既往至少有过一次确定无疑的轻躁狂或躁狂发作，同时外加至少一种其他的情感发作。因此，在徐某多次住院过程中，根据其情绪状态不同，对应地给出相应的诊断。

由于徐某共病强迫障碍和双相情感障碍，因此在诊断时需要对疾病诊断进行等级排列。首先按疾病症状严重性的金字塔排列方式分主次，从顶到底为器质性障碍、精神分裂症、心境障碍、神经症、人格障碍；其次按当前急需处理、治疗的疾病分主次。因此，在徐某的整个病史中，其主要精神障碍随着其疾病发展情况不断做出调整。

本案例中徐某患有强迫障碍合并双相情感障碍，在实际的临床工作中可以发现，强迫障碍患者在整个病程中及起病前后有可能合并其他的精神疾病，包括抑郁障碍、焦虑障碍、抽动障碍、人格障碍、精神病性症状、双相情感障碍、酒精滥用或依赖、自杀倾向等。根据美国的全国共病调查发现，90%的强迫症患者（基于DSM-Ⅳ的诊断标准）符合DSM-Ⅳ中另一种终生障碍的诊断标准。在这些共病障碍中，最常见的是焦虑障碍、情绪障碍、冲动控制障碍和物质使用障碍（病例16图1）。从图中可以看出，强迫障碍合并双相情感障碍的发病率为25%左右。另外，也有报告提出强迫障碍伴有双相情感障碍的发病率可高达30%。可见，强迫障碍患者合并双相情感障碍，乃至其他精神障碍性疾病并非罕见。

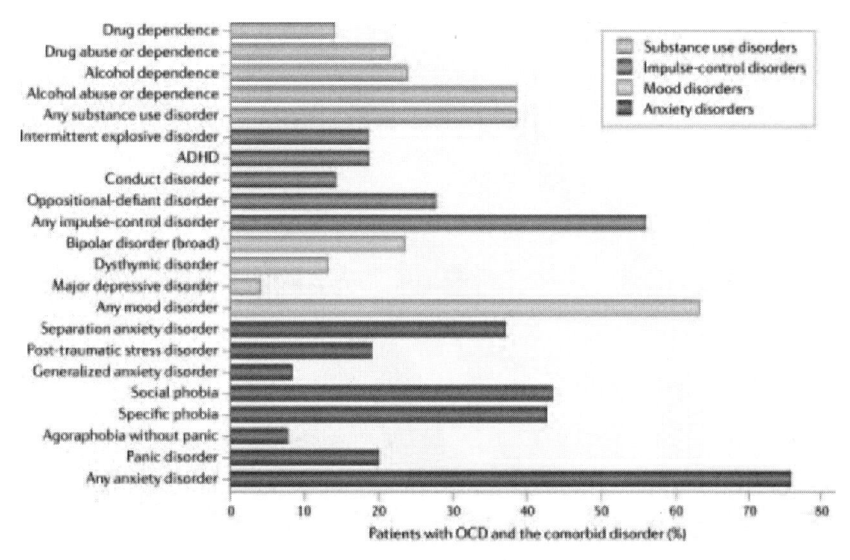

病例16图1　强迫症和共病症患者

准确无误的诊断可以指导临床医生更加精准的用药，这不仅体现了临床医师的临床能力，更是对患者负责的表现。因此我们在临床工作中，应在了解患者的当下情况时，充分了解患者的既往表现，以帮助我们在排除其他疾病之后，明确患者的疾病诊断及有无合并其他疾病。

由于精神疾病具有症状多样性、诊断复杂性等特点，为明确疾病诊断，排除其他精神障碍是必不可少的。本案例中，徐某头CT检查发现左侧中颅窝网膜囊肿，经神经科医生会诊考虑为先天性发育障碍，而徐某的情绪、行为异常发生于青少年时期。因此，可排除器质性精神障碍。徐某的症状主要表现为强迫观念、强迫行为、情绪不稳、冲动行为等，但其症状的发生有明确的病程界限，双相情感障碍是发作性病程特点，缓解期基本恢复正常，而人格障碍是持续性病程，随性格形成而发展出来，起病18岁之前，发作无规律性，因此，可排除强迫型人格障碍、边缘型人格障碍。由于强迫障碍患者往往伴有不同程度的焦虑，因此焦虑障碍易与强迫障碍混淆。回顾徐某病史可以发现，在其起初就诊于精神科门诊时，曾被诊断为焦虑障碍，但纵观其疾病的发展过程可以看到，徐某的担心、焦虑主要因强迫行为所致，内容比较固定，且没有焦虑障碍其他的自主神经系统症状等，故可排除焦虑障碍的诊断。由于强迫障碍和精神分裂症关系十分复杂，在诊断时还应注意患者是否患有精神分裂症。徐某自患病以来生活懒散、社会功能严重受损，且在疾病的某阶段伴有夸大妄想症状，但其强迫障碍内容尚能被理解，且内心有强烈的求治欲望，其精神病性症状与其当时心境状态相符，因此，可排除精神分裂症。

在明确患者疾病诊断后，则应积极制订治疗方案。强迫障碍作为一种多因素作用起病的精神疾病，存在症状多样性，因此治疗上不应一味的依赖药物，应从多方面考虑，以减轻或缓解患者症状为目标。

首先，强迫障碍的药物治疗包括一线的治疗药物：舍曲林、氟西汀、氟伏沙明、帕罗西汀这4类SSRIs药物，对治疗强迫障碍的有效率为65%～70%；二线的治疗药物有氯米帕明，但出于安全性的考虑，通常需要经过一种或两种SSRIs药物治疗后才使用。（药物使用剂量见下表）另外，西酞普兰、艾司西酞普兰、文拉法辛、米氮平也被证明对强迫障碍有效。一线、二线抗强迫障碍药物在徐某的整个治疗中均有使用，在秉持单一用药、足量足疗程治疗的原则下，徐某的症状仍得不到满意的改善，因此需考虑联用其他药物治疗。

病例16表1　强迫障碍的常用治疗药物及剂量

	被批准使用	起始剂量和增加剂量（mg/d）	常用目标剂量（mg/d）	最大剂量（mg/d）
氯米帕明	CFDA	25	100 ～ 250	250
氟西汀	CFDA	20	40 ～ 60	80
氟伏沙明	CFDA	50	200	300
帕罗西汀	CFDA	20	40 ～ 60	60
舍曲林	CFDA	50	200	200

注：CFDA：中国食品和药物监督管理局（China Food and Drug Administration）。

既往研究表明，SSRIs联合抗精神病药物可以增加疗效，如氟哌啶醇、利培酮、喹硫平、奥氮平、阿立哌唑；氯米帕明与SSRIs药物联用疗效上有优势，但是安全性较差，应监测氯米帕明的血药浓度；SSRIs联用苯二氮䓬类药物等。另外，NMDA受体拮抗剂美金刚、中枢兴奋剂哌甲酯等药物也被证明对强迫障碍的增效治疗有效。另外，考虑到徐某合并有双相情感障碍，因此在治疗的同时可考虑联用心境稳定剂治疗，比如丙戊酸盐、碳酸锂等药物，在改善患者强迫症状的同时稳定情绪。

但是，多药的联合应用不可避免会增加药物的相互作用，引起药物不良反应。比如，徐某在治疗过程中曾检查出肝功能异常、甲状腺功能异常等疾病。因此，在进行药物联合治疗时，应注意药物可能引起的不良反应，以及时应对。比如，抗强迫症使用的SSRIs类药物治疗时可能存在的不良反应包括乏力、失眠、恶心、焦虑、躁动等，其中惊厥、心脏不良反应、性功能损害较小；氯米帕明可能存在的不良反应包括：中枢神经系统不良反应（谵妄、癫痫发作）、抗胆碱能不良反应（口干、便秘、视力改变、尿潴留、谵妄、窄角型青光眼患者的眼科危象等）、心血管不良反应（直立性低血压、心动过速）、转氨酶升高、性功能障碍、药物相互作用及药物过量导致死亡等；心境稳定剂丙戊酸盐的不良反应可能包括恶心、呕吐、厌食、腹泻等，少数可出现嗜睡、震颤、共济失调、脱发、异常兴奋与烦躁不安、过敏性皮疹、血小板减少症、白细胞减少或中毒性肝损害；碳酸锂的不良反应包括口干、烦渴、多饮、多尿、便秘、腹泻、恶心、呕吐、上腹痛、双手细震颤、萎靡、无力、嗜睡、视物模糊、腱反射亢进、甲状腺功能低下等；抗精神病药物可能引起的不良反应包括剂量相关性锥体外系不良反应、血催乳素水平升高、镇静、头晕、体重增加、嗜睡、静坐不能、恶心、帕金森综合征、焦虑等。

因此，为了能在更好地改善症状的同时，预测或减轻药物的不良反应，可能需要安全性监测、药物血药浓度监测、定期滴定的药理学策略、药物基因检测等方法。药物基因组学测试是一种新兴的给药策略，为药物选择和剂量决定提供信息。药物基因组学检查涉及药物代谢的遗传变异，以促进个体化治疗，从而减少药物治疗的不良后果。徐某起初治疗时，是按照精神科医生的既往治疗经验来用药，效果欠佳，在进行药物基因检测后，结合患者独特的药物代谢基因及医生的临床经验，在反复的调整治疗药物及治疗剂量后，徐某的症状逐渐好转。

在疾病的整个诊断、治疗和康复的全过程中，为了做出准确的诊断、获得有关强迫症症状的信息、确定症状的严重程度以及协助选择相关的治疗目标，临床评估必不可少。对强迫障碍的评估目前最常用的是耶鲁—布朗强迫症状量表（Yale-Brown Obsessive-Compulsive Scale，Y-BOCS）和儿童版Y-BOCS量表（Children’s

Yale–Brown Obsessive–Compulsive Scale，CY–BOCS），是一种半结构化的他评量表。有10个条目，包括症状检查量表和严重性量表2个部分。此外，佛罗里达强迫症状量表（Florida Obsessive–Compulsive Inventory，FOCI）也是一个常见的强迫症状检查表，只有5个项目用于评估症状的严重程度。此外，一系列其他的测量方法可能对强迫症的评估和监测有帮助，包括家庭适应性的测量、损害评定量表、洞察力的评估（Evidence–Based Assessment of Obsessive–Compulsive Disorder、Obsessive–compulsive disorder）等。对于双相情感障碍的症状评估可采用Young躁狂量表（Young Mania Rating Scale，YMRS）、汉密尔顿抑郁量表（Hamilton depression rating scale，HDRS/HAMD）等。

除药物治疗外，还应注重患者的心理治疗。其中强迫障碍一线的心理治疗是认知行为治疗。该疗法能有效改善强迫障碍患者的强迫症状，并且能降低患者的抑郁情绪。此外，对强迫障碍患者的心理治疗还包括支持性心理治疗、精神分析疗法、森田疗法、厌恶疗法、家庭疗法、认识领悟疗法、催眠治疗、正念疗法、内观疗法、集体治疗等。对于严重、难治或无法消除症状的患者，在完成一线、二线及证据良好的增效方案后仍无效，可考虑其他治疗的可能性。其中包括改良电休克治疗（共患有MECT适应证的疾病时）、重复经颅磁刺激、深部脑刺激、迷走神经刺激、神经外科手术等。上述疗法对双相情感障碍患者同样适用。本案例中，徐某因其情绪不稳定等原因，无法配合系统的心理治疗等其他疗法，在症状控制回归社会后，家人对他的支持在某种程度上也帮助其尽快恢复。后期如果患者经济条件允许，仍建议进行系统的心理治疗，以更好地改善症状，巩固疗效。

综上所述，本案例中徐某患有强迫障碍合并双相情感障碍，且多种药物疗效欠佳，属于难治性患者，我们对于该类患者的治疗目标应是最大限度地减少症状波动的频率、降低疾病的严重程度，尽可能让患者接受带着症状生活，尽量减少疾病对生活质量和社会功能的影响。为了达到良好的治疗目标，坚定正确的治疗原则必不可少，其中包括创建治疗联盟、定期全面的评估、创建安全有效的治疗环境、药物和（或）心理治疗的综合长期治疗、个体化治疗原则、患者和家属的健康教育等。徐某的整个治疗疗程都是在坚持正确的治疗原则下进行的，从其治疗结果来看，该案例的治疗是成功的。

无论是强迫障碍还是双相情感障碍，由于它们的慢性病程及高患病率特点，使得这两类疾病成为致残的前10类疾病。疾病的及时诊治、结合心理、药物治疗对患者的预后至关重要。在精神症状控制后，需开展“社会性、综合性、开放性”的精神疾病康复工作，以减少残疾和社会功能损害、促进康复、防止疾病复发。

（刘小恩　贾　峰　王立娜　天津市安定医院）

参考文献

[1]Zheng H，et al.Combined fluvoxamine and extended-release methylphenidate improved treatment response compared to fluvoxamine alone in patients with treatment-refractory obsessive-compulsive disorder：A randomized double-blind，placebo-controlled study[J].Eur Neuropsychopharmacol，2019，29（3）：397-404.

[2]Hadi F，et al.Glutamatergic medications as adjunctive therapy for moderate to severe obsessive-compulsive disorder in adults：a systematic review and meta-analysis[J].BMC Pharmacol Toxicol，2021，22（1）：69.

[3]Yatham LN，et al.Canadian Network for Mood and Anxiety Treatments（CANMAT）and International Society for Bipolar Disorders（ISBD）2018 guidelines for the management of patients with bipolar disorder[J].Bipolar Disord，2018，20（2）：97-170.

[4]Lochner C，et al.Gender in obsessive-compulsive disorder：clinical and genetic findings[J].Eur. Neuropsychopharmacol，2004，14：105-113.

[5]Torresan RC，et al.Symptom dimensions，clinical course and comor bidity in men and women with obsessive-compulsive disorder[J].Psychiatry Res，2013，209：186-195.

[6]Stein DJ，et al.Obsessive-compulsive disorder[J].Nat Rev Dis Primers，2019，5（1）：52.

[7]Rapp AM，et al.Evidence-Based Assessment of Obsessive-Compulsive Disorder[J].J Cent Nerv Syst Dis，2016，8：13-29.

[8]Bousman CA，et al.Review and Consensus on Pharmacogenomic Testing in Psychiatry[J]. Pharmacopsychiatry，2021，54（1）：5-17.

[9]陆林.沈渔邨精神病学[M].北京：人民卫生出版社，2017.

[10]郝伟，于欣.精神病学（第7版）[M].北京：人民卫生出版社，2013.

[11]于欣，方贻儒.中国双相障碍防治指南（第2版）[M].北京：中华医学电子音像出版社，2015.

病例17

不学好的好孩子

一、病史摘要

一般情况：患者男孩，13岁，出生后抬头、坐、爬等发育正常，走路稍晚，约1岁半会走，言语发育正常。

现病史：在幼儿园时表现为活动多，停不下来，调皮，注意力不集中，经常手里拿那些小东西，做事情三心二意，在家中父母辅导学习较为困难，但看电子产品时，注意力尚能集中，玩乐高时也可以很长时间去玩。

父母觉得孩子注意力不集中、多动、难以管教，在4岁时带孩子在北京某医院就诊，检查显示孩子感觉统合轻微失调、注意力不集中、多动，其余未见特殊异常，建议进行感觉统合训练。孩子5岁在开始，父母工作繁忙，在家中主要是老人抚养孩子，家中老人都是高级知识分子能够对孩子进行一些早期教育，爷爷会经常教孩子背古诗词，但是孩子总是不认真听、记不住，在外面如果孩子听到一句脏话，立刻能记住，回家还会重复说，父母因为这个没少生气，多次对孩子批评教育，有时还打孩子，感觉没有什么效果。尤其是孩子去了幼儿园以后，添加了很多坏毛病，有时说脏话、爱骂人，有时在家扮鬼脸、挤眉弄眼的，父母看到后经常批评孩子，说孩子是不学好孩子，就知道学习坏习惯，孩子听到批评后会稍微好点，过段时间就全然忘记父母说的话。在6岁时有时候会眨眼睛，有时说眼睛疼，父母带孩子就诊某眼科医院，医生考虑说是结膜炎，给些一些眼药水，孩子用完后稍好转，但有时能反复出现。在以后孩子出现吸鼻子或清嗓子等症状，在冬天频率增加，父母有时认为是过敏所致，没有在意。在6岁开始上小学后，诉说在学校紧张害怕，不愿意去学校，父母批评后尚能坚持去学校。在学校有时经常出现眨眼睛、肩膀抽动等情况，在两次上课突然尖叫后，老师约见家长告诉孩子的这种行为影响到了学校教学秩序，建议家长就诊。家长带孩子再次就诊某儿童医院，医生检查后考虑是抽动症状，给予硫必利治疗，一周后症状好转，抽动症状减少，服药一段时间后，家长担心药物不良反应，自行给孩子停药。孩子的抽动症状时有反复，但家长并没有给予患者进行积极的治疗，因为爷爷奶奶认为这是小问题，随着孩子长大，一切都会好起来，抽动症状会自然消失。

患者升入初中后，学习压力较大，在与同学的交往过程中十分在意自己的抽动症状，怕同学取笑自己。在上课的过程中，自己会大声清嗓子，这时候会有同学取笑自己，心里十分难受、委屈，在社交活动中也不敢主动与人交往，回到家后，孩子的症状更加明显，完全不加控制，孩子十分痛苦，父母也为此非常苦恼。

发育史：患者出生后抬头、坐、爬等发育正常，走路稍晚，约1岁半会走，言语发育正常，大动作及精细动作基本正常。

性格特点：性格内向，做事情比较腼腆，与人交往少，经常担心别人对自己的看法。

家庭关系：患者6岁时，父母给患者生了弟弟，患者非常讨厌弟弟，觉得弟弟分走了父母对自己的爱，经常和弟弟发生矛盾，觉得父母也有所偏爱，对弟弟照顾的多，做事情都要让着弟弟。同时父母听到自己说话就不耐烦，患者经常感到委屈，常常自己一个人偷偷地哭。在居住特点上：属于大家庭，和爷爷奶奶住在一起，因为父母工作比较忙，爷爷奶奶较为强势，管孩子较多，对孩子偏袒比较多，家庭中也经常因为孩子的教育问题发生争执。

家族史：否认家族中存在精神异常病史。

辅助检查：中学生心理健康问卷：中度异常；焦虑自评量表：中度异常；抑郁自评量表：轻度异常。物理化学检查：血常规，生化全项，甲状腺激素五项，血沉，类风湿因子，抗链O，铜蓝蛋白，心电图，脑电图，眼动检查，脑功能，头CT未见明显异常。

初步诊断：抽动障碍。

二、诊疗经过

患者诉自己会不自主地耸肩、吸鼻子、清嗓子，自己想去控制，有时能控制住，但是有时会感觉自身难受，必须动一下自己的身体才会好受一些，在学校十分担心自己的抽动症状出现，觉得同学会笑话自己，自己在学校会进行适当的控制，在家就会十分放松，抽动症症状会多些，自己因此特别苦恼。

考虑患者是儿童青少年，给予换用阿立哌唑治疗，从2.5mg qn起始剂量治疗，逐步加到7.5mg qn。经过一段时间治疗，患者抽动症状明显好转。门诊随诊过程中，患者抽动症状出现反复，因为在初中有较多集体活动，需要患者去发言表现自己，但是担心自己的抽动症状影响在同学中的形象，患者焦虑情绪明显，抽动症状再次增加，在学校自己想去控制抽动症状，但是中间的斗争过程十分痛苦。考虑患者目前诊断为“抽动障碍合并焦虑障碍”，给予加用坦度螺酮10mg 每日3次治疗。经治疗，患者焦虑情绪缓解，抽动症状明显好转，减少了60%。在门诊给予患者积极治疗的同时，相应的给予父母进行健康宣教，告知父母儿童抽动障碍的特点，减少对孩子的关注，减少言语批评，了解孩子的内心感受，经综合治疗患者抽动症状逐渐缓解。

最后诊断：①慢性运动或发声抽动障碍；②情绪障碍。

三、分析与讨论

抽动症状通常起病于儿童期，发病高峰在5～8岁（Leckman等，1998），以不随意的突发、快速、重复、非节律性、刻板的单一或多部位肌肉运动或（和）发声抽动为特点的一种复杂的、慢性神经精神障碍。运动抽动最初常表现为眨眼或面肌抽动（如做鬼脸），在一些较严重的病例中紧接着会累及肩、臂或者腿部。抽动症状经常出现波动性表现，表现为时轻时重。应激、兴奋、自觉压力大、情绪烦躁、疲劳或疾病等均可加重抽动症状。患者的运动或（和）发声抽动对于患者身体的生物学指标影响较小，但经常会使患者在意自己的抽动症状，害怕与人交往，缺乏自尊，在社会交往中存在自卑等情况，导致社会形象及学习和工作表现受损和环境适应困难等问题，同时也会严重损害家庭关系。大多数抽动障碍积极治疗对学习生活影响不大，预后良好，少数症状迁延，有些发病年龄较早的抽动障碍患儿预后较差，可导致行为问题和人格缺陷，需特别注意加强教育和心理指导，其中抽动秽语综合征是慢性过程，需长期服药以控制症状，患者的影响最为严重。

在抽动障碍的神经机制方面，研究认为抽动障碍与孩子神经性发育密切相关，其发生过程与基底神经节、尾状核、豆状核、去甲肾上腺素能、单胺类神经递质和神经肽类等异常活动有关（Anderson等，1999）。

抽动障碍患者中有十分典型的先兆感觉情况。先兆感觉，每次抽动发作做到“恰到好处”后，这种感觉才会消失。有人将这种在运动性或发声性抽动之前出现的身体局部不适感称为感觉性抽动（sensory tics）。通常是一种非局限性、无特征性的感觉。这种身体的冲动感常被描述为一种强烈的驱动、紧张和渴望。本病例中也报道了先兆性抽动的情况，就是在患者抽动前会感觉全身的不适，十分烦躁，只有把抽动做出后身体才会舒服。即使患者能暂时控制抽动症状。努力控制这种冲动比抽动本身更容易让患者感到疲劳和困扰。一些患者可以在学校或社会交往中自发地控制这些令人厌烦的症状，回家后才让其爆发出来。当抽动症状明显的时候，对患儿的自尊和自信产生严重的影响，抽动症状除了使患者受到同伴的嘲笑和谴责外，还让患者经常感受到无法控制自己身体和想法的困扰。患者抽动症状在数周或数月内可以时好时坏消长变化，甚至可能消失或是被其他形式的抽动取代。抽动症状可以单独出现或是出现多种涉及身体诸多部位的复杂运动和发声抽动症状。抽动发作的频率波动范围也很大，有的表现为一周孤立的发作几次，而严重的可以表现为连续的抽动持续几小时，这使患者感到筋疲力尽，同时会使患者及其周围的人感到惊恐和难受。无论是否对发作时间进行界定，对抽动形式的分析均可以发现抽动为阵发性（或是一阵接一阵），抽动特征可以随时间而波动变化（Peterson和Leckman，1998）。

患者症状从轻至重，复杂多变，不仅表现为抽动，而且有多种情绪和行为异常。许多家长、老师和非儿童精神医学专科医生对此病识别不清，比如在本病例中，患者家属一开始就把抽动症状当成了孩子的坏毛病，坏习惯，经常对孩子进行批评教育，但是效果不佳，又把孩子的抽动症状当成结膜炎进行治疗，效果依然一般。本病例中也存在家长认为孩子长大了就好了而延误患者治疗的情况。有研究表明，在抽动障碍的儿童中治疗延误或诊疗混乱者占75%，诊断延误时间平均为3年，这些情况下不但延误了治疗，还给儿童心身带来严重伤害。虽然成年早期，大多数患者的抽动症状会自发减少或消失（Leckman等，1998），但是我们还是应对对于抽动障碍给予足够的重视，对抽动障碍的儿童及早干预和治疗。

抽动症状根据抽动部位不同可以分为运动抽动与发声抽动，其中根据复杂程度可分为简单抽动及复杂抽动。简单运动抽动是指快速的、短暂的运动抽动，如挤眼、扮鬼脸、耸肩等。而复杂运动抽动则较持续、似合理化且有意识的运动抽动，如触摸、跳跃、击打自己或在不适宜的环境下出现秽亵行为等。简单发声抽动表现为吸鼻子、清嗓子、咳嗽、擤鼻等。复杂发声抽动则包括：重复常用短语如“当然”“好啊”；重复自己言语（重复言语）；重复他人言语（模仿言语）；语言污秽（秽语症）及说话音量突然改变等。

抽动障碍一般包括短暂性抽动障碍（transient tic dis-order）、慢性运动或发声抽动障碍（chronic motor orvocal tic disorder）、发声和多种运动联合抽动障碍或称Tourette综合征（combined vocal and multiple-motor tics，Tourette’s syndrome，TS）这3种类型。初期很难绝对的划分，一般认为3种类型可有连续性。短暂性抽动障碍可能随着病程的发展成为慢性运动或发声抽动障碍，慢性运动或发声抽动障碍症状相对不变，可持续数年甚至终身。有学者对患有慢性抽动的成人患者进行评估，追踪其病史可以发现很多患者儿童时期就开始出现抽动症状。不过这些症状在青春期后期会有所缓解，而成人后表现的可能只是慢性运动性或发声性抽动的残留症状。

发声和多种运动联合抽动障碍或称Tourette综合征是抽动障碍中最有代表性，临床表现最复杂、最严重，诊断和治疗最困难的一种类型。Tourette综合征的发病率为0.05%～0.1%，其中儿童患病率高于成人，男性多于女性。

Tourette综合征中约有1/2患儿首发症状为简单运动性抽动或简单发声性抽动。起初，其症状和短暂运动性抽动障碍相似，抽动较轻且持续时间较短，主要包括脸部、头部和上肢的抽动。随着时间的推移，抽动症状持续存在且症状类型越来越多，分布范围越来越广，通常从身体的上部发展到躯干及腿部（从头到脚发展）。起初，其运动性抽动多为简单性抽动（如眨眼、皱鼻、甩手、摇头等），随着时间的推移，将出现大量的复杂性运动性抽动，如挤眉弄眼、拍打、触摸、旋转、跳跃、弹击等。但近些年来，临床上见到的严重的成人病例越来越多，特别是Tourette综合征可称之为终身影响的疾病，即使抽动症状得到改善，这类患者共患强迫症、注意力缺陷/多动障碍及焦虑障碍可能性仍较大，导致严重的适应不良和治疗困难。

常用的有关抽动严重程度和疗效评定的量表有多发性抽动综合量表（Tourette Syndrome Glob-al Scale，TSGS）和耶鲁综合抽动严重程度量表（Yale Global Tic Severity Scale，YGTSS）等。在对于抽动障碍的诊断上，除了满足存在抽动症状外，在病程上应当超过1年以上，且在同1年之中症状缓解不超过2个月以上。

抽动障碍主要鉴别的疾病有：①小舞蹈症：儿童多见，为风湿性感染所致，以舞蹈样异常运动为特征，常单侧的舞蹈样症状，无发声抽动，有风湿性感染的体征和阳性化验结果，抗风湿治疗有效；②肝豆状核变性（Wilson病）：是铜代谢障碍所引起，有肝损害、锥体外系体征及精神障碍。可见角膜Kayser-Fleisher色素环、血浆铜蓝蛋白减低等特征可资鉴别；③急性运动性障碍：表现为突然不自主运动、震颤、张力障碍、扭转痉挛或舞蹈样动作。通常与神经抑制药物的使用和停用等相关。一般停药后症状可消失；④迟发性运动障碍：主要见于传统抗精神病药物长期应用或突然停药后所发生的不自主运动障碍；⑤强迫性障碍：通常缺乏抽动障碍的时好时坏消长变化的特点，而且缺乏强迫和痛苦体验，反而感到轻松愉快，一般无发声抽动。抽动障碍经常会与许多精神障碍疾病共病，例如强迫障碍、注意力缺陷与多动障碍和情绪障碍等，在对患者的治疗过程中一定要加以鉴别和治疗。

抽动障碍的健康宣教：对家长和教师进行宣教工作让他们了解相关疾病知识是非常重要的。了解抽动障碍的特点、治疗方法，不能简单把孩子的行为问题归结为坏习惯，进行简单的批评教育，或者孤立孩子。有研究认为，应用习惯逆转治疗方法治疗抽动障碍已获得很大进步。包括：①通过自我调节来提高对先兆冲动的觉察能力；②培训患者锻炼其对抗抽动症状的竞争性反应；③放松训练；④意外处理等。

抽动障碍的药物治疗原则：①起始剂量尽量小，待足够判断药物疗效后再逐渐小剂量加药；②应保持最低有效剂量；③最小程度地合并用药；④加用或停用药物时每次仅能改变一种药物；⑤缓慢减药，防止抽动症状反弹加重。

在共病的处理上：①共患强迫障碍可选用氯米帕明、舍曲林、氟伏沙明等；②共患注意缺陷与多动障碍：首选托莫西汀治疗，也可选用抗抑郁药；③伴发自伤行为：应用氟西汀治疗可减少自伤行为，其机制尚未明确。在新型抗精神病药中，阿立哌唑的治疗效果较好（崔永华、郑毅，2005）。

（颜国利　孙　凌　天津市安定医院）

参考文献

[1]Leckman JF，Cohen DJ.Tourette's Syndrome-Tics，Obsessions，Compulsions[J].New York，John Wiley & Sons，Inc，1999：155-176.

[2]Andres Martin，Fred R Volkmar.Lewis's Child and Ad-olescent Psychiatry[J].4th ed. Lippincott Williams & Wilkins，2007：352-367.

[3]崔永华，郑毅，刘寰忠．难治性抽动秽语综合征的临床特点[J]．上海精神医学，2005，17（1）：13-17.

病例18

心脏监护室的惊魂夜

一、病历摘要

一般情况： 患者女，67岁，退休职工。

主　诉： 主因“间断胸闷、气短5年余，持续3小时”入院。

现病史： 患者5年前开始出现活动后胸闷，气短，休息后3～5分钟可缓解，未予以重视，未就诊。此后症状间断发作，未服药，此次入院前3小时，患者无明显诱因出现胸闷气短，伴出大汗，症状持续不缓解，急来我院急诊就诊。查心电图提示：窦性心动过缓，Ⅱ、Ⅲ、AVF导联，V_3R～V_5R、V_7～V_9导联ST段抬高0.1～0.2mV，考虑诊断为冠状动脉粥样硬化性心脏病—急性下壁正后右壁室心肌梗死，心律失常—窦性心动过缓。

既往史： 高血压5年，血压最高180/110mmHg。平素服用苯磺酸氨氯地平5mg，每天1次，平素血压控制尚可，波动于130～140/85mmHg。

个人史及家族史：无特殊。

体格检查： 体温36.5℃，心率50次/分，呼吸16次/分，血压80/50mmHg。双肺呼吸音清，未闻及干湿性啰音。心尖搏动位置正常，律齐，心率50次/分。各瓣膜听诊区未闻及病理性杂音，腹部柔软，未触及压痛、反跳痛，肝脾肋下未触及，四肢肌力肌张力正常。入院后患者症状持续不缓解，予以绕行CCU，直入导管室行急诊冠脉造影，造影提示右冠近端完全闭塞，前向血流TIMI 0级；LAD：近中段可见轻度斑块，中段可见轻度肌桥，前向血流TIMI 3级；LCX：远段可见轻度斑块，前向血流TIMI 3级。考虑罪犯血管为RCA，导丝通过闭塞段后，行造影提示局部可见大量血栓影，予以行血栓抽吸，抽出大量血栓，同时予以腺苷反复冠脉内推注，预防慢血流及无复流发生，后在RCA病变处置入支架1枚，复查造影，支架膨胀良好，未见夹层血栓，血流TIMI 3级，无慢血流及无复流，术后患者症状缓解，未诉胸闷憋气，术后入住我院心脏科监护室。入住心脏科监护室后患者未诉不适，对答切题，但入院第2天夜间，患者无明显诱因出现莫名的躁动，胡言乱语，拔输液管及监护，甚至出现脱光衣物，在病房里到处走动，大声辱骂医务人员，出现被害妄想和幻视，甚至对周围靠近的人做出攻击性的动作，不允许别人靠近，儿女进行劝导仍不能使其安静，后其爱人从家赶来时，对其进行反复劝导后，患者情绪稍缓解，予以服用奥氮平2.5mg后，情绪逐渐平稳后入睡，第2天醒后对头天晚上的行为没有记忆。

辅助检查：心电图提示：窦性心动过缓，Ⅱ、Ⅲ、AVF导联、$V_3R \sim V_5R$、$V_7 \sim V_9$导联ST段抬高0.1～0.2mV，入住心脏科监护室后复查肌钙蛋白T（Ctnt）、肌酸激酶（CK）、肌酸激酶同工酶（CK-MB）明显高于正常。甲状腺功能、梅毒、艾滋病及乙肝化验表面抗原化验均正常，血常规、肝肾功、血糖、血脂、凝血、二便常规均未见明显异常。胸部X线片及心脏彩超未见明显异常。头CT未见异常。患者出现躁动后急请精神科会诊，精神检查：意识清晰，对答不切题，时间和空间定向力差，注意力不集中，衣着适时整洁、智能检查完整，引出幻视、妄想等感知觉异常及思维内容的异常；睡眠障碍，引出恐惧、烦躁、坐立不安等精神性焦虑。

入院诊断：

1．谵妄　根据DSM-5谵妄诊断标准，精神科诊断谵妄，患者存在急性心肌梗死行急诊PCI手术史，诊断依据：①有意识障碍表现：神志恍惚，注意力不能集中，以及对周围环境与事物的觉察清晰度的降低等意识障碍表现；②明显的定向障碍：包括时间和地点的定向障碍以及人物定向障碍；③记忆障碍：好转后患者对谵妄时的表现或发生的事大都遗忘；④其他：睡眠障碍，引出恐惧、烦躁、坐立不安等精神性焦虑。

2．冠状动脉粥样硬化性心脏病—急性下壁正后右壁室心肌梗死、PCI术后、心功能Ⅰ级　结合患者老年女性，高血压病史等心血管病危险因素、此次主因断胸闷、气短5年余，持续3小时入院。入院查心电图示：窦性心动过缓，Ⅱ、Ⅲ、AVF导联、$V_3R \sim V_5R$、$V_7 \sim V_9$导联ST段抬高0.1～0.2mV，入院后患者症状持续不缓解，行急诊PCI治疗，开通罪犯血管RCA，置入支架一枚，术后患者症状缓解，化验提示心肌酶及肌钙蛋白T明显升高，考虑此诊断。

3．高血压3级　高血压病史5年，血压最高180/110mmHg，平素服用苯磺酸氨氯地平5mg，每天1次，平素血压控制尚可，波动于130～140/85mmHg，病史明确，可诊断。

二、诊疗经过

此患者为老年，急性心肌梗死PCI手术后，首先治疗以急性心肌梗死治疗为主，患者急性心肌梗死需要应用抗凝抗血小板药物治疗，同时入院后患者血压偏低，心率偏慢，予以静脉补液，补充血容量，保证血压，予以积极补液后患者血压心率均恢复正常，尿量正常，同时应评估患者出血危险因素，应注意有无新发神经系统体征，但患者心脏症状平稳的基础上，患者入住监护室24小时出现谵妄，查头CT未见异常，予以爱人劝导后情绪稍缓解，予以奥氮平口服后患者逐渐入睡，效果不佳可使用右美托咪定镇静，同时给予患者转出监护室，由其爱人及儿女进行陪伴后，患者未再出现谵妄症状。对待此类患者，多发生于重症监护室至普通病房，当症状发作后首先建议改善患者住院环境，转出监护室，一般情况下可暂不应用镇静药物。但患者症状反复或者无法控制时可间断应用右美托咪定镇静。此患者家属陪伴后患者未再出现幻视、妄想，情绪稳定。

三、分析与讨论

住院期间未再发作精神症状。出院后1个月后门诊随访，未再出现胸痛及胸闷憋气，复查心电图符合急性心肌梗死动态演变，患者情绪稳定，未再出现幻视，被害妄想，情绪稳定。总体评估达到临床治愈。

“谵妄”一词来源于拉丁语“delirare”，意思是“走出沟壑”，即患者精神状态偏离原有正常直线，变得精神错乱。谵妄是一组由多种原因导致严重的神经精神综合征，常见于老年患者，通常起病急，病情波动明显。其特征在于注意力缺陷和其他方面认知功能障碍的急性发作。患者通常有神志改变，可以表现为从接近昏迷水平的反应性降低，到过度警觉和严重躁动。遗憾的是，对于谵妄这一精神类疾病，非精神科医生与精神科医生对紧张症的识别率、诊断率、干预率均比较低，在临床上极易漏诊、误诊。谵妄的发生不仅延长住院时间，增加住院费用，消耗医疗成本，还与死亡率密切相关比。

谵妄的发病风险由易感的风险因素（即患者的背景特征）和诱发危险因素（即心血管疾病、脑部疾病、其他系统性疾病、环境或药物）决定。谵妄的风险因素包括高龄、认知障碍（如痴呆）或发育迟缓、虚弱、其他系统合并症（包括心血管和肾脏疾病）、抑郁症或其他精神疾病、饮酒、营养状况差以及视觉和听力障碍。谵妄的病理生理机制复杂，如神经炎症机制、神经老化、氧化应激、神经递质的失衡、神经内分泌紊乱、褪黑素调节等，不同机制相互补充、部分相互重叠、最终产生神经递质调节障碍和神经网络连接障碍，导致系统整体衰竭，从而产生谵妄症状。根据临床表现，谵妄可分为活动亢进型（约占25%）、活动抑制型（约占50%）和混合型（约占25%）。活动亢进型表现为躁动、吵闹不安、易激惹、对亲友打骂、思维错乱、答非所问等；活动抑制型表现为精神活动抑制，常伴有回避、冷漠、反应减弱、注意力不集中、定向力障碍、嗜睡、不易唤醒等；混合型的患者则两种形式交替存在。而本患者在入住监护室后出现躁动、胡言乱语，拔输液管及监护，甚至出现脱光衣物，在病房里到处走动，大声辱骂医务人员，出现被害妄想和幻视，甚至对周围靠近的人做出攻击性的动作，不允许别人靠近，属于活动亢进型。但部分患者的发作类型为活动抑制型，对于此类患者，非精神科医生有可能出现漏诊，所以对有严重疾病入住重症监护室的患者，医务人员应定期对患者进行评估，注意情绪的变化。

谵妄的诊断过程包括两个基本步骤。首先，对患者进行床旁临床评估，明确注意力和觉醒的水平以及其他认知缺陷，精神病特征或其他精神状态异常的存在。其次，通过医生、护士、家属等多方面寻求患者基线注意力和意识的急性变化的证据，例如，患者出现明显的急性嗜睡。诊断后，进一步评估以获得有关谵妄个体特征的详细信息，包括妄想、幻觉或情绪变化等特征，常用的评估量表有意识模糊评估量表（CAM）、4A测试、谵妄评估量表（DRS）、简短意识模糊评价量表（BCAM）等，但《精神障碍诊断和统计手册》第5版（DSM-5）仍为谵妄诊断金标准：注意力和意识障碍的存在（标准A，对环境的定向减少或唤醒改变），与至少一种在短时间内发展起来的认知缺陷（标准C），指定为“通常数小时或数天”（标准B），是谵妄诊断所必需的。标准D和E涉及排除标准A和C中干扰的替代解释，例如其他神经认知障碍（标准D）或医疗状况、吸毒或戒断或毒素暴露（标准E）。

谵妄治疗很复杂，因为它涉及解决多个领域。首先需要解决多个谵妄触发因素，纠正生理紊乱，治疗谵妄症状，包括痛苦，与患者和医务人员沟通，并解决谵妄伴随的当前和未来的未知风险。但因其涉及人体多个领域，而解决这些领域的问题，需要每个领域多学科团队的协助精神。

本例患者为67岁老年女性，患有冠心病—急性心肌梗死，入院后予以急诊经皮冠状动脉介入治疗，术后患者并发谵妄，急性心肌梗死使患者机体处于应激状态，患者交感神经系统兴奋，同时入住CCU后，患者身边没有家属陪伴，同时对急性心肌梗死疾病比较担心，怕影响预后，同时重症监护室里的陌生环境，使患者产生心理环境应激，如紧张、焦虑、睡眠减少等形成有害刺激，作用于脑部，导致脑代谢的紊乱；睡眠障碍会影响患者的精神状态，引起神经递质的传递和大脑中枢海马神经元的数量下降，导致记忆能力及空间认知能力降低、大脑功能失调，从而诱发谵妄。老年人合并脑血管病变，脑代谢功能下降，在合并其他危险因素的情况下，容易引起脑代谢障碍出现谵妄。此患者的治疗具体如下：

1. 生物治疗

（1）基础疾病药物治疗，对患者的急性心肌梗死进行积极治疗，开通罪犯血管，减少心肌梗死面积，预防心律失常，改善心功能。同时对患者进行充分沟通，让其对急性心肌梗死的疾病有充分了解，从而在心理上对疾病不再恐惧，减少不必要的担心，从而减轻患者焦虑情绪。

（2）针对谵妄药物（必要时可应用右美托咪定镇静）。

2. 心理治疗

（1）放松训练。

（2）心理支持。

（3）生物反馈—社会治疗：改变患者周围环境，到自己熟悉的环境，同时家属的陪伴尤为重要，可以减轻患者焦虑状态。尤其是在重症监护室的患者，周围都是冰冷的机器及机器发出的各种持续性的噪音，再加上各种器械的辅助，而疾病所造成患者肉体上的痛苦，以上种种原因导致患者出现心理上及情绪上的变化，进而出现谵妄，而谵妄的发生又会出现患者不能配合治疗，进而导致原有疾病的恶化，甚至危及患者生命，对急性心肌梗死患者来说，躁动，各种攻击性行为，严重时会导致心脏破裂，导致患者猝死。

本例治疗的启示：首先要治疗基本病因，同时寻找和治疗引起谵妄的诱发因素，早期识别急性心肌梗死患者PCI围术期诱发术后谵妄的危险因素，对高危患者及时采取针对性措施，制定合理的治疗方案，对进一步提升急性心肌梗死患者的诊疗水平具有重要的意义。随着双心医学的发展，心内科医生也由以前传统的生物医学模式进展到现代医学模式：生物—心理—社会医学模式，要求医生不仅要从生物学方面，还要从心理和社会方面认识人类健康和疾病。在生物医学模式的基础上形成的一种多因多果、立体网络式的医学模式。把人看作是一个具有生物属性和社会文化属性的整体，把人和人所处的自然和社会环境看作一个整体来考虑。从多元的角度来理解健康和疾病的原因，多方位地探索疾病治疗和疾病预防的手段。

对于急性心肌梗死的患者，我们不仅要关注急性心肌梗死的治疗，同时医生还需要考虑患者的情绪影响及心理变化，从而早期对患者的情绪及心理进行预防性干预，从而避免患者因疾病及周围环境的改变出现次生性的改变。进而影响急性心肌梗死的疗效，甚至危及患者的生命。只关注生物因素的生物医学模式已不能解决当今人类的健康和疾病问题，还须考虑生物、心理、社会的综合因素对人类身心的影响。对疾病的综合考虑，对患者进行人文关怀，对患者心理及情绪方面的早期识别和干预，让监护室里的惊魂事少发生。让医疗行为更顺畅，医患更和谐。

总之，精神障碍可继发于躯体疾病，同时反向影响躯体疾病的进展，精准的精神科诊断与干预有助于促进两者共同改善。我们希望通过对本案例的报道，与从事会诊联络精神医学工作的同道分享经验，同时期待更多相关案例报道及临床研究的验证。

（李永辉　何　峰　天津市第四中心医院）

参考文献

[1]Ibrahim K，Mc Carthy CP，Mc Carthy KJ，et al．Deli“um in lhe cardiac inten8ive care unit[J]．J Am Heart Assoc，2018，7（4）：e008568．DOI：lO.116l，JAHA.118.008568．

[2]陈海波等，综合医院谵妄诊治中国专家共识（2021）[J].中华老年医学杂志，2021.10（40）：1226-1233

[3]Robinson TN，Raeburn CD，Tran ZV，et al．Motor suhtvpes of posfoperat；ve deli rium in order adulfs[J]．Arch Surg，2011，146（3）：295-230．DOI：lO，1001/archsurg.2011.14．

[4]柴莹，季蕴辛，侯言彬．老年心肌梗死患者PCI术后谵妄的回顾性分析[J]心脑血管病防治，2016，16（1）：24—26．DOI：10.3969/ i．issn.1009-816x.2016.01.09．

病例19

血压如坐过山车

一、病史摘要

一般情况：患者张某，男性，60岁。

主　诉：主因“头晕伴胸闷心悸2小时”入院。

现病史：患者高血压病史20年，最高至200/100mmHg，平素未规律服用降压药，未规律监测血压。2017年因主动脉夹层行手术治疗。此后患者规律服用拜新同30mg每日1次、奥美沙坦氢氯噻嗪65mg每日1次、比索洛尔5mg每日1次，血压控制在110～120/70～80mmHg。2019—2023年患者频繁感胸闷憋气，未予系统诊治。此次入院前2小时，患者生气后情绪异常激动，感头晕，伴胸闷心悸，伴恶心，未呕吐，测血压220/120mmHg，无头痛、四肢活动障碍、口角流涎等，自行含服速效救心丸5粒，症状未缓解。后为进一步诊治，就诊于我院急诊并收入院治疗。

既往史：无糖尿病、脑梗死、呼吸睡眠暂停综合征、慢性肾炎等疾病病史。吸烟史20年，约5支/日，未戒烟。饮酒史20年，约200g/日，未戒酒。23岁结婚，配偶患肺癌，育有1女，因病去世。否认高血压、糖尿病、冠心病等家族史。

体格检查：T 36.6℃，P 102次/分，呼吸20次/分，左上肢血压220/120mmHg，右上肢血压220/120mmHg。痛苦面容，双侧瞳孔等大等圆，直接、间接对光反射对称存在，颈抵抗阴性，双肺呼吸音清，未闻及干湿啰音，心率102次/分，律齐，各瓣膜听诊区未闻及杂音，服软，无压痛及反跳痛，脐周未闻及血管杂音，生理反射可正常引出，病理征阴性，四肢肌力正常，肌张力正常。

辅助检查：化验TNT 0.018ng/ml↑，D-dimer 0.8μg/ml↑，CK、CK-MB、NT-pro BNP、血常规、肝肾功能、血糖、电解质、凝血、高血压卧立位试验、甲功、尿常规、尿ACR均阴性。血脂：TC 4.26mmol/L，TG 2.95mmol/L，LDL 2.45mmol/L，HDL 1.16mmol/L。心电图提示窦性心律，Ⅲ、aVF导联呈QS型，V_2～V_6导联ST段压

低0.05mv伴T波低平倒置。动态血压：全程平均血压111/63mmHg，夜间血压平均值93/53mmHg，日间血压平均值116/67mmHg，全程血压呈非勺型。动态心电图：窦性心律，24小时平均心率68次/分，房早（16个/24小时），室早（107个/24小时），心率变异性减低。心脏超声：LVEF 62%，左室壁运动尚协调，运动幅度正常，左室收缩功能正常，舒张功能减低。肾动脉超声未见肾动脉狭窄等。泌尿系超声未见异常。头CT未见异常。胸CT：两肺纹理增强，主动脉支架术后。肾上腺CT：两侧肾上腺局部形态饱满，可见多发稍低密度结节影。主动脉CTA：主动脉壁内血肿、穿通性溃疡形成支架术后改变，降主动脉瘤样扩张，主动脉动脉硬化性改变。冠脉造影提示冠脉类型：右优势型。LM（左主干）未见明显狭窄，前向血流TIMI 3级；LAD（前降支）中段可见斑块，前向血流TIMI 3级；LCX（回旋支）未见明显狭窄，前向血流TIMI 3级；RCA（右冠状动脉）未见明显狭窄，前向血流TIMI 3级。诊断：冠脉粥样硬化。

初步诊断：①高血压急症；②冠心病 心绞痛 心功能Ⅰ级；③主动脉支架术后。

二、治疗经过

入院后积极给予硝普钠控制血压，约6小时后患者血压控制在160/100mmHg左右，较前明显改善，同时患者头晕、胸闷、心悸症状已缓解，停用硝普钠，继续予口服降压药物序贯治疗。该病例特点：老年男性，既往多年高血压病史、主动脉手术史及吸烟史，先后经历女儿离世、妻子患癌。且此次入院前亦有情绪波动。

综上所述，需要除外急性脑血管事件、继发性高血压、急性主动脉事件、急性冠脉事件等疾病。首先，该患者入院时神经系统查体无阳性体征，急诊头CT未见异常，除外急性脑卒中；其次，完善高血压卧立位试验、肾上腺CT、肾动脉超声，均未见明显异常，同时结合患者临床症状，暂不支持原发性醛固酮综合征、肾实质性高血压、肾血管性高血压等继发性高血压；再次，患者入院后化验TNT 0.018ng/ml，D-dimer 0.8μg/ml，CK、CK-MB，心电图提示窦性心律，Ⅲ、aVF导联呈QS型，V_2～V_6导联ST段压低0.05mV伴T波低平倒置，鉴于其多年高血压病史，存在动脉硬化基础，同时结合其胸闷心悸症状，故行冠脉造影及主动脉CTA，结合检查结果，除外冠状动脉狭窄及急性主动脉综合征。另外，在与患者沟通过程中，我们注意到：患者极易发脾气、紧张、焦虑、缺乏耐心，并且非常担心自己再次发作不适。反复追问患者家属，后了解到：患者在先后经历女儿离世、妻子患癌、自身患急性主动脉夹层疾病后，其性格发生巨大变化，精神及心理压力骤增。此后，患者经常失眠、担心自己再次发作急危重症、害怕自己来不及就医。了解到上述情况后，考虑患者血压波动、心悸、胸闷等可能与精神心理因素相关，后行焦虑自评量表SAS和抑郁自评量表SDS，结果SAS 65分、SDS40分，提示患者存在中度焦虑，不合并抑郁症。参照CCMD-3诊断标准，考虑患者为惊恐障碍，经专科医师会诊后建议口服氟哌噻吨美利曲辛片10.5mg/早及10.5mg/午、劳拉西泮片0.5mg/早及0.5mg/晚，同时给予患者低盐低脂膳食，心理辅导，减轻精神压力，规律生活习惯；同时继续拜新同、奥美沙坦氢氯噻嗪片、比索洛尔治疗。出院后，经半年随访，患者症状明显缓解，惊恐障碍严重度量表（PDSS）评分由治疗前的16分降至8分。惊恐相关症状量表（PASS）评分有治疗前的14分降至5分，日常血压波动范围100～120/65～85mmHg。

三、分析与讨论

惊恐障碍（PD）是焦虑症的其中一种类型，PD亦称为急性焦虑发作、惊恐症、惊恐性障碍，是指反复出现不可预期的惊恐发作的一种焦虑障碍，其发作不限于发生在特定可预料的情境中，而是可在任何情境中，惊恐发作后会持续担心再次发作。临床表现主要有：①在没有客观危险的环境下发作或发作无明显而固定的诱因，以致其发作不可预测；②两次发作的间歇期，除了害怕再发作外，没有其他明显症状；③典型表现常是突然出现的强烈恐惧，有濒死感或失控感，使患者难以忍受。同时患者感到心悸、头晕、气促、胸痛、咽部堵塞感、焦虑、出汗、手脚麻木等；④发作突然，10分钟内达到高分，一般不超过1小时，发作时意识清晰，事后能回忆发作过程。患者躯体症状尤为明显，发作常呈自限性，一般持续时间小于10分钟，患病率在1.5%～5.0%。在1个月内有≥3次惊恐发作，或在首次发作后继发害怕再发作的焦虑持续1个月，参照CCMD-3诊断标准，在排除了其他精神障碍（如恐惧症、抑郁症等）和躯体疾病后，可诊断惊恐障碍。

惊恐障碍若得不到及时有效的治疗，有可能转入慢性病程，使患者生活质量下降、社会功能下降。亦可发生躯体疾病即神经系统疾病。

综合医院的患者就诊中，惊恐障碍并不少见，但容易被误诊。PD躯体症状明显，临床表现多种多样，魏镜等学者在对48例惊恐障碍患者躯体症状的研究中显示，最常见症状是心悸，占比91.7%，其次为胸闷、出汗、周身发软、头晕、濒死感，另外还有尿频尿急、饥饿感。

根据相关研究，惊恐障碍病因主要有以下几方面：①遗传因素：既往多项研究证实PD与遗传因素相关，美国弗吉尼亚州的一项包括5000对病例的关于孪生子的精神和物质使用障碍的研究显示了PD的遗传可行性为28%。现阶段，PD的主要致病基因尚不明确。但已有研究发现了可能相关的染色体区域：1q、2q、4q31-34、7q、9q、12q、13q、14q、15q和22q等，同时发现PD可能与G蛋白信号调节器（RGS基因）、磷酸二酯酶4B（PDE4B）基因、血清素（HTR1）基因相关；②生物学因素：包括神经递质、受体、CO_2、乳酸盐、缩胆囊素等。神经递质方面主要是5-羟色胺能、多巴胺能、去甲肾上腺素能、γ-氨基丁酸能，很多研究提示5-羟色胺在惊恐障碍的发生及发展中有着重要作用，其机制可能是5-羟色胺能系统能抑制焦虑所特有适应性行为，具有保持警觉及控制焦虑的作用。去甲肾上腺素能神经元主要位于蓝斑核，试验证明，诱导这些神经元放电可引起恐惧和焦虑反应。与PD相关的受体主要有苯二氮䓬类受体和γ-氨基丁酸能受体等，动物实验表明，阻断苯二氮䓬类受体可诱发急性焦虑症状。Gorman等给PD患者吸入含5% CO_2的空气，结果提示CO_2像乳酸盐一样可以引起PD患者惊恐发作；③神经解剖因素：国外学者在2000年提出关于PD的神经解剖学假说，并认为这是传播自主神经和行为反应协调信息的中心点，即条件刺激感官信号通过前丘脑至杏仁核外侧核，再转移到中央核。杏仁核中央核有诸多靶点：副核可引起呼吸频率增加；丘脑外侧核可激活交感神经系统并使自主神经觉醒、交感神经信号释放；蓝斑，引起去甲肾上腺素释放增加，从而使血压、心率、恐惧反应行为增加；下丘脑的室旁核，导致肾上腺皮质继续释放增加；④社会心理因素：包括心理因素、环境因素、人格因素。PD的经典心理学理论是灾难化认知理论，其认为导致惊恐发作的主要原因是认知偏倚。环境因素主要指早期的创伤性体验、早年的生活经历、家庭环境等。现阶段普遍认为神经症患者存在一定的人格基础，相关研究提示PD患者的人格特征有明显的神经质倾向。提示PD患者存在不同程度人格缺陷，但上述理论还需进一步研究支持。

患者惊恐障碍急性发作时常伴有血压波动，从而使患者反复就医。PD导致阵发性血压升高可能有以下几种机制：①交感神经系统过度激活，肾上腺分泌肾上腺素增加，α和β受体敏感性增加，心血管系统对儿茶酚胺敏感性增高，产生“伪嗜铬细胞瘤现象”；②两者均存在脑干自主神经活性增强和5-羟色胺神经元分泌活性减低的共同通路。

由于惊恐障碍患者将他们的症状视为身体受到威胁的信号，因此他们的主动就医率相对较高，相关医疗成本会明显高于其他精神障碍患者。另外，该患者群个体罹患自杀、物质使用障碍及情感障碍风险增加。尽管这类人群主动就医率很高，接受当前临床指南建议的最佳治疗，但是依然有大部分的惊恐障碍患者有阈下惊恐症状没有完全缓解，呈现慢性临床病程特点。只有少部分患者在随访期间能够保持稳定的无惊恐状态。近一半的惊恐障碍患者在病情缓解后出现复发。

惊恐障碍的评估方向分为两个部分：一个是各种自主神经和躯体症状表现的意外惊恐发作，如心悸、出汗、头晕、感觉异常以及持续的认知焦虑以及对产生后果的担忧，如失控和心脏疾病发作。实际上，惊恐障碍的自主神经症状和躯体症状的消失并不意味着惊恐障碍的真正康复，惊恐发作的存在也可能是对持续压力的正常反应。对惊恐障碍的缓解和恢复的评估应该是多方面的，不仅应该包括自身神经症状和躯体症状，还应包括另一部分，即对社会功能的评估。

曾有研究发现，与其他精神障碍的共病，如重度抑郁症、双向情感障碍、强迫症、创伤后应激障碍、人格障碍等，会使惊恐障碍患者的临床症状严重程度进一步增加，个体功能水平更低。与其他精神障碍的共病阻碍了惊恐障碍患者从罹患到病情缓解再到完全康复的进程。

对于惊恐障碍的治疗，包括药物治疗及非药物治疗。

1．药物治疗　比如选择性5-羟色胺再摄取抑制剂（SSRIs）、5-羟色胺-去甲肾上腺素再摄取抑制剂（SNRIs）和苯二氮䓬类药物。SSRIs是目前治疗PD的一线用药，主要有帕罗西汀、艾司西酞普兰、氟西汀、西酞普兰、氟伏沙明、舍曲林。一项关于难治性惊恐障碍的前瞻性研究发现，非典型抗精神病药物（包括喹硫平、阿立哌唑和奥氮平）与抗抑郁药的联合治疗对惊恐障碍的疗效和治疗反应优于单独抗抑郁药物治疗。其中，低剂量的喹硫平加上抗抑郁药物对无合并症的难治性惊恐障碍患者有较好的疗效。此外，应充分考虑非典型抗精神病药物和苯二氮䓬类药物的不良反应，包括代谢综合征和药物误用的潜在风险，并全面评估联合治疗的益处和风险。

2．非药物治疗

（1）心理治疗：包括认知行为疗法、精神动力学治疗、情绪中心心理治疗、人际关系心理疗法等。临床上已经有许多关于证明认知行为疗法（CBT）治疗惊恐障碍的疗效。单独的认知行为疗法和认知行为疗法联合药物治疗对惊恐障碍具备有效性。对于难治性惊恐障碍，可以考虑药物治疗联合认知行为治疗的综合方案。多数认为，行为治疗包括以下几个部分：①关于惊恐障碍和认知行为治疗的心理教育；②呼吸训练，如呼吸放松和肌肉放松；③暴露于引起恐惧的思维内容和环境中。对于大多数接受治疗的患者，认知行为治疗可以减少惊恐发作、广泛性焦虑、场所恐惧回避症状和抑郁情绪。除了认知行为治疗之外，还可尝试使用其他几种方法：专门针对恐慌症状进行治疗的短程心理动力学疗法、人际心理治疗、正念疗法、接纳承诺疗法等，均在临床上证实他们在减轻惊恐障碍症状方面显示出的初步疗效。

（2）神经调控疗法：以往研究显示，重复经颅磁刺激和迷走神经刺激在治疗惊恐障碍中的潜在疗效。然而，需要更大样本量和适当方法进一步证实这两种方法在治疗难治性惊恐障碍的有效性。

综上所述，PD作为临床中常见的精神障碍，其病因涉及心理、生理、社会等多方面因素。临床中，如遇血压骤升，同时伴胸闷、心悸、头晕、出汗等自主神经功能亢进的患者，在经调整降压药物并除外器质性疾病后，血压仍控制欠佳时，需考虑精神心理性疾病的可能，尤其是惊恐发作及惊恐障碍，应及时予相关干预措施。

（张艳昆　何　峰：天津市第四中心医院）

参考文献

[1]冯玲，崔运英，马晓森，等.惊恐发作所致阵发性高血压患者的临床特点[J].基础医学与临床，2021.41（1）：97-99.

[2]安亭，王丹，陈琛，等.惊恐障碍病因及诊治研究进展[J].国际精神病学杂志，2015.42（5）：68-73.

[3]Na HR， Kang EH， Lee JH，et al.The genetic basis of panic disorder[J]. J Korean Med Sci.2011；26（6）：701-710.

[4]Mourik，Hishimoto A，Fukutake M，et al.Association study of RGS2 gene polymorphisms with panic disorder in Japanese[J].Kobe J Med Sci，2010，55：116-121.

[5]Otowa T，K awamure Y，Suaya N，et al.Association study of PDE4B with panic disorder in the Japanese population[J].Prog Neuropsychopharmacol Biol Psychiatry，2011，35：545-549.

[6]Blaya C，Salum GA，Moorjanni P，et al.Panic disorder and serotonergic genes（SLC6A4，HTR1A and HTR2A）：Association and interaction with childhood trauma and parenting[J]. Neurosci Lett.2010；485：11-15.

[7]Gorman JM，Kent JM，Sullivan GM，et al.Neuroanatomical hypothesis of panic disorder,

revised[J].Am J Psychiatry，2000，157（4）：493-505.
[8]陈淑芳，王翠翠，吴学影.惊恐障碍的临床研究进展[J].大连医科大学学报，2019，41（4）：366-378.
[9]Carcha AS，Cohen DL.Catecholamine excess： pseudopheochromocytoma and beyond [J].Adv Chronic Kidney Dis，2015，22：218-223.
[10]Davies SJ，Bjerkeser O，Nutt DJ，et al.A-shaped relationship between systolic blood pressure and panic symptoms：the HUNT study[J].Psychol Med，2012，42（9）：1969-1976.

病例20

心病还需心心同治

一、病历摘要

一般情况：患者李某，男性，65岁。

主　诉：主因“阵发性心前区不适1年，胸闷、憋气4小时”于2021年3月在我院首次住院。

现病史：患者当时的情况是入院前1年开始无明显诱因出现阵发性心前区不适，性质描述不清，无放射，伴心悸，无胸闷、憋气及乏力出汗，与呼吸及体位变化无关，休息5～6分钟可自行缓解。曾于外院门诊就诊，行心电图提示窦律，Ⅲ导联可见病理性Q波，予以口服药物治疗1周，具体不详，本次入院前4小时患者于睡眠过程中突发胸闷憋气，深呼吸后可好转，伴心悸，无出汗，自测血压174/100mmHg，持续15分钟左右，含服速效救心丸后逐渐缓解，就诊于我院急诊，考虑冠心病—不稳定心绞痛收入我科。入院后我们给患者完善相关化验检查，除外急性心肌梗死，诊断为冠心病—不稳定型心绞痛，建议行冠脉造影检查明确及治疗血管病变，患者及家属经考虑后表示同意，于是在2021年3月9日我们首次给患者完善了冠脉造影检查，造影结果提示患者右冠状动脉近端可见50%～60%节段性狭窄，伴囊性扩张，中段闭塞，前降支未见明显狭窄，其远端向右侧冠状动脉发出侧支循环，经患者本人及家属同意后我们对患者右冠状动脉的病变进行了PCI治疗，术中我们经过反复尝试，最终在微导管辅助下将导丝送至左室后支远端，但患者后降支导丝始终无法通过到位，因此鉴于患者冠脉病变特点，我们在右冠行到药物囊扩张治疗，未植入支架，术后患者右冠血流良好，结束手术，建议患者1个月后再次入院行PCI治疗。第一次手术后患者对于右冠血管未能植入支架多次进行病情咨询，情绪明显较之前有所改变，我们医护人员在病程中也对患者进行了抑郁及焦虑量表初筛，并对患者病情进行详细宣教，患者对自身病情有一定认识，未再发作胸痛，好转出院。出院后第3

日，患者再次因心前区不适6小时就诊于我院急诊，急诊完善心肌酶及心脏彩超等相关检查，除外心肌梗死，考虑冠心病—心绞痛再次入院治疗，结合患者既往1周前刚行冠脉造影检查，而且自入院后患者未在发作心前区不适情况，因此我们第2次住院予以药物保守治疗好转后出院。出院后患者明显处于一个焦虑状态，反复通过微信及电话与我科医生联系，1个月后患者因欲行择期介入治疗再次入院，入院第2天我们给患者再次完善冠脉造影，造影结果提示患者右冠状动脉血流通畅，但其左室后支远端纤细，可见双向血流，因此鉴于患者病变特点，未行支架治疗。此后患者明显处于一个焦虑紧张的情绪之中，每日都通过微信及电话方式与我科医生联系，间断会发作心前区轻微不适症状，有时也会伴有血压波动，考虑患者存在焦虑状态，门诊随诊过程中给患者加用了氟哌噻吨美利曲辛（黛力新）改善焦虑抑郁，加用佐匹克隆等药物助眠，患者不适症状逐渐好转。

患者为家中幼子，其上有3名姐姐，自小性格固执、急躁、自私，据其爱人描述其性格谨小慎微，年轻时在小工厂内从事会计行业，人际关系较复杂，与同事关系一般，平时自感工作压力较大，害怕出错，育有2个儿子，两个孩子都已经正式工作，平时不需要父母帮衬，该患者退休后赋闲在家，没有从事任何劳动。自从1年前开始诊断为冠心病，造影提示血管病变后患者更是时时刻刻处于焦虑状态，睡眠质量较差，忧思过重，入睡困难，每日凌晨3年醒来后难以再次入睡，情绪低落，整日郁郁寡欢，少言少动，不愿与外界接触，不敢出去旅游，害怕在外地发作心肌梗死无法及时救治，害怕血管持续堵塞而患慢性心力衰竭，住院期间反复询问同病室患者的心脏情况，当同病室有心衰患者时反复向医生确认自己长此以往心脏血管堵塞会不会因此而出现喘息，躺不下的情况，平素在家唉声叹气，寡言少语，不定期会出现胸闷、心悸，伴脸红、血压升高，多次半夜向医生办公室打电话询问病情，多次联系自己主管大夫，也多次因上述不适情况住院治疗，患者生活治疗急剧下降。

二、诊疗经过及分析与讨论

这例患者也是我们临床诊疗过程中经常遇到的一类患者，近年来随着社会经济的发展，各行各业竞争激烈，社会压力急剧增加，心血管疾病伴随心理疾患已经成为我国最严重的健康问题之一，这两种疾病互为因果，相互影响，不但容易造成过度检查和过度治疗，而且会严重影响患者的生活质量和预后。多项研究表明，抑郁焦虑作为冠心病独立危险因素，对冠心病的发生和发展以及预后有着重大影响。

在最新的流行病学调查数据显示，冠心病患者抑郁和焦虑的总患病率分别为8.2%和5.4%。抑郁和焦虑症状的发生频率在性别之间存在显著差异。抑郁症对冠心病预后的影响，包括病死率，再发病率以及生存质量，其影响作用甚至超过了左心射血分数，冠状动脉粥样硬化病变程度等危险因素。美国心脏协会已经确定抑郁症是ACS患者预后不良的主要危险因素之一。同时，研究也证实焦虑抑郁共病状态是急性冠脉综合征后患者死亡及不良心脏事件的独立危险因素。在4256名健康受试者的退伍军人中，焦虑和严重抑郁是15年随访期间全因死亡率的独立危险因素，其中抑郁焦虑合并症组的死亡率最高。但是，目前尽管有大量的系统综述和荟萃分析，但中国人群的数据较少。目前也有少量小规模研究报道中国急性冠脉综合征患者的抑郁与不良反应之间的关系，但这些研究普遍样本量小，随访时间（<1年）短，鉴于东西方国家之间的文化差异，以及疾病救治管理及社会保险体系的差异，中国人口中国人口冠心病患者抑郁焦虑状态与疾病预后相关性需要更多大规模临床研究，以期为寻找冠心病管理与救治寻找新的突破口。

冠心病与焦虑抑郁互为因果，互相影响，冠心病疾病本身可以导致焦虑抑郁情绪的发生。许多冠心病患者对自身预后感到忧虑，表现为情绪波动、易激惹、疲乏无力和失眠多梦。病程长、病情重、生活条件差、生活不能自理患者、文化程度低或过高的患者，焦虑、抑郁的发生率高。我们这例患者职业为会计，长期的职业习惯形成谨小慎微的性格，通过由于知识的壁垒，从疾病角度而言，患者心脏血管血流通畅，无需植入支架，但患者因自身认知问题始终认为自己心脏血管为阻塞状态，前期对自己病情无正确认知，造成自身处于紧张焦虑的情绪之中。从生理机制方面而言，冠心病伴发抑郁焦虑是由于脑部慢性缺氧引起的精神障碍和神经症状，其病因有多种学说。①冠状动脉硬化学说：冠状动脉硬化引起心肌缺血、缺氧，心脏不能向脑部输送足够的血液，导致脑组织缺氧，引起脑功能障碍，产生神经、精神症状。②脑动脉硬化学说：冠状动脉硬化的同时常伴有脑动脉硬化，影响脑的血液供应，出现精神症状。③血氧含量改变学说：动脉血氧含量及氧饱和度下降，也引起脑缺氧，导致神经、精神症状。目前关于冠心病伴发抑郁焦虑疾病的分子生物机制也有诸多研究。研究显示外周血管病冠状动脉疾病患者血浆5-羟色胺（5-hydroxytryptamin，5-HT）水平升高，提示5-HT在心血管疾病的发生发展中发挥作用。5-HT主要是通过5-HT受体介导血管内皮功能障碍，造成血管收缩、促进血小板活化和聚集、血栓形成以及血管平滑肌细胞增殖与迁移等病理生理过程，促进心血管疾病的发生发展。5–HT水平异常引起的神经递质—受体信号通路适应性改变是大脑功能紊乱和精神疾病产生的基础，与抑郁症、焦虑症的发病机制密切相关，5–HT受体抑制剂及5–HT再摄取抑制剂是目前临床治疗抑郁焦虑障碍药物最重要的靶点之一，同时也是目前开发新的冠心病治疗用药的研究靶点之一。Liang等的研究显示焦虑抑郁患者C反应蛋白、血清髓过氧化物酶（MPO）和脂毒素A4水平显著高于正常患者，提示抑郁焦虑可能通过加重冠心病患者的炎症反应机制而影响冠心病患者的预后。

尽管焦虑抑郁在冠心病疾病中发病率高且影响严重，这种症状会持续数月甚至更长时间，但大多数冠心病患者的情绪和焦虑症状未被正确识别及有效治疗。抑郁和焦虑与负面医疗结果相关的机制可能是不良情绪状态对炎症、儿茶酚胺、心率变异性和内皮功能、不良的生活行为方式等多方面因素的影响。临床上，允许对心脏病患者的抑郁和焦虑进行有效和系统的筛查、评估和治疗的协议对于帮助患者避免这些疾病对生活质量和心脏健康的破坏性影响至关重要。冠心病患者经过心血管内科专科检查治疗效果不佳者，如存在下述情况应考虑合并心理障碍。①敏感人格基础：易敏感多疑、多思多虑；或做事追求完美，遇事常拿得起但放不下；②心理情感方面：易担心害怕、紧张焦虑、烦躁激动；或情绪低落抑郁、自我评价过低等；③行为方面：睡眠障碍较突出，包括失眠、多梦、易醒；精力减退，无明显原因疲乏；易受惊吓、怕吵闹、对声音敏感；严重者对人对事缺乏兴趣，想哭或易哭泣，注意力不集中、叙述表达不清晰等；④躯体症状表现多样：首先是心血管系统表现：胸闷憋气、气短、非心源性胸痛、咽部阻塞感、阵发性心悸、血压波动大、头痛头晕、肌肉不适或疼痛、四肢发麻、双手颤抖、易出汗、视物模糊、食欲减退、无饥饿感、口干、便秘、易腹胀消化不良，可有体重减轻；⑤临床检查结果与严重的临床症状不符。总之，心血管疾病的躯体症状和抑郁、焦虑的情绪障碍症状混杂并存，复杂多变而难以区分，要特别关注心血管疾病患者的心理问题，把双心治疗理念时时贯穿于心血管疾病诊疗的全过程，临床工作中要时刻注意抑郁、焦虑等情绪障碍在心血管疾病中的重要性，提高临床医生的自我认知水平，与时俱进，治疗过程中体现人文关怀。另外，一旦发现有心理障碍的可疑症状，及时采用心理量表测定。心理量表是检测心理障碍患者非常有效而重要的手段，是识别心理障碍最行之有效的手段。目前临床中最常用的是汉密顿抑郁量表（HAMD）和汉密顿焦虑量表（HAMA）。本例患者具有敏感多疑、多思多虑的敏感型人格基础，在前期诊治过程中临床医师与患者未能达到有效沟通，患者对自身病情无正确全面深刻的认知，综合因素造成患者焦虑抑郁情绪逐渐加重，出现多样化的躯体症状，在后续诊疗过程中主管医师能够及时利用焦虑抑郁量表对患者焦虑抑郁情况进行初筛，有效识别出患者精神状态，及时就行相关药物及行为方式干预，双心同治，双管齐下，达到有效的治疗效果。

冠心病合并抑郁焦虑障碍的处理，首先在治疗冠心病的基础上更要注重抑郁焦虑的治疗，抑郁焦虑是一个慢性、易复发的疾病，需要长期治疗。否则很容易慢性化，康复难度增大，在治疗心血管疾病合并抑郁、焦虑症状时，要积极提倡生理–心理–社会的现代医学模式，倡导人文医学，既要治疗心血管疾病，更要治疗心理性情绪障碍，遵循身心结合，双心同治的治疗原则。①药物治疗：目前药物治疗多选用以5–羟色胺再摄取抑制剂为代表的新型抗抑郁药，对伴有焦虑和睡眠障碍的患者，可合并使用苯二氮䓬类药物。目前患者对于精神类药物的接受程度虽较前几年大幅度提高，但不愿服药或出院后自行停药导致症状反复的患者所占比例仍很高，提高全民对于焦虑抑郁状态的认知及服用药物接受程度仍是任重而道远；②心理治疗：社会心理干预认知行为疗法是最有效的非药物治疗方法。英国关于慢性躯体健康问题成人抑郁症治疗或管理的NICE指南（CG91）支持使用心理干预作为轻度或轻度至中度抑郁症患者的一线干预措施。医生定期为患者进行健康知识讲座和宣教，从心理上帮助患者重新认识疾病，合理解释患者冠心病的转归和预后，指导其健康的生活方式；③全面心脏康复计划：体力运动为主的心脏综合康复计划（CRP）治疗是集运动、营养、宣教、戒烟、心理干预等为一体的综合性康复计划，应由专业心脏康复人员主导、营养科、心理科等多个科室专业人员组成康复团队，根据患者的性格、职业、文化背景、基础疾病、心理问题等为患者度身定做个性化康复计划。

冠心病合并焦虑抑郁心理障碍的发生率居高不下，并且与患者的治疗效果和预后紧密相关。早期识别、合理诊治对于促进医患关系的和谐、提高冠心病患者的生活质量和改善预后有着重大的现实意义。

（李　姮　何　峰　天津市第四中心医院）

参考文献

[1]Huffman JC，Celano CM，Januzzi JL.The relationship between depression，anxiety，and cardiovascular outcomes in patients with acute coronary syndromes[J].Neuropsychiatr Dis Treat，2010，6：123-136.

[2]Zhang WY，et al.Prevalence of depression and anxiety symptoms and their associations with cardiovascular risk factors in coronary patients[J]. Psychol Health Med，2023，28（5）：1275-1287.

[3]Xia K，et al.Comparing the effects of depression，anxiety，and comorbidity on quality-of-life，adverse outcomes，and medical expenditure in Chinese patients with acute coronary syndrome[J]. Chin Med J（Engl），2019，132（9）：1045-1052.

[4]Lichtman JH，et al.Depression as a risk factor for poor prognosis among patients with acute coronary syndrome：systematic review and recommendations：a scientific statement from the American Heart Association[J]. Circulation，2014，129（12）：1350-1369.

[5]Doyle F，Conroy R，McGee H.Differential predictive value of depressive versus anxiety symptoms in the prediction of 8-year mortality after acute coronary syndrome[J]. Psychosom Med，2012，74（7）：711-716.

[6]Huffman JC，et al.Anxiety，independent of depressive symptoms，is associated with in-hospital cardiac complications after acute myocardial infarction[J].J Psychosom Res，2008，65（6）：557-563.

[7]Meijer A，et al.Prognostic association of depression following myocardial infarction with mortality and cardiovascular events：a meta-analysis of 25 years of research[J].Gen Hosp Psychiatry，2011，33（3）：203-216.

[8]Phillips AC，et al.Generalized anxiety disorder，major depressive disorder，and their comorrbidity as predictors of all-cause and cardiovascular mortality：the Vietnam experience study[J].Psychosom Med，2009，71（4）：395-403.

[9]Vikenes K，Farstad M，Nordrehaug JE.Serotonin is associated with coronary artery disease and cardiac events[J].Circulation，1999，100（5）：483-489.

[10]Kawano H，et al.Serotonin induces the expression of tissue factor and plasminogen activator inhibitor-1 in cultured rat aortic endothelial cells[J]. Blood，2001，97（6）：1697-1702.

[11]Liang S，et al.Change of serum myeloperoxidase and lipoxin A4 level in coronary heart disease patients with anxiety and/or depression[D].中献大学学版医学版，2013，38（4）：370-375.

[12]Tunheim K，et al.Relationships between depression，anxiety，type D personality，and worry

and rumination in patients with coronary heart disease[J]. Front Psychol，2022，13：929410.

[13]Zimmerman M，et al.Severity classification on the Hamilton Depression Rating Scale[J].J Affect Disord，2013，150（2）：384-388.

[14]Leucht S，et al.What does the HAMD mean？[J].J Affect Disord，2013，148（2-3）：243-248.

[15]Thompson E.Hamilton Rating Scale for Anxiety（HAM-A）[J].Occup Med（Lond），2015，65（7）：601.

[16]Maier W，et al.The Hamilton Anxiety Scale：reliability，validity and sensitivity to change in anxiety and depressive disorders[J].J Affect Disord，1988，14（1）：61-68.

病例21

不是我不努力

一、病历摘要

一般情况：患者小杨第一次坐在我面前，是他8岁的时候，当时他在诊室里坐了不到两分钟，就开始扭动身体，再过一会儿就开始玩儿我桌子上的签字笔，我开始担心他会把笔像弹弓一样弹向我。

他的爸妈，大杨和老婆开始了对孩子的“控诉”，这孩子，调皮得不行，一周来老师几乎每天都会给我们打电话，经常在学校犯各种各样的错误。上课不注意听讲不说，还会经常接下茬，“活跃”课堂气氛，不听课的时候就玩自己的各种文具，还拉着同桌说话。下课在楼道里疯跑，倒是不认生，认识不认识的人都去打招呼，“招一把撩一把”的。说了多少次也不听，罚站也罚了，回家也“混合双打”了，就是不管用。都三年级了，回家写作业还得有个人盯着，不然就会东张西望，有点动静就得扒头看看，别人半个小时能写完的作业，他能拖到半夜。也不是不会，一检查就发现各种粗心大意的错误，少看了半句话，加号看成减号了……

听到这里，我心里有点数了，建议家长去做一些测试，比如眼动、脑功能检查、Conner父母量表、儿童韦氏智商测查、注意划消等。

当检查结果出来以后，我又跟家长进行了进一步的沟通，家长反映围生期基本没什么异常，出生以后也很健康，就是睡觉少、爱哭，后来发现学走路也比别的孩子早一些，学说话也和一般孩子差不多。就是好活动，从小登梯爬高，不怕危险，摔过好几次，摔疼了也不长记性。别人家沙发是用来坐的，他是在沙发背上跑。上幼儿园也不怎么听话，别的同学老老实实排队做操，他非得一会儿跑到队头，一会儿跑到队尾。还经常跟小朋友吵架，经常忍不住就动手。家里老人说，小孩子就是顽皮，长大了就好了，就没有过多干预。结果到上学，从一年级到三年级就问题不断，就像刚才说的那些表现，大杨和老师都愁死了，也没有办法。

检查结果：孩子智商比较正常，只有两项跟注意力相关的测试给拉分了不少。父母反映的品行问题、学习问题、心身问题，还有冲动—多动问题得分都不低。基本符合ADHD，也就是注意缺陷多动障碍的诊断标准。当然老百姓俗称叫做“多动症”，但是很多孩子并没有明显的多动症状，因为注意力过度不集中，也会诊断ADHD。

二、诊疗经过

诊断明确了，开始跟大杨和他老婆谈谈治疗的事儿。他们更倾向于行为治疗或心理治疗，希望从医生这里得到一些管理方式方法。当听到医生说可以考虑药物治疗的话，他们也产生了疑问，这些问题吃药能管用吗？这些药有不良反应吗？会不会影响智力和生长发育？老人说长大就好了，是不是不用吃药？

首先，药物有效率是经过临床验证的，大多数孩子都从服药中得到了益处。

其次，不良反应相对而言是个概率问题，不一定所有的人都会出现严重的不良反应，可以观察并随时更改治疗方案。

再次，服药基本不大会影响智力，反而ADHD的儿童往往会因为注意力的问题，达不到本身智商应有的水平。我有一个成人ADHD的患者，男性，不到40岁，当做完检查，我看到他智商很高，随口说了一句“可惜了，本来这智商上大学没问题的”，这个一米八的大汉竟然忍不住哭了出来。原来他上初中就辍学了，家长和老师都没有意识到这个问题，他自己也觉得不是学习这块料，就做销售等工作，虽然工作成绩还可以，但是一直觉得遗憾，因为毕竟没有学历，在社会上还是很吃亏的。被我点破以后一下子破防了。

至于说最后一个问题，目前公认ADHD还是属于神经发育问题，确实有一半左右的孩子随着年龄的增长而好转，但是一般是在成年早期才赶上，已经错过了治疗的最佳时期，很多不好的学习生活习惯已经养成，很难改善，很容易造成终生的遗憾。

进行了一番解释以后，父母俩人还是将信将疑，于是就让他们回去商量了，如果打算吃药就空腹来做一些检查好了。

好在过了没几天父母跟家里老人也做好工作了，就来医院进一步完善检查。当问过了孩子小时候没有癫痫发作，没有抽动症状的病史后，开始系统服药治疗。很快，没几个月，大杨和老婆就很高兴，因为孩子在学校的表现有了显著的改善。

写作业也专心了，上课也能认真听讲了，老师也不怎么找家长了。大家好像皆大欢喜，后面就是继续巩固治疗了。大杨定期来医院给小杨开药。如此半年后的一天，大杨开完药以后把老婆和小杨支走了，然后支支吾吾跟我说：“医生，我有个问题想问您一下！”“你说吧！”“这个药，孩子吃了挺管用，我吃管用么？”

我笑着了解了一下情况，原来大杨自己心里知道，小时候自己也是有小杨一样的问题，但是怕岳母家埋怨，在我问家族史的时候就没跟我说，小小隐瞒了一下。这次才跟我说实话了，原来大杨小时候很多表现和现在的小杨一模一样，但是当时学习压力不大，凑合上个职专也就上下来了，人挺聪明的，就是成绩不好，也容易冲动。成年以后虽然有所改善，但是还是有一些问题。比如做事情容易丢三落四，特别容易忘带东西。跟别人约好的事情，很容易忘记，上班也容易迟到，有时候一些工作任务也拖延的要命。好在他在单位做的是司机的工作，天天跑外勤，基本也能勉强完成工作。但是最近转岗了，改做文员了，不能出去东跑西颠。每天必须在电脑前完成工作，这可把他难受坏了，坐了没5分钟就起来，要不就是去趟厕所，要不就是抽根烟，要不就沏个茶，反正没闲着时候，工作效率也是不如别的同事。自己也是着急，但是仿佛也没用。经过详细了解病史和相关检查，果然大杨也是符合成人ADHD的诊断标准。于是偷偷给他也开了点药，等过了一段时间，大杨来开药时候偷偷跟我挤眼睛。我就知道，这药对他也起作用了。

所以，在临床中，我们经常看到，家长带孩子来专科医院被诊断为ADHD以后，往往因为“担心”各种各样的不良反应，或者因为质疑疗效或者非常容易听从别人的建议，而没有给孩子充分的治疗。

而这些孩子往往在未来的日子里，面对的是和智力不相称的学业水平，与自身能力不匹配的专业能力。当他们长大以后，经常会面对焦虑、强迫甚至抑郁的问题，往往被诊断为焦虑症、抑郁症、强迫症、双相障碍甚至人格障碍等，而接受了不恰当的治疗。等回过头来再看，才发现自己是ADHD的问题，但已错过了最佳的治疗时期。

三、分析与讨论

我曾经在一个下午诊断了5例ADHD患儿，强烈建议患儿和家长择期来做常规检查后，接受药物治疗。当时的实习生说，这一下午没有白来，在我和家长沟通的过程中，他详细了解了这个疾病。但是之后一两周的随访。只有一两个家长带孩子来做检查并接受药物治疗。所以说这是一个很容易被诊断，但是很难被治疗的精神障碍，很容易“溜走”。

首先，ADHD患者是一类比较特殊的人群，他们思维活跃、充满了跳跃性，具有逆向思维和发散思维，他们是一群很可爱又很讨人厌的儿童。在学校，他们往往不循规蹈矩，甚至给家长和老师带来很大的难题，当他们学业受到影响时候，会经常被老师建议到儿童青少年心理科门诊进行诊疗，但是当医生明确了诊断，家长的顾虑也随之而来，这些问题是服药能解决的么？服药把孩子吃傻了怎么办？孩子就是调皮捣蛋，到大了一些自然会好吧？

ADHD目前被专家共识为神经发育性疾病，首当其冲的是前额叶发育的迟缓，当然前提是智力水平没有明显的损害。换句话说，就是孩子智力没有问题，但是自控能力受损。当然这种能力有可能会称为狩猎基因，也就是说很多原始本能的冲动在额叶发育不足的情况下得到了充分发挥，比如运动能力、狩猎能力等。只不过是不适应现代社会对孩子的要求。从某一方面来说，他们充满活力和原始的魅力。但是在现代社会的要求下，他们不能安静下来学习一些东西，这就给孩子造成了很多的适应不良和问题。如果再遇孩子家长和学校双重打压，认为孩子能力不足、自控能力不够，是不听话不守规矩是态度问题，那么就会导致ADHD的孩子自尊水平下降、充满挫败感、认为自己不如别人，久而久之，便有可能导致放弃学业或出现其他问题的概率增加。而且还应该看到，有一部分ADHD孩子，由于智商水平偏高，导致ADHD的症状并不突出，家长也没有及时发现，所以小学乃至初中的问题都没有明显突出，到高中甚至大学生阶段，ADHD对一个人的影响才充分体现，导致学业甚至工作能力受损，才可能想到要来看医生，确定自己的问题所在。

在目前的门诊中几乎每天都有大学生、研究生前来就诊，他们都会报告自己在小时候的学习中基本靠自学，即使自己学习也不能很好地集中注意力。有的人确实智商比较高，在小学初中即使注意力不好，但是成绩也没有受到很大的影响，尤其是女孩子，很多冲动和多动的症状并不突出，导致家长和老师都没有意识到问题的存在，自己也是到了高中或者大学，尤其研究生阶段，没有人监督，自己也有了更多自主的时间，就开始发现自己的拖延，以及经常丢东西。甚至有的人因为经常丢东西，还继发了强迫的问题，反复地检查。还经常被老师或者上司批评，“工作不认真”“懒”……。造成这些人自尊水平很低，总是觉得自己不行，完不成任务，总觉得自己不如别人，久而久之，不仅仅是强迫和焦虑的问题，有的甚至达到抑郁的程度。而他们平时的富于活力，活泼好动的个性，又容易被诊断为双相情感障碍。当然这些不一定都是误诊，因为也存在共病的可能性。作为神经发育问题，许多大型流行病学和临床研究表明，ADHD经常与其他精神障碍并存，特别是抑郁症、双相情感障碍、孤独症谱系障碍、焦虑症、对立违抗性障碍、品行障碍、人格障碍、进食障碍和药物使用障碍等，他们的出现并不能排除ADHD的诊断。

另外，还应该看到，所谓ADHD并不只是一种精神障碍这么简单，背后可能是我们某种远古基因的流传。说一句玩笑话，小猫小狗其实都是ADHD，因为注意力不集中，他们才能规避丛林中的各种危险，才能活下来。所以，有的ADHDer找到了适合他们的土壤，一样能生存得很好，比如部队、运动员、销售等岗位，是很多需要ADHD的特质才能做好的工作。引用前辈丛中老师的话，用现代标准来看的ADHD患者，在古代可都是草原小英雄，村里打猎收获最多最靓的仔。所以我们也不必谈病色变，ADHD也有很多人难以企及的优点，比如发散性思维、逆向思维等。找到适合自己的位置这是最好，如果不适应的话，我们还有很多办法可以帮助到ADHDer，比如药物治疗、一些行为训练等。

流行病学研究表明，成年期ADHD的患病率在精神障碍中是最高的疾病之一，与童年期ADHD相比，成年期ADHD社会功能受损的范围更广，具有重要的医学、经济和社会影响。尽管在临床表现、遗传学、神经生物学、疾病负担以及安全有效的成人ADHD治疗方面有强有力的证据，许多人仍然没有得到充分的诊断和治疗。在世界大部分地区，包括欧洲，专业的临床服务仍然稀缺。须加强对普通和精神卫生专业的学生以及精神科专业人员的关于生命历程观点、诊断评估和ADHD治疗的教育。成人ADHD的治疗应遵循多模式、多学科的方法，包括心理教育、药物治疗、认知行为治疗（CBT）和训练治疗。理想情况下，治疗计划还包括成人的伴侣、家人或关系亲密的人，在某些情况下，当家庭关系和功能严重受损时，可能需要系统性（家庭）治疗。

所以就ADHD这个神经发育障碍来说，可以把它理解为一幅画的底色或者说背景。其他的功能障碍，很可能也是继发于这种问题。所以追根溯源，我们作为精神科医生，应该有意识提高对ADHD这一障碍的认识，通过进一步学习，提高识别能力，才能更好地帮助这个群体。

目前，很多ADHD的患儿或者成人，通过网络学习觉得自己可能是ADHD患者，然后需要来到精神专科进行诊断和治疗。当然这其中也有一少部分人其实是强迫性人格障碍，因为他们对自己的要求比较高，自我设限、自己按照完美主义的要求来要求自己。当他们做量表时候也有可能对号入座，越看自己越像。这一现象倒是不用过于担心，受过系统训练的精神科医生，肯定不会只看各种量表和辅助检查就轻易做出诊断，一定会详细问询患者本人、患者的父母或者伴侣等知情人，相对客观地做出判断。另外，还有法国学者提出了资优儿童的概念，认为相对高智商的人群，也有可能存在和环境格格不入的现象。这一观点尚未得到业界的公认，但是也是提醒我们儿童精神科医生未来应该注意的方向，可能智商高的资优儿童也容易被误诊为ADHD，也许引用我们传统孔夫子说的因材施教才是对资优儿童和ADHDer最好的教育方式吧。

而我国目前对ADHD成人患者的准备显然不足。很多精神科医生缺乏必要的训练和教育。成人ADHD大多由儿童青少年心理科的医生做出相对准确的判断，当然不仅仅是成人ADHD，还包括成人的抽动障碍，成人的孤独症谱系障碍等。很多从儿童青少年期间发病的精神障碍延续到成年期，往往是由儿童精神科医生做出明确的诊断，这也是精神科目前的尴尬所在。

所以，我们未来的目标还是尽量让ADHD患者能够应治尽治，让更多的患者能够从治疗当中获益，对社会的未来做出应有的贡献。

（雷　彤　孙　凌　天津市安定医院）

参考文献

[1]王玉凤.注意缺陷多动障碍[M].北京：北京大学医学出版社，2019．424-425．

[2]Kooij JJS，et al.Updated European consensus statement on diagnosis and treatment of adult ADHD.Eur Psychiatry，2019，56：14-34．

病例22

拒绝被分享的爱

一、病历摘要

一般情况：患者青青（化名），女，12岁。

现病史：从青青记事起，耳边不断回响的都是爸爸妈妈争吵声音，每次他们吵完架，接踵而来的就是漫长的冷战，这段时间里，他们总是会把对彼此的怨气撒在青青的身上，对她各种指责，甚至动手打她，很多个夜晚，青青都是自己躲在被子里悄悄哭着睡着的，她常常觉得是因为自己不够可爱、不够好，才使得爸爸、妈妈总是因为自己吵架。

慢慢地，青青变得不爱笑也不爱说话了，她总是习惯观察父母的脸色，尽量得懂事，避免闯祸、惹麻烦。到了上学的年纪，青青在学校也总是老师嘴里最听话、最让老师省心的好学生。青青认为自己的懂事、优秀能够让爸爸妈妈少些争吵，更爱自己。然而，噩梦还是发生了，青青8岁那年，有天放学回家后，爸爸妈妈告诉了青青他们决定要离婚的消息，并让她选择到底是跟爸爸还是妈妈一起生活。青青感到整个世界仿佛崩塌了一般，她意识到不论她怎么努力，也改变不了她再也不会拥有一个完整家庭的事实。青青变得更沉默了，在爸爸妈妈面前她连眼泪都没掉，只是平静地选择了和妈妈一同生活。

和妈妈在一起生活的日子还算平静，有时爸爸会在节假日偶尔带青青去游乐场玩一天，“至少他们现在不会一见面就吵个不停了，她还是有疼爱自己的爸爸妈妈，只是他们不住在一起而已”，青青常常这样安慰自己。然而，一年后，从姥姥口中得知，爸爸再婚了，而且新婚妻子已经怀孕了。青青没哭没闹，她终于明白为什么最近半年爸爸很少有时间来陪自己了，他已经有了新的家庭，而且很快她就不再是爸爸唯一的孩子了，这个世上即将会有另一个小生命，和她分享同一个爸爸。过了几个月，青青从妈妈那得知自己有了个小弟弟，青青沉默了会儿，她小声问妈妈：“是因为我不是男孩，爸爸才不爱我吗？奶奶以前好像总是让你们在生个小弟弟。”妈妈没有说话。

其实在爸爸再婚后，青青总是很不安，她担心同样的事情也会发生在妈妈身上，于是当妈妈和姥姥试探性地问她对于妈妈再重新组建一个家庭的看法时，尽管心里有一千个、一万个不愿意，她还是故作懂事表示赞同，她不想失去她仅剩的妈妈的爱，也不忍心看到妈妈独自带自己那么辛苦。终于在爸爸再婚后的第2年，妈妈也再婚了。

新的爸爸对青青很好，但是这种好始终带着一种客气的味道，妈妈和姥姥要求青青叫继父“爸爸”，但青青仅能勉为其难从嘴里挤出“叔叔”两个字，她觉得这像是一种对自己父亲的背叛，就连平时看到继父和妈妈稍微有些亲密，青青都会控制不住想发脾气，她开始经常不理妈妈，忍不住对妈妈发脾气。直到有一天放学回家，青青看到全家人都很高兴地围着妈妈，才知道妈妈怀孕了，而且是个小弟弟，“很快她也不再是妈妈唯一的孩子了，这个世上不仅已经有另一个小生命，和她分享同一个爸爸，还即将再有另一个孩子和她分享同一个妈妈”，青青知道她最不愿意看到的事情还是发生了。她再也不能像以前一样装作懂事、听话了，她开始不理妈妈，拒绝她对自己的各种关心。妈妈的肚子一天比一天大，每次听到亲戚或邻居开心地说妈妈即将要给她生个小弟弟，青青就会更加生气，直接甩开妈妈的手跑开。

有时青青看着妈妈的肚子，甚至会控制不住去想“如果这个小弟弟能消失就好了”，然后青青又会开始自责自己会有这样邪恶的念头，逐渐经常做噩梦，白天上课的时候也常常走神，时常被老师点名批评，成绩也是一落千丈。青青有时看着整个教室的同学，他会觉得每个同学都比她幸福，他们都比她强，比她优秀，老师以前对她的喜爱迟早也会全部被别的同学抢走。逐渐青青开始在上学的早上会出现莫名的头痛、恶心，甚至呕吐，一到学校门口呕吐则会更严重，家人没办法，只好任由青青不上学在家调养，但青青呕吐的情况没有好转，甚至开始出现不愿意吃饭的情况，吃一点就会呕吐。

弟弟出生后，青青拒绝和家人一起去医院看新出生的宝宝，她将自己关在房间里不吃不喝，直到妈妈从医院回来安抚她后，她才开始勉强吃很少的东西。妈妈做月子期间，青青开始不能接受妈妈长时间抱着弟弟，否则就大哭大闹或者拒食，一家人谁也没办法，只好由姥姥主要负责照顾小弟弟，青青则像个监工一样，每天盯着妈妈，要求妈妈只能陪着自己，不能去看小弟弟。逐渐青青开始出现，不允许家人碰自己的物品和食物，如果碰了，她就不再用或不再吃了，实在饿得不行了，就吃点奶片或者巧克力。很快，处于正在长身体时期的青青变得越来越瘦，常常会喊头晕、无力。家人只好带青青到医院输液治疗，但青青回到家后，仍然在情绪不好的时候就会拒食，而且情绪不稳的频率越来越高，甚至有时会动手打母亲。为求系统治疗，青青的母亲将青青送到医院儿童青少年心理科进行住院治疗。

体格检查：身高1.48cm，体重37kg，体温36.3℃，血压85/60mmHg，脉搏56次/分，呼吸20次/分。营养不良面容，消瘦，皮肤干燥、弹性差、皮下脂肪极少，女性第二性征不明显。头颈以及心、肺、肝、肾等重要脏器未查到异常，神经系统检查未见异常。

精神检查：意识清晰，衣着整齐，接触交谈显被动，尚合作，注意力集中，谈吐有条理，对答切题。未查及感知觉异常，未查及幻觉、妄想。情绪不稳定，交谈中当家人列举其对弟弟的敌意及拒食行为，患者对父母大发脾气，勉强承认自己通过拒绝吃东西让妈妈将更多的爱和关注放在自己而非弟弟身上。智能正常。自知力不全，认为自己根本没有病，更不需要治疗。

实验室检查：血常规：白细胞3.3×10^9/L，红细胞3.54×10^9/L，血红蛋白107g/L偏低。肝功能除总蛋白62.4g/L、白蛋白31.2g/L稍低外，其余各项值均在正常范围。肾功能正常。血电解质除血钾3.2mmol/L外，余正常。甲状腺功能检查T_3 0.93nmol/L，FT 31.48pmol/L偏低，其余在正常范围。心电图检查显示：窦性心动过缓，心率56次/分。脑电图检查正常。影像学检查：胸片检查无异常。腹部彩超未见明显异常。

心理学检测：焦虑自评量表（SAS）显示轻度异常。抑郁自评量表（SDS）显示中度异常。韦氏智力测查：言语99，操作89。

初步诊断：特发于童年期的情绪障碍——同胞竞争障碍。

鉴别诊断：该患者存在明显的拒食行为，体重明显减轻，但该患者不存在神经性厌食症患者的肥胖恐惧或体像障碍，也不会过度关注体形或食物的卡路里含量，因而不考虑神经性厌食的诊断。

二、治疗经过

1．药物治疗　由于患者入院时情绪经常不稳，拒绝和家人以外的人独自长时间交谈，心理治疗无法很好的介入。因而先通过药物试图改善青青的情绪，在药物选择上，小剂量的SSRIs类作为首选，予舍曲林50mg 每日1次，同时予坦度螺酮5mg 每日3次患者患者心烦。

2．适时介入心理治疗 住院治疗初期，患者情绪较不稳定，且对于医务人员试图帮助自己改变拒食所做的努力，患者是抗拒的，甚至症状还有加重的趋势，和医务人员的关系也呈现出敌对的特点。当我们将治疗的对象转变为整个家庭，适时介入家庭治疗，虽然在初期患者仍是极为勉强地同父母一同参与，大多数情况下只是一言不发，听自己的父母表述，但当父母在家庭治疗师的帮助下能逐渐看到以往被她们忽视的女儿的情感层面经历的痛苦，能够理解患者目前症状背后患者的情感冲突，患者逐渐愿意开始一点点地参与到家庭治疗中，逐渐能向父母表达自己的愤怒和悲伤，并逐渐愿意在接受家庭治疗的同时，在出院后继续接受个体的心理治疗。

3．需要多学科专业人员密切合作 患者的临床表现涉及多学科，其长期的营养不良可能会导致电解质紊乱、心律失常、猝死等严重并发症，因此其治疗需要多学科专业人员之间密切合作，包括营养学家，内科医生，儿科医生等纠正躯体营养不良状况，尤其在疾病初期，只有尽快改善患者的躯体状况，排除躯体疾病的隐患，才能最大限度降低整个家庭的焦虑水平，从而才能创造出空间去帮助整个家庭更好地在心理层面去理解和帮助患者。

三、分析与讨论

儿童期情绪障碍（emotional disorders in childhood）是特发于儿童少年时期以焦虑、恐惧、强迫、抑郁以及转换症状为主要临床表现的一组疾病。ICD-10系统中主要包括童年离别焦虑障碍、童年恐怖性焦虑障碍、童年社交性焦虑障碍、同胞竞争障碍及其他童年情绪障碍等。儿童期情绪障碍为十分常见的儿童心理卫生问题，其患病率在国外居第2位，在国内居行为问题、发育性障碍之后的第3位。由于儿童是一个正在发育的个体，许多儿童情绪障碍似乎是情绪发育阶段的突出化，还不完全构成十分肯定的质的异常。临床症状常不典型，年龄愈小，症状就愈不典型，常常以行为障碍为突出表现，如多动不宁、发脾气、砸东西、哭闹、打人、自伤、学习下降甚至拒绝上学等，须注意询问患儿的内心体验才会发现明显的情绪障碍。

回顾青青的成长史，我们不难看到对于青青来说，整个童年都处在父母的婚姻冲突当中，包括激烈的言语争吵甚至身体暴力。越来越多的证据表明，在婚姻冲突中儿童经常会变得极度痛苦，家庭中持续的冲突导致他们更有可能在与兄弟姐妹或同伴之间的交往中变得更具有敌意和攻击性（Cummings&Davies，2002；Cummings&Davies，2006）。当父母表现出大吵大闹后陷入冷战的行为模式时，儿童就无法学到对白热化冲突采取温和、适当的解决方式，这时儿童尤其可能受到婚姻不和谐的影响（Katz&Woodin，2002）。对对方伤心失望的父母、对自己的孩子也会变得情感缺失。也就是说，他们会减少给孩子的温暖和支持，变得冷淡、漠不关心或者忽视孩子（Sturge-Apple，et al.2006），而这样的教养方式与攻击行为的发展是脱不了干系的。在青青身上，无论是在童年期表现出的过于听话、讨好，还是后来在青春期前期的叛逆、攻击行为，都提示我们，她在处理自己的情绪，尤其是矛盾情感方面，存在明显的困难，这与父母在家庭中无法很好处理自身情感问题，无法敏感地关注及满足孩子情感方面的需求密切相关。在这方面，或许只有让父母看到他们各自在成长的经历中，如何在情感方面同样有过相同或类似经历，重新唤起他们自身对情感的感受、识别及容纳的能力，才能真正在教育孩子的过程中成为能接纳并且滋养孩子的有功能的父母。

父母离婚时，年幼的、认知不成熟的儿童通常会表现出最为明显的苦恼。他们不能理解父母离婚的原因，如果像青青一样，认为自己对家庭的破裂多少有些责任的话，还会有内疚感（Hetherington，1989）。这种内疚感，使青青不断将父母婚姻的不幸与自己联系起来，影响自己的自我认同感，一方面不断忽视自己真正的需要和感受，不断去迎合、讨好外界；另一方面，不断将攻击性向内，也就是向自身表达，产生自己应该要为他人负责、受惩罚的无意识愿望。只有成年的父母能够成熟的处理他们婚姻的问题，承担起他们应该为失败婚姻的责任，孩子才能逐渐将自己与父母婚姻的不幸剥离开来，客观健康的评价自己。

同胞竞争的问题。随着婴儿的降生，母亲对较大孩子的关爱和注意会减少，而较大的孩子对直觉到被忽视的可能反应是变得不易相处、具有破坏性，同时安全依恋降低。他们很容易领悟到与看护者间的独特关系已经被新婴儿的到来所破坏，因此，较大的孩子经常会怨恨失去了母亲的关注，可能会对侵占他们宁静港湾的小宝宝心怀憎恶。如果第一个孩子能够在新生儿到来之前对父母形成安全依恋，而且在之后仍能享有与父母的亲密关系，那么适应过程就会更容易些。对于青青来说，同胞竞争的问题要更复杂一些，因为重组家庭中的新生儿，在某种程度上来说具有更大的竞争性，原生家庭的破裂，使得妈妈成为青青唯一爱的来源，此时的爱的竞争者会显得更具侵略性，因而她害怕妈妈真的越来越爱小弟弟，自己内心对于小弟弟的敌意，包括“想要”杀掉小弟弟的想法让青青感到恐惧。这种侵略性不仅体现在小家庭中，也逐渐投射到青青的日常生活里，学校里的同学，仿佛也都变成了和自己竞争“爱”的“同胞”，使得青青不顾一切地要回避学校，某种程度上来说，也是在回避面对自己对于他人的攻击性。

患者青青的拒食行为是患者前来住院治疗的最显著也是最急需解决的症状或者说问题，而拒食行为是患者内在的心理紊乱外化到了进食行为问题上，其病因和发病机制涉及生物、心理、家庭、社会文化等多因素。患者的拒食行为其实是患者无法解决的潜意识冲突的外在表现形式。进食是人类最早、最重要的生活或生命需要，小孩首先从吃与喝中体验到本能的满足与不适感的缓解。按照精神分析的理论，进食意味着吞并，对于小孩来说，进食是占有某物的唯一可能，由于占有意味着损害他人的利益或使他人付出代价，因此，可被感受为功利性，这是负罪感的一个根源。另外，在青青的原生家庭中，一直在渲染男孩身份的重要性，甚至青青会认为如果自己是男孩，可能父母就不会离婚各自组建家庭，因而处在青春期的她通过不让自己进食，最大程度的阻止自己第二性征的发育，或许也能在无意识中想成为能让爸爸妈妈骄傲的“儿子”的愿望。这或许在青春期会造成青青性别认同方面的困难，也可能使青青逐渐发展成神经性厌食症。

（刘　莹　孙　凌　天津市安定医院）

参考文献

[1][美]谢弗（Shaffer，D. R.）等著.发展心理学[M].邹泓，等，译.北京：中国轻工业出版社，2016.

[2]杜亚松.儿童心理障碍诊疗学[M].北京：人民卫生出版社，2013.

病例23

反复躯体不适的报社编辑

一、病历摘要

一般情况：患者高某某，男，72岁，天津人，已婚，汉族，无宗教信仰。目前已退休，退休前是某报社编辑，大学本科文化。

主　诉：患者主因“间断情绪高涨与低落发作30年，认知下降1年，加重伴言行紊乱1周”于2023年2月28日第1次入住天津市安定医院治疗。

现病史：今天故事的主人公高大爷，退休前是某报社的编辑，文采斐然。他大约从43岁左右无明显诱因出现莫名的兴奋，总觉得自己能力很强，家属认为其日常生活受影响不大，当时未至医院就诊。自2000年高大爷退休后逐渐出现闷闷不乐，高兴不起来，对什么事情都不感兴趣，总觉得心口不舒服，家属刚开始怀疑其患心脏病，故多次带其至多个医院的心内科就诊，做多项检查结果均提示心脏早搏，应用各种药物及消融手术治疗，治疗效果均不明显，心口不舒服症状一直存在，高大爷备受其扰。后来高大爷逐渐出现全身、手心、心前区烧灼感，双腿感觉发凉等躯体不适症状，心内科医师建议至心理科就诊，家属遂带其到当地某综合医院精神心理科就诊，当时考虑“心境障碍”，予相关药物治疗，具体不详，最初疗效尚可，情绪异常及躯体不适症状得到缓解。后病情时好时坏，于2016年8月高大爷第一次来天津市安定医院院门诊就诊，予文拉法辛缓释片、艾司西酞普兰等药物治疗，起初疗效尚可，高大爷坚持服药1年余自行停药。停药后高大爷的病情出现波动，全身难以描述的不适感加重，食欲减退，后再次就诊于我院门诊，病情时好时坏，表情淡漠，对爱人漠不关心，对生活中的什么事情都没有兴趣。

2022年初高大爷家属发现其记忆力逐渐下降，做过的事情很快就忘记，会反复问同一个问题，有时候莫名其妙地说自己感到恐惧、害怕，但不知道自己害怕、恐惧什么，日常生活基本可自理，至当地医院就诊，诊断“痴呆”，予美金刚治疗，效果一般。后来，高大爷的记忆力下降越来越明显，并出现反复说自己腿部不适、疼痛。2023年2月初高大爷情绪波动变大，喜怒无常，并出现多疑，总觉得有人针对自己，有人要害自己，觉得饭里有毒而不敢进食。2023年2月5日左右出现言语表达能力明显下降，家属见状于2023年2月8日送入我院住院治疗。入院之初，高大爷感被害症状突出，但尚能跟主管医师及家属简单沟通交流，可自行描述既往不舒服的症状及感被害的内容，后言语表达能力下降明显，表现为能理解别人说话的意思，但自身言语表达困难，词汇量少、反复重复的几个词语，习惯用代词指代具体地物品，反复诉说腿疼等不适症状，对于简单的问题总是回答“不知道、不知道”，行为冲动鲁莽，不关心行为后果，个人卫生较差，需家人协助。紧张、恐惧、易怒，反复不停地说“有人要害我，有人要害我”。有时有攻击行为，会觉得老伴儿害自己，就会打骂老伴。双手不自主抖动，以左手更加明显，总是夜间失眠，反复醒来说话，坐在床上反复说，内容重复，也有反复去厕所的行为。饮食习惯发生改变，喜好甜食。

个人史及家族史：患者天津人，家里排行第四，足月顺产，母孕期正常。婴幼儿期发育史不详。

否认童年期不良遭遇。平素性格内向，不爱说话及交际，学龄期学习成绩可，青年期工作后工作能力尚可，人际关系一般，不爱与人交往。

吸烟、饮酒约50年，约3年前无明显外界干预情况下逐渐戒烟戒酒。患者与其爱人自由恋爱结婚，婚后二人感情很好，育有1子。虽然患者否认其兄弟姐妹、父母、爷爷、奶奶及姥姥、姥爷等两系三代家族中有明显神经精神病史，但其哥哥家及堂哥家子女，自己的儿子均有不同程度的精神疾病，如哥哥家儿子及患者儿子有心境障碍病史，堂哥家女儿有强迫症病史。

体格检查：神志清晰。体温36.5℃，心率80次/分，呼吸20次/分，血压130/80mmHg。双肺呼吸音粗，心音可，律齐，各瓣膜听诊区未闻及病理性杂音。腹软，无压痛、反跳痛及肌紧张。四肢活动尚可。双手不自主抖动，以左手更加明显。生理反射存在，病理反射未引出。

精神专科检查：意识清晰，定向力欠完整（时间、地点、人物、自我），生活自理欠佳（服饰整洁、饮食、二便、个人卫生），需人照顾，触尚可，对答尚可。自述腿疼等不适症状，注意欠集中。可疑幻听，未查及感知综合障碍。查及关系妄想、被害妄想，即刻、近事、远事记忆减退，理解判断、一般常识、计算力、抽象概括等智能检查未能配合完成，言语表达能力下降，时有命名困难。情绪波动，紧张、恐惧、易怒。意志要求及本能活动减退，有想冲动打人意向，睡眠差。自知力缺失。

辅助检查：血生化：肌酸激酶529U/L↑（后复测恢复正常），尿酸440μmol/L↑，血常规未见明显异常。胸部CT：①考虑双肺上叶尖部陈旧病变；②双肺小叶中型肺气肿；③主动脉、冠状动脉硬化；④纵隔淋巴结稍增大；⑤双侧胸膜局部增厚、钙化；⑥腹部情况请结合相关部位检查。腹部彩超：肝多发囊肿、肝右叶占位性病变（符合肝血管瘤声像图表现）、右肾囊肿。心脏彩超：主动脉硬化、左室壁运动欠协调、左室舒张功能减低、主动脉瓣上血流速度稍增快、主动脉瓣反流轻度、二尖瓣反流轻微、三尖瓣反流轻微。头颅CT：脑萎缩（左侧额极及颞极萎缩明显，病例23图1）；双侧上颌窦炎。

入院诊断：综合患者既往病史、症状表现、实验室检查及化验、精神检查等结果，给予患者诊断为：额颞叶痴呆。

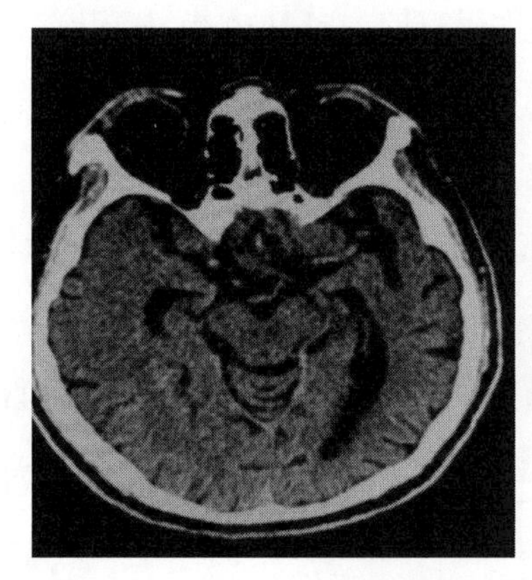
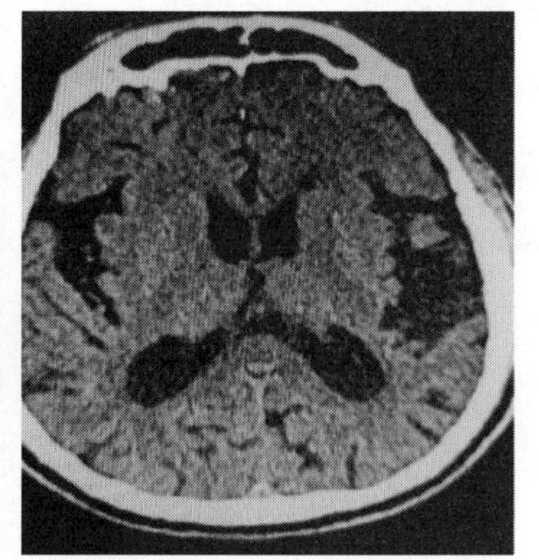

病例23图1　患者头颅CT影像

二、诊疗过程

患者入院后初步诊予美金刚合并甘露特钠胶囊改善认知，予布南色林改善其被害妄想等精神病性症状，丙戊酸钠缓释片稳定情绪治疗，予加巴喷丁胶囊改善其紧张不安、焦虑症状，予佐匹克隆改善患者夜间睡眠问题。后因患者出现面部药疹，考虑为丙戊酸钠缓释片药物过敏，故而予患者停服丙戊酸钠缓释片，停药1周左右面部皮疹缓解消失。布南色林调整加量过程中，患者被害妄想症状逐渐缓解消失，其失眠及紧张、恐惧、冲动打人行为症状突出，患者家属难以通过劝说阻止患者冲动行为，常因其频繁的攻击冲动而被约束在床，且反复述说“双下肢疼痛，肛门疼痛”，对于简单问题均回答“不知道”，双手不自主抖动，尤其以左手更加明显。调整增加加巴喷丁胶囊服用剂量改善焦虑紧张疼痛症状。由于患者反复述“双下肢疼痛，肛门疼痛”，为排除躯体疾病，对患者进行了如腰椎CT、髋关节CT、膝关节正侧位片、腹部彩超等一系列检查，均未查及可能造成患者当前不适症状的躯体疾病。在予患者加服劳拉西泮后，患者紧张不安、反复述躯体不适的刻板言语有所减轻（基于此，考虑患者反复述说躯体不适症状可能为焦虑、刻板症状，而非真正的“不适”），但仍感恐惧、害怕、有攻击他人的冲动，失眠症状仍然突出，有时几乎一夜不睡，有时夜间反复起夜多次，间断睡眠，白天也无明显困倦，对患者家属造成极大的困扰。为改善患者失眠症状，先后予患者加服阿戈美拉汀、喹硫平等药物，效果欠佳，后均逐渐停服。

住院治疗期间，患者逐渐出现进食减少，口味喜好发生改变，喜好甜食。根据患者突出的行为异常表现，结合患者既往病史，对治疗的反应，及时更改治疗方案，在美金刚联合甘露特钠胶囊改善认知、劳拉西泮及加巴喷丁改善紧张情绪、曲唑酮及佐匹克隆等药物改善睡眠的基础上，加用氟伏沙明及阿立哌唑改善刻板言语及精神行为异常，患者言语刻板症状得到一定程度的缓解，反复述说“双下肢疼痛，肛门疼痛”频次明显下降，在逐渐增加氟伏沙明服用剂量后，患者紧张、恐惧症状得到较为明显缓解，攻击他人的冲动行为较前减少，患者家属可通过劝说、解释来阻止患者对他人的攻击冲动及行为，患者逐渐可对简单问题进行对答，而不是全部以“不知道”回应，并可以短时间的与患者家属进行简单的娱乐活动，如打扑克等（患者家属描述患者有时可以赢过家属），睡眠尤其得到明显的改善，夜间醒转频次减少，在醒转后可继续入睡。家属对其治疗效果十分满意，认为照顾护理的负担明显减轻。

三、分析与讨论

额颞叶痴呆是临床一种较为常见的痴呆，其发病年龄较早，多于65岁以前发病。根据临床特征，目前国际上将其分为3种主要的临床亚型，即：行为变异型额颞叶痴呆、进行性非流利性失语以及语义性痴呆。在本案例中，根据患者症状表现，应归类于行为变异型额颞叶痴呆。行为变异型额颞叶痴呆是一种以人格、社会行为和认知功能进行性恶化为特征的临床综合征，约占额颞叶痴呆的50%，也是额颞叶痴呆中病理异质性最强、遗传性最强的亚型。患者的两系三代中虽无明显神经精神异常病史，但在其哥哥家及堂哥家子女，自己的儿子均有不同程度的精神疾病，如心境障碍、强迫症等，这仍有一定的提示作用，其侄子、儿子的精神症状，亦不能除外为额颞叶痴呆的早期症状，需动态观察其后续进展，提示其可能存在相关基因的家族遗传的可能。

在额颞叶痴呆的治疗方面，研究认为目前尚无能够减缓额颞叶痴呆进展的方法，并且也没有能够完全治愈的方案。目前治疗重点是对其行为症状的对症支持治疗。包括通过使用选择性5-羟色胺再摄取抑制剂（如氟伏沙明、舍曲林和帕罗西汀）以改善患者的强迫、激越、攻击性、冲动和异常进食行为，此外，行为的异常也可以通过小剂量的非典型抗精神病药物来对症处理。值得注意的是，在使用非典型抗精神病药物治疗痴呆患者时应该谨慎，因为非典型抗精神病药物的视情况，可能导致心脏不良事件、跌倒和感染继发死亡的风险增加。目前研究认为，胆碱酯酶抑制剂无益于额颞叶痴呆患者，并且会加重患者的行为异常。而关于美金刚对该病的治疗效果，目前国际上尚有争议。有学者认为，美金刚不能改善或延迟额颞叶痴呆症状的进展。也有部分学者研究发现，美金刚对于额颞叶痴呆患者的精神症状有明显改善。在本案例中，患者紧张、易怒，伴有明显的攻击性，言语刻板，反复说“腿疼、肛门疼”，存在严重的失眠，有时几乎一夜不睡，先后服用丙戊酸钠缓释片、喹硫平、阿戈美拉汀等多种药物效果均欠佳，在使用阿立哌唑联合氟伏沙明后，患者言语刻板症状得到一定的缓解，在增加氟伏沙明服用剂量后，患者紧张、恐惧症状得到较为明显缓解，攻击他人的冲动行为较前减少，睡眠尤其得到明显的改善。提示氟伏沙明、阿立哌唑对患者的紧张、刻板等症状效果尚可，这与目前一些研究结果一致。

额颞叶痴呆的精神行为症状有时可能会被误诊为多种精神科疾病，如行为变异型额颞叶痴呆患者的重复和强迫行为可能导致误诊为强迫症；同样，淡漠和情绪退缩可能导致误诊为抑郁障碍，尽管额颞叶痴呆的患者通常没有其他典型的抑郁症症状，并且经常否认悲伤；伴有妄想和欣快感的额颞叶痴呆患者，可能会被误诊为双相情感障碍或精神分裂症。而部分额颞叶痴呆患者在发病前，可有双相情感障碍、阿斯伯格综合征等疾病病史。在本案例中，患者早年存在明显的情绪低落与高涨病史，考虑患者情绪的异常可能为独立的精神疾病表现，也可能为额颞叶痴呆早期的精神行为异常的一部分。这两者的区别在于若为独立精神疾病表现，患者在此基础上通常伴有明显的情感体验，如悲伤等，而额颞叶痴呆患者则无上述体验，更多的是情感的淡漠和兴趣的减退。分析患者病史，患者青年时期性格内向，人际交往一般，在其43岁左右无明显诱因出现莫名的兴奋，总觉得自己能力很强，在其退休之后，情绪表现为闷闷不乐、高兴不起来，伴有躯体不适症状，情感体验较为明显，在门诊就诊时，考虑符合心境障碍的诊断，最初服药期间效果尚可，停药后症状波动加重，至治疗后期，病情时好时坏，治疗效果欠佳。而从3年前，患者在无明显外界干预情况下逐渐戒烟戒酒，后出现对患者家属的关心逐渐减少，这发生在认知功能明显下降前2年，提示在患者出现认知功能下降前2年，其兴趣减退及情感淡漠症状相较于其他情绪异常症状更加突出，这可能是心境障碍疾病本身的进展，也是额颞叶痴呆症状的一部分，两者很难完全割裂开来。但是根据患者及其家属描述，患者早期的情绪异常伴有较为明显的情感体验，故对于该患者，合并给予心境障碍的诊断。

此外，患者既往病毒性脑炎病史，家属描述经治疗后痊愈。病毒性脑炎绝大多数预后较为良好，少数可残留后遗症，如精神行为异常等。在本案例中，纵向结合患者病史表现，考虑患者的情绪、认知行为异常的起病、发展与病毒性脑炎的起病、转归无明显的时间伴行关系，故未给予脑炎后综合的诊断。

（张　冉　孙达亮　天津市安定医院）

参考文献

[1]Bang Jee，Spina Salvatore，Miller Bruce L.Frontotemporal dementia[J].Lancet，2015，386：1672-1682.

[2]中华医学会老年医学分会老年神经病学组额颞叶变性专家.额颞叶变性专家共识[J].中华神经科杂志，2014（5）：6. DOI：10.3760/cma.j.issn.1006-7876.2014.05.015.

[3]Sorbi S，Hort J，Erkinjuntti T，et a1. EFNS-ENS Guidelines on the diagnosis and management of disorders associated with dementia[J]. Eur J Neurol，2012，19：1159-1179.

[4]Lebert F，Stekke W，Hasenbroekx C，et al.Frontotemporal dementia：a randomised, controlled trial with trazodone[J].Dement Geriatr Cogn Disord，2004，17：355-359.

[5]Asmal L，Flegar SJ，Wang J，et al.Quetiapine versus other atypical antipsychotics for schizophrenia[J].Cochrane Database Syst Rev，2013，11：CD006625.

[6]US Food and Drug Administration.Information for healthcare professionals：conventional antipsychotics[C].June 16，2008. http：//www.fda.gov/Drugs/DrugSafety/ Postmarket Drug SafetyInformation for Patients and Providers/ ucm124830. htm（accessed Nov 10，2014）.

[7]Mendez MF，Shapira JS，McMurtray A，et al.Preliminary fi ndings：behavioral worsening on donepezil in patients with frontotemporal dementia[J].Am J Geriatr Psychiatry，2007，15：84-87.

[8]Boxer AL，Knopman DS，Kaufer DI，et al.Memantine in patients with frontotemporal lobar degeneration：a multicentre，randomised，double-blind，placebo-controlled trial[J].Lancet Neurol，2013，12：149-156.

[9]Links KA，Black SE，Graff-Guerrero A，et a1. A case of apathy due to frontotemporal dementia responsive to memantine[J]. Neurocase，2013，19：256-261.

病例24

查不出原因的老年躯体症状

一、病历摘要

一般情况：患者贾某，男性，72岁，已婚，汉族，无宗教信仰，天津人，下岗工人，初中文化。

主　诉：主因“情绪低落，精力下降，躯体不适2年，加重1个月”于2023年3月27日第2次住我院治疗。

现病史：1999年4月，患者因下岗，突然出现精神异常，表现自言自语、不认识家人、外跑、行为紊乱，首次在我院住院治疗，诊断为“反应性精神病”，使用舒必利、劳拉西泮等药物，具体用药剂量不详，患者出院后未坚持治疗，生活如常，能够照料家庭及个人生活。2020年初，患者无明显原因出现情绪低落、高兴不起来，感到头晕，到天津市某医院就诊，头颅核磁共振检查提示脑萎缩，未干预。此后患者持续感到心情低沉，并出现各种躯体不适，比如胃部不适、头晕、乏力等，家人带其到各大综合医院就诊，并进行相关检查，均未见明显异常。患者能够勉强完成个人家庭角色，但显得情绪低落、高兴不起来。2022年8月由于腹部不适进行肠镜检查，发现肠息肉，在天津市某医院进行手术治疗，切除肠息肉，手术顺利。但患者在此之后情绪低落更为显著，感到腹部仍然不舒服，经常卧床不起，称自己头晕太厉害了，害怕站起来，自称一站起来就会出现摔倒情况（实际没有摔倒），为此成为每天特别担心的问题，并导致其不能去洗漱，睡眠差，食欲差，体重明显下降。住院前患者情况进一步加重，感到生活无望，家人无法理解自己，感到疾病无法治疗，在床上用绳子勒自己，家属及时发现制止，首次到我院门诊就诊，处方米那普仑、曲唑酮、坦度螺酮、扎来普隆治疗，但患者不能按时服药，对治疗抵触，且在上述药物基础上合并使用米氮平后出现白天困倦，夜间语乱症状，为系统治疗，再次住院。患者否认既往兴奋、夸大、爱花钱、精力充分等躁狂样表现。患者近1个月食欲差、进食少、体重下降；便秘、小便正常。否认冲动伤人，有自杀行为。

既往史： 患者2019年因外伤出现右侧上肢肌腱断裂，保守治疗，目前活动不受限。2022年8月进行肠息肉和前列腺增生手术。

个人史： 患者30岁结婚，夫妻感情良好，平素比较内向，家中事物大部分由爱人做主。育有1女，体健。偶有社交性饮酒。吸烟40余年，每日5支。

否认毒物接触史。患者既往做工作认真负责，爱帮助他人，曾长年帮助一个离异带小孩的同事做一些力所能及的事情。

患者及家属否认患者两系三代精神疾病家族史。

体格检查： 患者由轮椅推入病房，年貌相符，体型偏瘦，身高160cm，体重50kg，生命体征平稳，四肢活动可，但拒绝下床，余无异常。

精神检查： 患者意识清晰，接触被动合作，表情愁苦，衣着略显邋遢，不整理自己的衣物，在床上趴着或者躺着，对答合作，未引出明显感知觉障碍和感知觉综合障碍，未引出妄想，注意力狭窄，围绕一个比较关注的主题，称头晕，不能起身，乏力，精力不足，对其他事物不关心，思维迟缓，未有显著的荒谬的逻辑错误，未引出妄想内容。情感低落，反复哀求医师给予治疗，但很快又称治不好了，称没有人能理解自己的痛苦，甚至多次给医生下跪哀求给予治疗，让自己能下地活动，悲观绝望，自我评价低。兴趣明显减退。对既往感兴趣的活动均无兴趣，存在自杀的观念，曾有自杀的行为。无明显冲动攻击行为，无紊乱性行为。意志活动减退，卧床不出屋，不参与集体活动，不关心家中事物。食欲和睡眠差，体重明显下降。患者症状无明显昼夜变化规律。

否认既往有躁狂样表现，记忆、理解和判断尚可，简易痴呆量表MMSE评分为29分、汉密尔顿抑郁量表HAMD-17评分为32分、汉密尔顿焦虑量表HAMA评分为16分、心境障碍问卷MDQ评分为2分。

辅助检查： 血常规未见明显异常，生化全项显示总蛋白64.9g/L，略低于正常。甲状腺轴激素T_3 1.1nmol/L，略低于正常。心电图显示窦性心动过缓，心肌缺血。腹部B超显示肝囊肿，胆囊息肉。甲状腺B超显示甲状腺左侧多发胶质囊肿。

初步诊断： 重度抑郁发作，不伴精神病性症状。

二、诊疗经过

1．病例特点　患者具有两次精神疾病发作，期间缓解期20年，缓解期表现正常，且本次疾病表现与1999年疾病表现完全不同，故考虑为两次单独发作的精神疾病。首次存在明显诱发事件，预后好，支持既往“反应性精神病”的诊断。

（1）该患者老年期起病，起病年龄超过60岁，临床表现以抑郁为主。

（2）该患者存在明显的躯体不适，主要位头晕导致其不敢下地活动，多种治疗眩晕的药无效，从疾病的开始、发展直至住院，均与躯体不适的严重程度有关。

（3）该患者存在明确的自杀行为。

入院后针对患者的上述临床特征，并尊重家属和患者的治疗倾向，制订治疗计划，暂不使用电休克治疗，尝试药物干预合并心理治疗。

2．非药物治疗　首先患者十分关注躯体不适，其次患者对于家属对自己疾病的不能理解比较绝望，一定程度上由此产生轻生观念。躯体形式障碍（或称之为躯体症状障碍）的发生机制目前尚未阐明。很多学者认为，这些变化多端的症状与患者的心理背景息息相关，是某种被压抑情绪的外在体现；也有学者认为，躯体症状是长期不良情绪作用于机体后出现的免疫或者激素水平改变。不可否认的是，不少具有躯体不适症状的患者对于心理治疗有着不错的应答。对于本例患者，医师首先对患者的躯体不适表示理解和共情，其次注重与患者的沟通和鼓励性暗示，在治疗早期为药物起效争取了更高的患者配合度。

值得注意的是，对于本例患者，医生同时为患者的妻子以及女儿进行了抑郁知识的科普以及心理支持工作，患者家属意识到患者之前的种种表现并非“无病呻吟”而是抑郁症的症状，由此对于患者给予了更多的家庭关怀和治疗支持。

3．药物治疗　首先保证患者的出入量，由于患者食欲差，体重明显下降，入院后检测血清总蛋白略低，给予静脉输液，另请营养科会诊，给予个性化营养要素饮食。治疗第1周的药物：坦度螺酮10mg 每日3次、丙戊酸钠缓释片750mg qn、鲁拉西酮20mg qn、碳酸锂缓释片300mg 每日1次，佐匹克隆3.75mg qn。单硝酸异山梨酯20mg 每日3次（用于改善心肌缺血）。

患者经过第1周的治疗后低落的情绪有所好转，能够交流对答，表情愁苦程度较入院时下降，但仍拒绝下床活动，称存在间断的头晕，期间多次监测血压心率，均在正常范围。患者注意力较前好转，能够简单沟通除躯体不适以外的话题，包括既往的工作、家庭生活等，但维持时间不长，仍然会转回自己比较关系的主题。患者否认幻觉妄想症状。意志减退，食欲一般，能够配合进食营养要素饮食。睡眠好转，能够维持每夜6～8小时睡眠。监测血锂浓度0.33mmol/L，丙戊酸钠血药浓度

76.12μg/ml。

治疗第2周，患者进食情况有所好在，逐渐停用静脉液体，仍保留营养要素饮食。药物治疗：坦度螺酮20mg 每日3次；丙戊酸钠缓释片250mg 每日1次，750mg qn；鲁拉西酮40mg qn；碳酸锂缓释片300mg 每日1次；佐匹克隆3.75mg qn；单硝酸异山梨酯20mg 每日3次；合并心理疏导。

患者经过第2周的治疗，情绪进一步改善，偶尔可以下床活动，交流比较顺利，但谈话内容比较简短，患者自我体验记忆力下降，检测其计算，判断和近事记忆能力正常。思维反应速度基本恢复，兴趣不足，躯体不适出现频率下降，能够在“不太难受”的时候活动，有时候能到活动大厅坐一会，但不能持久。食欲好转，饮食情况基本正常，睡眠良好，自我体验多梦。自杀观念消失。本次评估HAMD-17得分为24分，HAMA得分为10分。复测血锂浓度0.34mmol/L，丙戊酸钠血药浓度79.23μg/ml。

治疗第3～8周，患者整体情况已经明显好转，基本药物不变，逐渐停用促眠药物。药物治疗：坦度螺酮20mg 每日3次；丙戊酸钠缓释片250mg 每日1次，750mg qn；鲁拉西酮40mg qn；碳酸锂缓释片300mg 每日1次；单硝酸异山梨酯20mg 每日3次。治疗期间复测血常规、生化全项、甲状腺功能未见显著异常。心电图显示窦性心律，ST段改变。

患者经过8周住院治疗后情绪明显好转，基本恢复至病前水平，接触合作，表情略显羞涩，对疾病期间表现表示出回避，平素与病室病友和护工相处良好，活动自如，否认感知觉障碍和妄想症状，生活规律，偶尔观看病友下象棋，兴趣不多，自诉病前兴趣亦非广泛。否认自杀观念，称家庭幸福，女儿孝顺，要好好享受生活，出院后帮助女儿带孩子，对未来有一定期望，对疾病认识一般，不认为自己有抑郁症，但能配合用药。无胃部、头部等不适主诉，记忆力正常。出院前评估HAMD-17得分为6分，HAMA得分为3分，MMSE得分为29分。家属为其办理出院手续。

三、分析与讨论

本例患者是治疗比较顺利，结局比较满意的病例，下面将本例治疗体会进行总结，以期为今后类似患者的治疗提供参考。

1. 重视老年期抑郁患者的特征　老年期抑郁障碍指年龄60岁及以上的老年人中出现的抑郁障碍。老年抑郁障碍有着较高的发病率，据文献报道老年抑郁障碍的患病率为13.5%左右，是老年人常患的威胁生命安全的一种慢性疾病，它不仅损害老年患者的生活质量和社会功能，而且增加照料者的负担。老年期抑郁障碍有其独特的临床特征，主要包括以下几方面：

（1）焦虑/激越：是老年期抑郁障碍最为常见而突出的特点，如表现为过度的担心自己和家庭即将遭遇不幸，有的老人甚至感觉如有大祸临头、搓手顿足、坐卧不安、惶惶不可终日。结合病例患者，在入院初期总是在床上，交谈时反复活动，有小动作，且自我感觉紧张，反复诉说疾病无法治疗好了，存在明显的焦虑情绪。

（2）躯体不适主诉突出：表现为包括慢性疼痛的各种躯体不适，如厌食、腹部不适、便秘、体重减轻、胸闷、喉部堵塞感、头痛和其他躯体各部的疼痛、周身乏力等。这些老人往往反复就医检查，且对症治疗的效果欠佳。本例患者在此特征中表现极为明显，2020年开始出现各种躯体不适，伴随疾病的整个过程，尽管多种检查结果未见显著异常，患者仍感到不适。

（3）精神病性症状：常见的精神病性症状为妄想，其中以疑病妄想及虚无妄想最为常见，其次为被害妄想、关系妄想、贫穷妄想、罪恶妄想等。疑病妄想主要表现为毫无根据地坚信自己患了某种严重的躯体疾病或不治之症，为此到处求医，即使通过一系列详细检查验证都不能改变其认为自己有病的想法；偶而有幻觉出现。本例患者对于躯体不适有悲观的想法，但尚未达到妄想程度，未出现明显的感知觉障碍。

（4）自杀行为：抑郁是老年人自杀的危险因素。与年轻患者相比，老年期抑郁障碍患者自杀观念频发且牢固，自杀计划周密，自杀成功率高。本例患者具有明确的自杀观念，并出现自杀行为，具有较高的护理风险，碳酸锂对于自杀具有较多的循证依据，本例患者应用了碳酸锂治疗。

（5）认知功能损害：该病常常与老年期抑郁障碍共存，症状包括记忆力、计算力、理解和判断能力等全面的认知功能下降，但该认知功能的下降一般可随着抑郁等情感症状的改善而改善。它可能是老年人脑功能不全的体现、抑郁的易感和促发因素，也有可能是痴呆的早期表现。本例患者在入院初期，治疗过程中均表现出一定的思维反应偏慢，自我体验的记忆力差，但经过客观地评估，患者认知能力正常，尤其在抑郁情绪改善后，患者主观的认知体验恢复正常。

2．重视躯体不适的药物干预　躯体不适症状的生物学背景尚不清楚，在临床治疗中往往以心理治疗和抗抑郁药物为主。本例患者中，我们使用了心理治疗合并药物治疗的综合治疗手段。对于药物治疗，我们使用了心境稳定剂搭配抗精神病药物的结合，疗效显著。下面详细阐述我们选择这两种药物的出发点：①患者目前没有明确的躁狂或者轻躁狂表现，诊断仍维持为抑郁症，但患者存在显著持久的躯体不适，我们工作团队在多年的临床实践和科研数据支撑下发现，躯体不适是双相障碍，尤其是双相Ⅱ型障碍的有力预判指标，患者虽然本次为抑郁发作，但不能排除今后可能转为双相。考虑到患者明显的躯体不适，我们从双相的治疗角度出发，应用经典心境稳定剂丙戊酸钠缓释片；②老年患者在疾病期间往往出现思维模式/认知的变化，表现为思维固化、概念执着等共性表现，我们分析判断此为思维形式异常。目前对于思维形式的治疗，以抗精神病药物为主。患者为抑郁症，在目前的抗精神病药物之中，对于情绪同时具有改善作用且证据等级较高，安全性良好的为鲁拉西酮，在国外此药物具有双相抑郁的适应证，且能够应用于青少年使用，安全性高。故本案例中选用了鲁拉西酮；③治疗剂量：通过我们对多名类似患者的经验累积，常用剂量为丙戊酸钠缓释片750～1000mg/d合并鲁拉西酮40～60mg/d。本例患者应用丙戊酸钠缓释片1000mg/d、鲁拉西酮40mg/d，效果显著，耐受良好。

3．关注病耻感问题，增强疾病科普力度　患者在抑郁症状康复之后，出现明显的对疾病的回避，显示出病耻感，这是精神科一项持久的话题。目前社会对精神疾病仍有较高的误解，导致很多患者不敢就医，最终影响身心健康。而经过治疗的患者，也可能由于病耻感停药或者心理压力过大，导致疾病反复。为此，我们倡议，一方面，增加大众科普，普及精神科常见疾病，包括抑郁、焦虑、失眠等疾病的相关知识，引导大众正确看待疾病以及患者。本例患者经历了2年之久的躯体不适，痛苦明显，而这样的痛苦却无法被家人理解，对于患者来说，无疑是雪上加霜。对于非专业人员的患者家属来说，对于患者反复检查却无“阳性”发现的情况也确实存在“无法理解”的困境。抑郁症以多面表现出现在我们周围，尤其是老年患者，科普工作刻不容缓；另一方面，对康复期的患者要注重心理康复。药物治疗虽然能够缓解患者的大部分症状，但是对于心理弹性的提升，心理承受能力的提升收效甚微。心理康复将是今后精神疾病患者康复的重要手段之一，医院以及社会应该提供多种心理康复服务，完善康复体系，最终帮助患者回归社会和家庭。

（李美娟　孙达亮　天津市安定医院）

参考文献

[1]Mewes R，Feneberg AC，Doerr JM，et al.Psychobiological Mechanisms in Somatic Symptom Disorder and Depressive Disorders：An Ecological Momentary Assessment Approach[J]. Psychosomatic medicine，2022，84（1）：86-96.

[2]Schnabel K，Petzke TM，Witthöft M.The emotion regulation process in somatic symptom disorders and related conditions-A systematic narrative review [J].Clinical psychology review，2022，97（102）196.

[3]Bruce ML，Mcavay GJ，Raue PJ，et al.Major depression in elderly home health care patients [J].The American journal of psychiatry，2002，159（8）：1367-1374.

[4]Yatham LN，kennedy SH，PARIKH S V，et al.Canadian Network for Mood and Anxiety Treatments （CANMAT） and International Society for Bipolar Disorders（ISBD）2018 guidelines for the management of patients with bipolar disorder [J].Bipolar disorders，2018，20（2）：97-170.

[5]Corrigan PW，Mittal D，Reaves CM，et al.Mental health stigma and primary health care decisions[J].Psychiatry research，2014，218（1-2）：35-38.

病例25

一位优秀老年会计师的烦恼

一、病史摘要

一般情况：患者陈某某，女，70岁（1953年出生），汉族，已婚，无宗教信仰，中专学历，会计师，已退休，天津人。

主　诉：主因“间断情感高涨与情绪低落交替出现13年余，悲观厌世半个月”于2023年7月6日第1次住我院治疗。

现病史：患者于2010年总是腿部疼痛，行走受限，到医院就诊发现膝盖滑膜炎，医生建议手术治疗。患者对此感到紧张害怕，每天提心吊胆，总是放心不下，唯恐手术失败、瘫痪在床。家人安慰她“这只是一个小手术”“肯定不会引起那么大的后遗症”“医生也说了手术成功率特别高”，但是患者仍然无法安心。慢慢地，患者感到生活无望，觉得自己得了严重的疾病，逐渐出现情绪低落、兴趣减退、悲伤、害怕声音、怕光、入睡困难。当时曾连续20多天没有睡好，自服安定类药物治疗，效果差。患者越来越绝望，甚至感到生不如死，每天以泪洗面，跟家人告别，并且安排后事。家人不停劝慰，带患者到处散心，但患者仍然无法转移注意力，每天都在思考“活着没意思”“不如死了好”。

2011年4月，趁家人不注意的时候，患者一下子顿服150片安定药物自杀。被家人发现后，紧急送到天津市某医院就诊，进行抢救治疗。家人开始意识到患者可能存在精神心理疾病，于是在天津市安康医院门诊治疗。当时诊断为“抑郁症”，先后服用药物西酞普兰、奥氮平、阿普唑仑、劳拉西泮等治疗，效果尚可。服药半年后，患者逐渐变得开心、兴趣恢复，能够跟家人开玩笑，在家做饭、打扫卫生及照顾家人的生活。继续服药约3个月后，在医生的指导下，逐渐减药至停用，只间断服用劳拉西泮缓解紧张情绪。患者不仅能够买菜做饭、操持家务，还通过刷抖音从事会计的兼职工作，每个月大约能赚2000块钱。

2022年12月，感染新冠肺炎病毒后，同时期遭遇了长辈去世、去厕所摔倒导致脊椎压缩性骨折等多重事件，患者再次出现情绪低落、兴趣减退，不愿出门，什么都不想干，每天只想躺着，愁眉苦脸，整日唉声叹气。反复出现腹痛，每天说“腹部肠子疼痛”“肚子满了”，伴随多汗、尿频，不想进食、进水，总想自杀。便秘严重，而且患者感到总是有大便，于是不停地用手去抠肛门。因为“腹痛”和“总有大便”，感到心情烦躁，坐立不安，间断出现要失控和崩溃的感觉，总跟家人说“我快要活不了了”。夜间频繁出现心慌、胸闷、颤抖发作，感觉活不了了，反复扣肛门，不停地喊“肚子疼”。家人非常害怕，带患者到处就医，先后在天津各大医院就诊、检查。曾做3次肠镜、2次胃镜，以及腹部彩超、腹部CT、胸部CT、头颅CT等，均未见异常。医生安慰患者“你没有问题”“胃里面什么都没有”“肚子不是充满了大便”，患者坚持不信，认为医生们都是骗她的。患者说：“我已经得了严重的疾病，就是医生不告诉我！”家属见此情况，自行到天津市某医院门诊治疗，继续服用西酞普兰、奥氮平、劳拉西泮治疗，效果较差，患者的病情逐渐加重。

2023年3月31日，到天津市安定医院门诊就诊，服用艾司西酞普兰、米氮平治疗，开始时效果较好，患者能够进食，睡眠改善，但仍然感到腹痛，反复扣肛门。近半个月患者病情加重，反复说“腹痛”“肚子都是大便”“肠子都要烂了”，因此不敢吃饭、喝水。反复说“安定医院的医生要杀死家人”，如果几天看不到家人了，就说他们已经被医生被杀了，并伴有少语、说话声调低、神情紧张、坐立不安、无法行走、自责、反复说一些想要自杀的言语。家人吓唬她说“如果不吃饭的话就让医生给下胃管”。患者对此感到异常恐惧，每天哭泣，乞求家人“不要给我下胃管”。今日为求进一步诊治由家属协助下住我院治疗。

既往史：子宫肌瘤切除术、直肠肉瘤术后30余年。高血压病史20余年，规律服用厄贝沙坦治疗，目前血压稳定，已经停用。滑膜炎病史13余年。有青霉素过敏史。

个人史：出生于河北省兴隆县，籍贯北京市平谷区，1岁时由母亲带到天津居住。在家排行老大，足月顺产，母孕期正常，婴幼儿期养育史、发育史不详。儿童青少年时期体格发育正常，智力发育情况一般。童年时跟父母、爷爷奶奶一起生活，主要由母亲养育长大。父亲常年在外地工作，很少回家，患者与母亲关系亲密，父亲对她较为严厉，所以与父亲关系一般。家中共有4个孩子，其中有1个弟弟、2个妹妹。但母亲对孩子们一视同仁，非常公平，所以让患者养成了做事公道的性格。无童年不良遭遇。6岁开始上学，学习成绩一般。小时候经历过“上山下乡”和“文化大革命”，因为年纪小，所以印象并不深刻。父母都是干部，其中父亲被批斗，受到很大的冲击，母亲并没有挨批斗。因为父亲一直在外地，所以对家庭的影响不太大。母亲的工资虽然不高，但将一个家庭照顾得很好，一切都安排得井井有条。所以患者从小一直以母亲为榜样，性格要强，做事情总想尽善尽美。高中毕业，由家人托关系找到一份工厂的工作。工作能力可，上班期间自学会计课程，取得中专学历和会计师资格，被单位聘用为会计师。在从事会计的工作中认真负责、能力强、业绩好，年年获得先进个人称号，并获得天津市级荣誉。但患者性格比较内向，兴趣爱好少，平常不爱出门，工作之余无特别的娱乐活动，人际关系一般。上班后经由同事介绍，与现任丈夫认识、结婚。婚后育有1子。夫妻关系一般，与儿子关系好。退休后生活较为充实，每天刷抖音小视频、跳广场舞等，结交了很多老年朋友，过得非常快乐。儿子成年后搬离，随后一直跟老伴一起生活。

否认吸烟、饮酒及物质滥用史，否认有毒有害物质接触史。患者的爷爷在“文革”中受到批斗，可疑“精神异常”，未经诊疗，自杀死亡。

体格检查：未见异常，神经系统未发现阳性体征。

精神专科检查：意识清晰，定向力完整，接触一般，对答尚可，语速慢，语调低，语量少。存言语性幻听，可疑自罪妄想，思维迟缓。表情紧张，交谈时患者手抖、出汗，情绪低落、兴趣减退、悲观厌世、心烦不安，自责、自卑。高级意志活动减退，存自杀意念，在家时想要摸电门自杀，既往有自杀行为。生活自理尚可，但存在拒食，饮食需家人督促，即刻、近事、远事记忆下降，计算力下降，注意力难以集中，理解判断、一般常识、计算力、抽象概括等认知域未见明显异常，自知力不全。

辅助检查：血常规＋C反应蛋白：血小板385 × 10^9/L↑。生化：钠136.1mmol/L↓，葡萄糖7.05mmol/L↑，铁5.50mmol/L↓。尿常规：潜血3+ cells/μl，亚硝酸盐+，白细胞3+ cells/μl。甲状腺轴激素（三项）、病毒性肝炎分型检查、梅艾试验、肌酸激酶同工酶、粪常规＋潜血检查未见异常。脑诱发电位：主波出现，潜伏期后移。腹部彩超：未见明显异常。颈部血管彩超：双侧颈动脉硬化伴窦部斑块形成，双侧椎动脉硬化。头颅CT：右侧基底节区软化灶、脑白质稀疏、脑萎缩、右侧上颌窦黏膜下囊肿。胸部CT：左肺上叶及下叶陈旧病变、双肺纹理增多、主动脉及冠状动脉硬化、双侧胸膜局限性增厚及粘连。心理测试：HAMD-17 26分，HAMA 16分，CGI 5分，GAF 37分，MMSE 28分。

入院诊断：入院后初步考虑复发性抑郁障碍，目前为伴精神病性症状的重度发作。

二、诊疗经过

上述患者因其存在多次抑郁发作，此次发作同时伴有被害妄想、自罪妄想、虚无妄想等精神病性症状。然而，在住院期间的详细问诊和观察中我们发现几个值得思考的问题：①患者既往间断存在明显的精力旺盛、不知疲倦、自我评价高的经历，而且间歇期功能良好，患者及家属描述“比正常时候还要好”，是否构成躁狂发作或轻躁狂发作？②患者存在许多精神病性症状，如被害妄想、自罪妄想、虚无妄想，可疑存在幻听症状，言行乱，拒食等，这些症状是否构成精神分裂症的诊断？③患者此次的疾病发作存在明显的躯体疾病诱因，同时，患者存在严重的健康焦虑症状，坚信自己患有严重的疾病，对此异常恐惧，既往外院已经多次系统检查均未发现相应躯体疾病，但仍然无法打消患者的忧虑，该如何治疗？④患者此次发病存在严重的分离焦虑，主要针对自己的儿子，表现为极其依赖自己的儿子，吃饭、喝水需要儿子喂，甚至洗澡、上厕所也需要儿子在旁边帮忙；而儿子对母亲也异常依恋，只要患者有任何情绪或思想上的波动，儿子就会情绪失控，反复找医护人员要求紧急治疗或及时处理，一旦这种要求没有达到就会抱怨甚至在病房喊闹，而这种行为反过来又加重了患者的病情，对此需要如何治疗及管理?

对此，我们进一步仔细追问病史，针对其当天的照料者即患者的儿子仔细就其个人成长史及性格特征、为人处世特点等方面进行挖掘，发现其既往存在情感高涨，甚至时有兴奋（称年轻时候自己的生活特别带劲）、话多、自我评价高（认为自己很能干，平时靠自己就能把家里的大事小情办妥）、思维反应快、挑剔、不知疲倦、夜眠需求减少的症状表现，间断出现。在此期间工作积极，成绩优异，年年能拿到先进个人称号。依据这些补充病史，我们进一步修订诊断为“双相情感障碍，目前为伴有精神病性症状的重度抑郁发作”。

药物治疗方面，入院后延用门诊的用药方案：艾司西酞普兰15mg每日1次，米氮平15mg每晚1次，佐匹克隆7.5mg每晚1次，喹硫平25mg每晚1次，劳拉西泮0.5mg每日3次（自备）。在明确诊断后，予以更改治疗方案：拉莫三嗪25mg每晚1次，碳酸锂缓释片300mg每晚1次，坦度螺酮10mg每日3次，喹硫平25mg qn，米氮平15mg每晚1次。逐渐减停抗抑郁药物艾司西酞普兰及镇静催眠药物劳拉西泮。经过2周治疗，患者情绪低落较前好转，但仍然存在被害妄想，反复诉“医生要杀死我和儿子”“要将我做成标本泡在福尔马林液体里面”，总觉得外面不安全，进食差，担心大便，总是用手扣肛门以排出大便，并且反复说“求求医生不要给我下胃管”，为此向医生下跪。

住院第4周，症状逐渐好转，患者可出病房到活动室散步，自行进食，睡眠改善，对大便的关注显著下降，小便正常。第4周药物：拉莫三嗪25mg 每日1次、50mg qn，碳酸锂缓释片300mg每日1次、600mg每晚1次，坦度螺酮20mg每日3次，喹硫平200mg 每12小时1次，米氮平15mg每晚1次，劳拉西泮0.25mg 每日3次。

住院第5周抑郁情绪基本消失，表情自然，不再忧虑躯体疾病，否认自杀念头。定期复查血锂浓度，但是当碳酸锂缓释片增量至900mg/d后，定期监测血锂浓度1.31mmol/L↑。同时患者出现小便频繁、夜尿失禁的现象，于是逐渐减量碳酸锂缓释片。减量至碳酸锂缓释片300mg/d时复查血锂浓度1.26mmol/L↑，于是减停碳酸锂缓释片。患者再次出现病情波动，心情差、委屈。逐渐增加拉莫三嗪剂量至150mg/d后，患者情绪好转，可有开心的体验。

住院治疗8周，患者情绪稳定，表情自然，兴趣恢复，能够有开心愉悦体验，睡眠及进食可，二便正常，但仍然敏感多疑，怀疑护工偷偷给她的水里面下毒。治疗8周用药方案：拉莫三嗪100mg q12h，坦度螺酮20mg 每日3次，喹硫平300mg q12h。考虑喹硫平换药利培酮口服液治疗，予以交叉换药，逐渐减停喹硫平，加用利培酮口服液。利培酮口服液加量至1.5ml q12h后，患者的精神病性症状基本消除。

心理治疗方面：因患者儿子对其母的疾病存在异常焦虑，我们对他进行了健康宣教，让其了解到患者的疾病特点，尤其是让其了解到患者可能存在“因病获益”的潜意识愿望：即非常希望儿子关心自己，当看到儿子为自己的疾病而焦虑、喊叫、失控时，患者就会感到自我存在的价值，同时抵消害怕失去儿子的恐惧感。因此，儿子对母亲的症状越关注，她的症状就会越严重，最后就越没办法好起来。同时，我们也让患者儿子了解到，他的情绪失控、焦虑紧张也是不正常的，是对母亲疾病的异常关注，也是一种过度焦虑，是“母亲很快就要死了”“要永远离开我”的一种灾难化思维作祟。这种过度的焦虑，不仅对他的身心健康不利，也会导致患者过度内疚、自责的心理负担，以及引起过度依赖儿子的恶性循环。在此基础上，我们明确了共同的治疗目标，那就是让患者早日康复、好转出院，并建立了良好的医患联盟。在反复沟通和协调下，患者儿子答应不再陪护，而是请护工来照料患者。在患者儿子离开病房、护工开始照料患者的第2天，患者就开始自行进食，料理个人卫生。看着患者一天天变好，患者儿子终于露出了开心的笑容。

三、分析与讨论

1. 发病率高的双相情感障碍　双相情感障碍是一组慢性复发性精神疾病，具有下列特征：高患病率（5.5%～7.8%）、高复发率（反复发作高于90%）、高自杀率（自杀死亡11%～19%）、高共病率（40%双相障碍患者合并酒或物质依赖）。双相障碍是成年人最主要的致残原因之一。西方发达国家20世纪90年代流行病学调查显示，双相障碍终生患病率5.5%～7.8%（Angst，1999），Goodwind等（1990）报道双相Ⅰ型患病率为1%，双相Ⅰ型与Ⅱ型合并为3%，若加上环性心境则超过4%。全球有2%～3%的个体受到双相谱系障碍的困扰，任何国家、种族、文化背景及社会经济地位的人都不能幸免。世界卫生组织协调的世界心理健康调查计划纳入美洲、欧洲和亚洲的11个国家（中国深圳市参加），该计划报道双相障碍Ⅰ型、双相障碍Ⅱ型和阈下双相障碍的终生患病率依次为0.6%、0.4%和1.4%，12个月患病率依次为0.4%、0.3%和0.8%。

2. 识别率低的双相情感障碍　双相情感障碍是一种非常普遍的精神疾病，国内外不少政治、文化名人，如丘吉尔、林肯、梵高、海明威、玛丽莲梦露等均患有此病。双相情感障碍的识别是非常困难的，尤其是轻躁狂的识别。黄悦勤（2014）报道我国双相障碍流行病学调查结果，双相障碍患病率0.46%，其中双相Ⅰ型障碍0.35%、双相Ⅱ型障碍0.02%、其他双相障碍0.09%。我国香港特区（1993）男性1.5%、女性1.6%。均显著低于国外的研究结果。根据全球精神卫生调查显示，双相障碍的终生患病率为2.4%，最高可达5%。

双相情感障碍的识别率或漏诊率高的主要原因是“双相情感障碍”病情的复杂性、两面性，所以临床上误诊、漏诊情况时有发生。很多患者因抑郁情绪而被误诊为“抑郁症”。躁狂发作较轻或轻躁狂发作的患者则自我感觉良好，不会主动就诊，家人对此也不认为是疾病。虽然该病发病年龄较轻，15～19岁的青少年为高发人群，然而患者从首次发病到确诊的平均时间却需要10年。

未成年患者容易被认为是青春期叛逆或误诊为注意缺陷与多动障碍。成年患者则易被误诊为精神分裂症、抑郁障碍、焦虑障碍等。一方面是由于起病年龄较早，情绪症状不明显，难以确诊。还有相当一部分是因为部分患者一开始只会出现抑郁症状。而高误诊率也会对治疗效果造成较大影响。遗憾的是，目前没有生理指标（比如利用核磁、CT观察大脑的变化）可以明确诊断双相障碍，只能根据症状学标准诊断。全球诊断标准的不同及不断变化，也增加了双相情感障碍的准确诊断。据统计，中国50%的双相情感障碍患者在发病5年内没有得到治疗，36%的患者在发病10年内没有得到治疗。

本病例抑郁病史长达13年，经过仔细追问病史才发现，患者的心境症状从26岁左右即开始出现。当时主要以心境高涨、精力旺盛、不知疲倦、要强、做事追求完美、夜眠需求减少、思维速度加快为主，伴随挑剔、自我评价高等，但并未损害社会功能，甚至带来学习和工作上的进步。患者既往主要的痛苦感来源于抑郁发作，忽视了轻躁狂发作的问题，这增加了确诊疾病的难度。

3．共病率高的双相情感障碍　大规模临床流行病学调查结果显示双相障碍有很高的共病率，共病问题会使双相障碍的发病过程复杂化，对患者的生活质量、家庭和社会功能均造成很大的影响。

麦金瑞特（Mclntyre）等（2004年）在文献综述中指出，双相障碍与一种精神障碍共病的可能性是单相障碍的2倍；焦虑障碍在双相障碍患者中的发病率是一般人群的35倍；至少55.8%的双相障碍与一种焦虑障碍共病，约31.8%的双相障碍与多种焦虑障碍共病；双相障碍与物质依赖的共病率为42.3%（双相Ⅰ型为60.3%，双相Ⅱ型为40.4%），其中，酒精滥用为39.1%、酒精依赖为23.2%、药物滥用为28.8%、药物依赖为14%。青少年双相障碍共病注意缺陷多动障碍的比率为11.1%～35.4%。人格障碍和双相障碍的共病率约为29%～48%，其中强迫型人格障碍、表演型人格障碍、自恋型人格障碍、回避型人格障碍与双相障碍均有很高的共病率。

此外，各种躯体疾病，包括内分泌、心血管、呼吸、消化和泌尿系统疾病在双相障碍患者中的患病率也高于一般人群。双相障碍患者因心血管疾病致死的概率是一般人群的2倍，肥胖、体重超标等亦可能是导致发病的危险因素。麦金瑞特等总结几项调查结果发现，31%～35%的双相障碍患者体重超标，25%～34%患有肥胖症。

本病例亦显示出双相情感障碍高共病率的特点，患者不仅出现多种焦虑症状、躯体化、睡眠障碍及精神病性症状，同时存在进食障碍、脑萎缩、高血压、尿路感染、营养不良等多种躯体疾病。这种与其他精神疾病和躯体疾病的高共病率，不仅增加了疾病的复杂性，而且会增加诊断及治疗方面的困难。

4. 高自杀率的双相情感障碍　双相情感障碍的疾病负担非常严重。双相情感障碍在全球所有疾病中排名第17位，是主要的残疾来源之一。本病具有高复发率、高致残率、高死亡率等特点，自杀风险约为普通人群的100倍，给患者、家庭和社会带来沉重的负担。据统计，25%～50%的患者有过自杀行为，近20%的患者自杀死亡。双相障碍的自杀率在精神疾病中排在首位，如果不能早期发现并及时治疗，很可能造成终生遗憾。

本病例既往出现顿服药物自杀未遂，本次发病过程中频繁出现自杀念头，计划摸电门自杀等，无不说明双相障碍不仅给患者带来巨大的痛苦和难以控制的生活，还有较高的自杀率。因此，有效识别双相情感障碍、积极治疗，及时发现及干预自杀问题，将有效降低自杀风险。

（罗国帅　孙达亮　天津市安定医院）

参考文献

[1]林春湖.双相情感障碍的流行病学研究[J].中国健康心理学杂志，2002，10（2）：156-157.

[2]陈昊.双相障碍的临床流行病学[J].神经疾病与精神卫生，2007，7（5）：395-398.

[3]Huang Y，Wang Y，Wang H，et al.Prevalence of mental disorders in China：a cross-sectional epidemiological study.[J]Lancet Psychiatry，2019，6（3）：211-224.

[4]Zhou SJ，Zhang LG，Chen HM，et al.Prevalence and clinical-demographic correlates of hyperhomocysteinemia in inpatients with bipolar disorder in a Han Chinese population[J]. Psychiatry Res.2018 Jan；259：364-369.

[5]Li HJ，Zhang C，Hui L，et al.Novel Risk Loci Associated With Genetic Risk for Bipolar Disorder Among Han Chinese Individuals：A Genome-Wide Association Study and Meta-analysis[J]. JAMA Psychiatry. 2021 Mar 1；78（3）：320-330.

[6]Sun D，Zhang R，Ma X，et al.The association between childhood trauma and the age of onset in drug-free bipolar depression[J]. Psychiatry Res. 2022 Apr；310：114469.

病例26

我是不是患癌了？

一、病历摘要

一般情况：患者孙某某，女，教师，大约40岁，满脸愁苦。

现病史：她跟医生说2年前她开始出现烧心、恶心、反酸、腹胀、食欲减退等症状，曾去当地医院就诊过，医生给了抑酸、保护胃黏膜等药物治疗，但感觉症状并没有明显好转，而后孙老师自行服用了“兰索拉唑、莫沙必利、铝碳酸镁片”等药物，但仍感觉没有什么效果。而后又前往医院做了腹部超声，检查结果显示存在泥沙样结石及炎性沉积物，进而又做了核磁共振胆道胰管造影（MRCP），检查结果显示未见明显异常，但因腹部超声结果显示有结石孙老师强烈要求医生给她做“胆囊切除术”，但术后孙老师仍感觉症状没有明显改善。孙老师认为是医生耽误了自己的病情，自己可能得了绝症，胃肠道很可能长了肿瘤，一边说孙老师一边从包里拿出了数不清的检验报告单、影像学片子和各式各样的药盒子。孙老师跟我们说在这2年她也就诊了很多医院的很多科室，挂了无数的专家号，也做了一系列检查，都没有发现可以解释自己症状的异常检查结果，到最后哪个科室都说没有什么问题，孙老师几近崩溃，并感到绝望、委屈、郁郁寡欢、心急、烦躁，常觉得全身肌肉紧张、颤抖、放松不下来、四肢发麻。每天只要清醒的时间就在想自己是不是得癌症了，如果是癌症是不是被耽误了。一次睡梦中，孙老师梦到有一个男人对自己说“3个月有可能就变成晚期了”，恍惚时看到有穿白大褂的人站在自己面前。偶然一次听邻居说喝水会把胃黏膜冲掉，孙老师就开始不敢喝水了，每天只喝一点八宝粥。孙老师曾打电话咨询当地三甲医院的医生，医生解释孙老师的所有症状并不能明确是否患有癌症，这让孙老师感到难以接受，认为自己遇到的医生都不相信自己、理解不了自己，她感到十分痛苦，逐渐地出现悲观消极观念、入睡困难，并常担心自己再不检查就变成癌症晚期了。孙老师始终想不通，她觉得自己是真的难受，并不是自己想象出来的，自己也确实没有装病。最后，痛苦不堪的她抱着试一试的态度，来到心理科门诊向医生求助，门诊以“疑病障碍”收住院。孙老师起病以来神志清楚，精神尚可，食欲差，睡眠差，二便正常，近半年体重下降7～8kg。自发病以来，无头颅外伤、高热、意识障碍、中毒等病史。无抽搐发作，无冲动毁物行为。

个人史、既往史、月经史、家族史：随后，医生又仔细询问了孙老师的个人史、既往史、月经史、家族史等情况，孙老师出生在新疆，大学本科学历，独生子女，已婚未育，母亲在生孙老师时整个孕期没受过什么罪，孕期健康，足月顺产，生下来是个6.6斤的漂亮姑娘，幼年生长发育同其他正常儿童没什么区别，10个月开始学会说话，1岁会走路。孙老师自幼性格内向，幼时母亲对其管教严厉，直到高三时仍会在她犯错误时打骂她，她上学以来学习成绩一直很好，个性也很要强、追求完美，在单位里对待工作认真负责。

她平素健康状况良好，曾于2022年1月行胆囊切除术。无药物、食物过敏史，无病毒性肝炎、肺结核等传染性疾病史，无高血压、糖尿病、心脏病、脑血管疾病史，无外伤史。无输血、中毒史。无青光眼病史。从不吸烟饮酒及接触精神活性物质。

在她的两系三代中，她的父母患有恶性肿瘤，舅舅疑似患有精神疾病（具体疾病不详）。孙老师第一次月经12岁，平均每次7天，平常月经量正常，经期规律，偶有痛经。

体格检查：生命体征平稳。体温36.3℃，脉搏105次/分，呼吸18次/分，血压120/90mmHg。心肺腹查体未见明显异常。神经系统查体未见明显阳性体征。

精神专科检查：

1. 一般情况　患者为中年女性，衣着整洁，由家人陪同入院。接触主动，查体合作，与周围环境协调，意识清晰，时间、地点人物定向力准。日常生活自理可，饮食欠佳，睡眠欠佳，二便正常。

2. 认知活动方面

（1）感知觉：未查及错觉、幻觉和感知综合障碍；有躯体症状：烧心、恶心、反酸、腹胀、食欲减退、全身肌肉紧张、颤抖、四肢发麻。

（2）思维和思维障碍：患者语量中，语速中，言语流畅、连贯，应答及时切题；无思维奔逸、思维迟缓、思维贫乏、思维散漫、思维破裂、思维不连贯、思维中断、思维插入、强制性思维、病理性赘述、思维化声等其他思维形式障碍；引出疑病妄想：认为自己得了癌症，再不检查或治疗可能会变成晚期；未引出被害、关系 夸大、自罪、虚无、嫉妒、钟情、非血统、物理影响妄想及内心被揭露感等其他思维内容障碍。

（3）注意力：注意力尚可。

（4）记忆力及智商：记忆力减退，智能正常。

（5）自知力：部分存在，承认自己有情绪方面问题，认为她的情绪、睡眠是由胃部不适所导致，否认自己的躯体不适症状属于精神方面的问题。

3．情感活动　可查及情绪低落，表情略显愁苦：因为躯体不适感到绝望、委屈、郁郁寡欢，悲观消极，目前无自伤自杀观念。有焦虑情绪：心急、烦躁、担心紧张、害怕，无恐惧情绪。否认既往出现情感高涨，情感协调性正常。

4．意志行为　减退，暗示性正常，自理能力尚可，无怪异动作及行为。无冲动攻击及自伤自杀行为。

辅助检查：

心电图：窦性心律。

血常规显示血红蛋白偏低为70g/L，生化全项显示总胆红素24.2μmol/L，直接胆红素9.1μmol/L，间接胆红素15.1μmol/L，总蛋白61.5g/L，总胆固醇2.58mmol/L，高密度脂蛋白胆固醇0.83mmol/L，钾3.04mmol/L。

子宫附件检查：宫内高回声占位灶，考虑可能为宫颈息肉，建议下次月经的第3～5天复查。子宫多发肌瘤可能、左附件囊肿、右附件区未见异常。

上腹部平扫＋下腹部平扫：①结合病史，胆囊切除术后改变；②食道末端、贲门胃底壁厚，请结合临床，必要时增强及镜检；③肝脾胰腺及双肾平扫未见明显异常；④扫及子宫增大，左侧附件区低密度灶，请结合专科检查。

全腹部增强CT显示：①肝小囊肿可能，建议随诊复查；②结合病史，胆囊切除术后改变；③食道末端、贲门胃底壁厚，增强后均匀强化，必要时镜检；④脾脏饱满；⑤扫及子宫增大，左侧附件区低密度灶，请结合专科检查。

电子胃镜：慢性非萎缩性胃炎。乳腺超声、甲状腺超声、腹部超声、心脏超声、头颅MRI、术前四项、尿常规、凝血功能、甲状旁腺激素测定、甲功全套检测、血同型半胱氨酸、性腺激素、肿瘤标志物均未见明显异常。

患者入院时心理测评量表评分情况显示：GAD-7：15分；PHQ-9：19分；SCL-90：躯体化、强迫、人际关系敏感、抑郁、焦虑、恐怖、偏执、精神病性分值均高于常模；HCL-32：5分；BPRS：25分；PANSS：症状没有明显的偏向；社会功能评定：有社会功能缺陷；睡眠质量测定：18分；HAMD：18分；HAMA：15分。

二、诊疗经过

基于ICD-10诊断标准，该患者考虑为：疑病障碍、混合性焦虑和抑郁障碍、胆囊切除术后状态、缺铁性贫血、慢性非萎缩性胃炎、子宫内膜息肉、子宫平滑肌瘤、子宫附件肿物（囊肿）、低钾血症。

1．疑病障碍　基本特征是持续存在的先占观念，认为可能患有一种或多种严重进行性的躯体障碍。患者有持续的躯体主诉或有关躯体外观的先占观念。正常或普通的感觉与外观常被患者视为异常和令人苦恼的。患者的注意通常仅集中在身体的一或两个器官或系统。患者可能对所担忧的躯体障碍或形象改变自行命名，但即使如此，患者对患病的坚信程度以及对症状的侧重，在每次就诊时通常有所不同。除了患者认为突出的障碍以外，他们还时常考虑存在其他障碍的可能。常存在明显的抑郁和焦虑，并可能足以做出附加诊断。

本障碍很少在50岁以后才首次发病。症状和残疾常为慢性波动性病程。必须不存在有关躯体功能或形状的固定妄想。害怕患有一种或多种疾病（疾病恐怖）应归类于此。该疾病确诊需存在以下两条：①长期相信表现的症状隐含着至少一种严重躯体疾病，尽管反复的检查不能找到充分的躯体解释；或存在持续性的先占观念，认为有畸形或变形；②总是拒绝接受多位不同医生关于其症状并不意味着躯体疾病或异常的忠告和保证。该患者有认为自己得了肿瘤，再不检查或治疗可能会变成晚期，并且患者对多个医生的解释均难以接受，认为没有医生理解自己，符合疑病障碍的诊断标准。

2．混合性焦虑和抑郁障碍　该疾病特征是如果同时存在焦虑和抑郁障碍，但两组症状分别考虑时均不足以符合相应的诊断，此时应采用这一混合性类别。该患者此次于疑病妄想后继发出焦虑抑郁情绪，但焦虑抑郁症状不符合焦虑症和抑郁症的诊断标准，故诊断为混合性焦虑和抑郁障碍。

结合患者年龄、病史及既往诊疗经验，治疗上给予SNRI类抗抑郁剂＋抗精神病药物＋改善睡眠药物治疗，初步治疗方案为：盐酸文拉法辛缓释片75mg 1次/日口服，奥氮平片2.5mg 每晚1次口服、劳拉西泮片0.5mg早、中、晚各口服1次；在药物治疗的同时辅以脑反射治疗、脑电波治疗、经颅磁刺激等物理治疗。综合评估患者病情，自杀危险性评估9分，外显攻击行为量表0分，建议家属给予心理支持，鼓励患者增强其治疗信心及依从性。

患者血红蛋白，血钾偏低，患者及家属表示患者近2个月纳差，不敢吃饭，担心胃部不适。既往有贫血病史，考虑血红蛋白及血钾低与食欲减退有关，请血液科会诊协助抗贫血治疗。血液科会诊诊断：缺铁性贫血。处理意见：建议完善胸腹部CT、胃肠镜、妇科相关检查及骨髓穿刺。给予琥珀酸亚铁片0.1g每日3次口服，维生素C片0.1g每日3次（餐后半小时）口服，至少服用4～6个月。告知患者及家属会诊意见，其暂拒绝骨髓穿刺检查，给予药物对症治疗，余相关检查同意进行。

患者血钾偏低，给予氯化钾缓释片1.5g每日3次口服。患者妇科超声异常请妇科会诊，会诊诊断：子宫内膜息肉、子宫平滑肌瘤。会诊意见：①针对子宫内膜息肉，建议患者下次月经第5天复查，如持续存在宫腔镜检查；②针对子宫平滑肌瘤，建议每3～6个月复查妇科超声动态观察子宫肌瘤变化，如子宫肌瘤增大，异常子宫出血，提示子宫肌瘤变性、压迫症状等建议患者手术治疗；③出院后门诊完善宫颈HPV、TCT检查，如上述检查异常，必要时完善阴道镜检查。告知患者会诊意见，患者表示出院后自行前往妇科门诊进行进一步诊治。

入院后第2天患者强烈要求进行胃镜检查，请消化科会诊。会诊意见：消化内镜检查是一种侵入人体的检查方法，可能发生意外情况和并发症，请评估患者如无明显禁忌，患者及家属同意检查并自愿签署知情同意书，可行内镜检查。告知患者及家属会诊意见，目前患者暂无胃镜禁忌，患者及家属签署知情同意书同意行胃镜检查，余治疗不变。

入院后的第1周患者睡眠、食欲尚可，心里感觉踏实一些，坚信自己患肿瘤的观念有所松动，能接受做完胃镜再确定是否患有肿瘤的解释，血钾恢复正常，第1周末将治疗调整为盐酸文拉法辛缓释片150mg每日1次口服，奥氮平片2.5mg每晚1次睡前口服、劳拉西泮片0.5mg早、中、晚各口服一次，停用氯化钾缓释片。第2周开始患者情绪较前稳定，饮食可，担心紧张情绪已明显好转，继续维持原有药物剂量继续观察病情变化。第3周患者诉睡眠、食欲较前明显改善，抑郁及担心紧张的情绪已明显好转，躯体不适明显减轻，经胃镜检查排除肿瘤后患者已可接受医生关于自身未患肿瘤的相关解释，服药后无明显药物不良反应，患者及家属积极要求出院。出院前复查心理测评：汉密尔顿抑郁量表7分，汉密尔顿焦虑量表8分，治疗时出现的症状量表0分，抗抑郁药不良反应量表0分，锥体外系不良反应量表0分，不自主运动量表

0分。

根据精神检查及各项心理评估结果，目前治疗有效，可予出院，患者同意出院，嘱患者出院后：①继续口服药物治疗：长期服用盐酸文拉法辛缓释片150mg每日1次口服，可根据病情变化于门诊调整剂量；建议服用3～6个月奥氮平片2.5mg每晚1次睡前口服，需门诊复诊后减量或停药；出院后服用劳拉西泮片0.5mg 早、中、晚各口服一次，服用1周后逐渐减量，建议每1～2周减半片，服药期间避免开车、高空作业等危险行为；贫血治疗：琥珀酸亚铁0.1g每日3次口服，维生素C片0.1g每日3次餐后半小时服用，至少服用4～6个月；②生活方式调整：减少对自身不适的关注，适当户外运动，多参与社交活动，保持心情愉悦，生活作息规律，锻炼身体，保持正常体重，勿吸烟、酗酒；③复查监测随访项目：每3个月复查血常规、肝肾功、血脂、血糖、心电图，1个月后妇科随诊进一步治疗子宫内膜息肉，定期复查血常规、贫血四项、血液科门诊随诊。

三、分析与讨论

躯体形式障碍是以一类持久地担心或相信各种躯体症状的优势观念为特征的神经症，其为慢性波动性病程。一项Meta分析显示，根据DSM或ICD诊断标准诊断至少一种躯体形式障碍的平均终生患病率为41%。目前该疾病病因及病理生理机制尚不清楚，可能与患者性格、成长经历、家庭情况及遭遇应激事件等多方面有关。ICD-10诊断标准将躯体形式障碍分为躯体化障碍、未分化的躯体形式障碍、疑病障碍、躯体形式的自主神经功能紊乱、持续的躯体形式的疼痛障碍、其他躯体形式障碍及未特定的躯体形式障碍。该患者最开始出现胃部不适，完善相关检查后未见明显异常，仅因检查结果存在结石就要求医生给她做胆囊切除术，而后因术后症状未见改善认为医生耽误了病情，自己可能得了绝症，而后多家医院多次检查均未发现异常结果，并拒绝接受医生对于胃部不适症状的解释，因此出现抑郁焦虑等症状，该病例为较为典型的躯体形式障碍中的疑病障碍。

躯体形式障碍以药物治疗和心理治疗相结合的方式来进行诊治，药物治疗以抗抑郁剂为主，该患者伴发混合性焦虑和抑郁障碍，且患者无高血压病史，可给予SNRI类药物文拉法辛进行治疗；选择奥氮平是由于患者有疑病观念，可优先考虑使用第二代抗精神病药物，并从小剂量开始加用；选择劳拉西泮片是由于患者有焦虑及睡眠障碍情况，应用小剂量苯二氮䓬类药物可以减轻上述症状，但需注意不可长期服用。除了药物治疗外，心理治疗在躯体形式障碍中也至关重要，入院后建议患者行心理治疗，但患者拒绝，该患者性格内向，做事情追求完美，自幼父母管教严厉，经常说教患者，拒绝行心理治疗可能与患者内向抑郁的个性及成长教育经历有关，导致患者不愿意暴露自己内心的想法，从而抵触做心理治疗。在药物治疗的同时辅以脑反射治疗、脑电波治疗、经颅磁刺激、生物反馈治疗等物理治疗也起到了较好的效果。脑反射治疗可起到改善脑细胞代谢环境、使受损脑细胞代谢加快，增加受损细胞的可恢复性，促进脑功能的恢复。脑波治疗通过刺激和调节脑电波，可增强脑供血，改善左右大脑的同步程度，从而达到减轻焦虑紧张、生理和心理放松，提高注意力，控制疼痛等目的。经颅磁刺激通过电磁转化原理，在颅内产生感应电，从而对大脑皮层进行安全的刺激，对大脑皮层代谢及脑血流产生不同影响，从而达到治疗目的。经上述治疗后，患者躯体不适、抑郁、焦虑及睡眠等症状减轻，可以接受医生关于自身未患肿瘤的相关解释，但仍需在今后的随访中注意患者的病情变化及药物不良反应，并通过对患者及家属的健康教育，使患者早日回到她热爱的工作岗位。

（陈佳悦　上海市精神卫生中心）

参考文献

[1]WHO.TheICD-10 classification of mental and behavioural disorders：diagnostic criteria for research[S].Geneva：World Health Organization，1993.

[2]江开达，于欣. 精神病学[M]. 北京：人民卫生出版社，2010：180.

[3]Haller H，Cramer H，Lauche R，et al.Somatoform disorders and medically unexplained symptoms in primary care[J].Dtsch Arztebl Int，2015，112：279-287.

[4]王策，李媛媛，张云淑，等.抗抑郁药物治疗躯体形式障碍的疗效及可接受性的网状Meta分析[J].中国健康心理学杂志，2023，31（07）：977-984.

[5]罗俊梅，伍振红，钟淑维，等.脑波治疗仪对惊恐障碍患者情绪和睡眠及生活质量的影响[J].医疗装备，2023，36（04）：70-72.

[6]王淑坤，廖明生，陈吉祥.脑波治疗对脑器质性精神病认知功能的疗效研究[J].临床医药实践，2023，32（07）：501-504.

病例27

忧愁的女王

一、病历摘要

一般情况：患者刘某某，女性，68岁，汉族，已婚，初中文化，无宗教信仰，天津人，是一名私营家具厂的老板娘。

主　诉：主因“间断情绪低落、兴趣减退、悲观消极8年余，加重1个月余”于2023年3月29日第2次入住天津市安定医院治疗。

现病史：2015（患者60岁）年，无明显诱因出现经常情绪低落，常感不开心，甚至总是委屈哭泣，还胡思乱想，但没有固定主题。总觉得疲倦乏力，每天不愿意动，做事情没有兴趣，遇事总是悲观消极，毫无信心。入睡困难且中间会多次醒来，食欲下降，每天不知道自己想吃什么，也不大会感到饥饿，每天吃点就饱。大娘从来没有这么难受过，当时来我院门诊治疗，服用艾司西酞普兰片20mg/d、劳拉西泮1mg/d治疗，服药约1周后，感觉效果很好，病情得到控制，生活恢复以往规律，大娘觉得不可思议。其后遵医嘱规律服药。直到2022年，大娘因家庭琐事与爱人发生矛盾后，觉得自己受了气，情绪低落，无法开心，悲观消极，总想不活了，但无相应行为。感觉肚子里有游动的“气儿”到处窜，为此感到异常苦恼，每天都盯着这股“气儿”，逢人便说自己的苦恼。烦躁，坐立不安，动辄出汗，发脾气，食欲差，对美食毫无兴趣，每日进食如同嚼蜡，体重轻微下降，睡眠不踏实，甚至时常失眠。

2022年7月首次入住我院，诊断为“复发性抑郁障碍，目前为不伴有精神病性症状的重度抑郁发作”，服用奥氮平5mg qn、普瑞巴林75mg每日1次及劳拉西泮0.5mg每日3次治疗，住院仅20余天，病情尚未明显改善，大娘怀疑是自身消化系统有问题而办理自动出院，遂去多家综合医院消化科诊疗，多次行胃镜、肠镜、腹部CT及彩超等检查，均未查出明确的可解释其腹部不适症状的消化系统疾患。各医院的消化科对症治疗，疗效也不满意，在此期间大娘情绪低落及精力不足越来越严重。期间间断来我院门诊就诊，服用艾司西酞普兰、舍曲林、度洛西汀等药物，每种药物服用时间较短，且剂量尚未达到足量，大娘均认为没有明显疗效而频繁换药。1个月前患者病情明显加重，表现情绪低落，整天唉声叹气，愁眉苦脸，觉得活着没意思，做事不像以前有自信，干什么都怵头，觉得自己的病好不了了。自觉精力不足，总觉得累，整日卧床，时而还烦躁，跟家人发脾气，躺不住，坐立不安，稍走路又全身出汗，觉得肚子里有游动的“气儿”到处窜，这种感觉让自己很痛苦。食欲下降，没胃口吃饭，睡眠问题更为严重，甚至连续数日整夜不眠。大娘觉得自己完了，没人能治疗自己的“怪病”，整日以泪洗面。家人难于照料大娘，经反复劝说，才说服大娘再次入院。入院前1周服用舍曲林150mg 每日1次、丁螺环酮5mg 每日3次、劳拉西泮1mg 每日3次。

自发病以来，未见显著而持久的心境高涨或活动水平升高。否认发热、昏迷、惊厥史。否认外走、伤人、毁物及自伤自杀等冲动行为。

既往史：2005年因子宫肌瘤行子宫切除术。约2013年发现高血压，平时服用缬沙坦80mg每日1次、硝苯地平缓释片30mg每日1次控制血压，血压平时尚稳定。2019年体检发现脑膜瘤，曾在天津某医院行手术治疗，术后恢复可，未遗留后遗症。

个人史：出生于天津本地，家中排行老大，足月顺产，母孕期正常，婴幼儿期养育史及发育史不详。儿童青少年期体格发育正常，智力发育情况一般，童年期否认被虐待等不良遭遇。性格外向，热心肠，从小学习成绩一般，但人际关系好。适龄结婚，夫妻感情好，妊娠两次，育有二女，女儿体健。

偶有社交性饮酒。否认吸烟及毒物接触史。两系三代否认精神障碍家族史。

体格检查：入院后生命体征平稳，体型较胖。

辅助检查：

心电图：窦性心律、T波改变。

血常规未见异常。

甲功三项示总T_3略低。其余各项正常。

生化全项示总蛋白及白蛋白略低。三酰甘油2.06mmol/L，总胆固醇6.54mmol/L，均略高于正常。

头CT提示：①右侧基底节区软化灶；②脑萎缩；腹部彩超发现双肾多发囊肿，左肾钙化灶。

精神专科检查：记忆力、计算力、理解判断能力尚可，简易痴呆量表（MMSE）评分为30分。汉密尔顿抑郁量表HAMD：22分，汉密尔顿焦虑量表HAMA：14分，临床疗效总印象量表–严重程度CGI：6分，功能大体评定量表GAF：48，躯体健康自评问卷PHQ–9：15分，广泛性焦虑量表GAD–7：12分。

入院诊断：双相障碍（双相Ⅱ型障碍）。

二、诊疗经过

入院后我们观察到大娘生命体征平稳，体型较胖，不修边幅，但缺乏食欲，自诉没心思吃饭，吃着也觉不出来香，睡不着觉，整天愁眉苦脸，感觉疲乏，精力不够，觉得自己肚子里有“气”在窜，对以前感兴趣的事情也都没了兴致。没心思看电视，拒绝病友打牌的邀约。注意力狭窄，只关注自己的腹部不适。整体趴着或者躺在病床上等着医生查房，诉说自己“不好受”，央求医务人员给自己解除痛苦。对自己疾病的预后毫无信心，靠着医护和家人的鼓励来树立一点点信心，一旦受到有病友病情波动或者出现了药物不良反应的暗示，就觉得自己也好转无望。时而烦躁、动辄汗出，家人带大娘理发，她也不愿意。上述症状无明显昼夜轻重的规律。住院期间未引出知觉障碍及感知综合障碍，未引出妄想，无明显冲动攻击和言行紊乱行为。记忆力、计算力、理解判断能力尚可，简易痴呆量表（MMSE）评分为30分。

刘大娘8年来呈现的是慢性病程，本次发病以意识清晰状态下的情绪低落、兴趣减退、精力不足为核心临床特征，并伴有自信心不足，进食、睡眠受影响，伴有明显而持续的腹部躯体不适症状，这一直是她最关注的问题，并因此还有消极观念。我们初步诊断为“复发性抑郁障碍–目前为不伴精神病性症状的重度抑郁发作”。鉴于其服用舍曲林疗效欠佳，计划换药治疗。

在住院过程中我们逐渐发现患者脾气较大，与其一同住院陪护的女儿时常因小事发生争执，我们在与大娘及其女儿的多次沟通中还了解到大娘不仅童年期无不良遭遇，而且从小在父母身边长大，受到父母的百般呵护和宠爱；不仅性格外向，自幼还有“大姐大”气质，支配欲强，做事情急躁较真，行事风格强势，急脾气。爱热闹，能操持家族事务。在娘家作为姐姐，对弟弟妹妹多有照料，弟弟妹妹从小对大娘敬重有加，遇事常找大娘商量后才能放心决策。患者平素为人直爽热情，人缘儿非常好，和爱人经营一家家具厂，工作能力很强，责任心重，做事从不落后于人，甚至“看料”（鉴定木材原料品质）还是大娘的独门绝活儿。在家和工厂里说一不二，人称“女王”，把家具厂经营得有声有色。在家里，大娘承担大部分家务及教育子女的任务，在女儿们成长的过程中，大娘对女儿们要求严苛。以上信息提示大娘属于精力旺盛类型的人，且其工作能力强、效率高的工作状态即可判断其有轻躁狂病史，诊断更改为双相情感障碍（双相Ⅱ型障碍）。诊断明确后，治疗应遵循双相障碍治疗原则实施整体治疗计划。由于双相情感障碍病情的复杂性、临床现象的多相性、病程的长期性等原因，目前还没有一种药物可以完美地满足一个患者各个治疗阶段、各种临床相的所有治疗需求。因而，除了少数症状十分轻微的患者外，绝大多数双相情感障碍患者的药物治疗往往是联合用药治疗[1]，涉及的药物包括：心境稳定药、抗惊厥药、抗精神病药、抗抑郁药、抗焦虑药以及催眠药、甲状腺制剂等。在逐渐减停舍曲林的过程中予丙戊酸钠缓释片合并拉莫三嗪及坦度螺酮系统治疗，同时辅以齐拉西酮40mg qn改善其躯体症状及疑病观念。经过上述方案治疗后2周，大娘情绪开始逐渐改善，卧床逐渐减少，在病房内主动找病友聊天，睡眠及进食明显改善。烦躁出汗也减少，服药过程中患者出现头部不自主震颤，停用齐拉西酮后震颤也有所改善。腹中窜气仍然存在，患者对未来仍然不抱希望，合并使用加巴喷丁过程中大娘自觉胸闷憋气，随着增加加巴喷丁剂量达500mg每日3次患者胸闷憋气有增无减，腹中窜气的感觉被患者忽视。停用加巴喷丁，改用哌罗匹隆4mg每12小时1次后躯体不适感有所改善。

大女儿陪护大娘住院期间，倾诉自己也患有“抑郁症”，多年来服用氟西汀，病情才得以稳定。住院期间该家属过度关注病友的情况，与病友及很多家属相谈甚欢，积极“发现”病房的各种“问题”，要求医护人员不断“改进”管理，常与患者对病房环境产生分歧，频繁要求更换床位，对同病室病友百般挑剔，极尽所能地实现住院获益最大化。甚至与护理人员产生争执。时而挑剔医务人员言语“刺激”患者。睡眠需求少，常拿手机查询自己及患者的病情，常持道听途说的观点质疑医生，听到其他患者和医务人员的只言片语又断章取义。我们考虑该家属高度可疑轻躁狂状态，家属否认，称自己性格随和，事事都能迁就，从不与人发生争执。期间该家属补充大娘的外孙15岁，也患“抑郁症”，自杀过两次，服用碳酸锂疗效佳。

治疗8周后量表评分：汉密尔顿抑郁量表HAMD10分，汉密尔顿焦虑量表HAMA10分，临床疗效总印象量表CGI 3分，功能大体评定量表GAF 66分，躯体健康自评问卷PHQ-9 5分，广泛性焦虑量表GAD-7 4分。

三、分析与讨论

1. 轻躁狂识别难度大　患者病史多年，间断多次发作或有波动，多次就诊于精神科及综合医院，但轻躁狂病史未被识别，即使初入院，在专业人士的询问中，患者及其家属均未提供轻躁狂病史，致使入院初步诊断为复发性抑郁障碍。住院过程中，在不断与医生沟通过程中家属提供患者轻躁狂病史，可见轻躁狂难于筛查，容易漏诊，从而影响治疗方向及药物疗效。因此，临床上尤需注意具有一系列“非典型特征”的抑郁发作患者。这些非典型特征包括：青少年起病，病期短暂（“一阵风”式的抑郁），具双相障碍阳性家族史，情绪起伏大，迟滞/疲乏症状突出，病情复杂（如伴精神病性症状、共患物质滥用）等。更需要重视那些经多种抗抑郁药物治疗无效或效果较差的“难治性抑郁”，有可能是被漏诊的双相障碍。轻躁狂容易被漏诊的原因有以下几点：

（1）首次发作为抑郁发作的患者已被误诊，在临床上双相情感障碍患者以抑郁发作起病者数倍于以躁狂发作起病者。而轻躁狂状态不影响社会功能，反而社会适应性更好，自我体验更舒适，很难被当事人及周围熟悉的人发现精神活动的异常。即使追溯病史，许多患者在就诊时不愿意回忆轻躁狂发作，或将曾经出现过的轻躁狂发作视为正常行为范畴，甚至当作渴望出现的状态。正如本例患者陪护家属虽主动提供自己的“抑郁症”病史，住院期间暴露出家属轻躁狂的临床特征，告知家属，家属仍坚持认为自己性格随和，否认自己轻躁狂倾向，可见轻躁狂对精神科专业人士识别难，对非专业人士，甚至患者本人仍难于承认。

（2）现有诊断分类系统对“轻躁狂发作”的诊断要件、尤其是病期标准过于苛刻，即便相对宽松些的DSM-Ⅳ也要求诊断患者为“轻躁狂发作”时，需满足症状标准的同时，至少持续4天。但不少临床可能观察到的轻躁狂持续时间更短，非特异性及异质性的轻躁狂发作更具有不典型性，可以说，这种不典型的轻躁狂发作在临床中更为常见。这样，即使专业人士也难免对轻躁狂的识别有分歧，从而部分轻躁狂发作不能及时被识别及干预，从而延误治疗时机。

（3）目前较为普遍使用的格式化病历的优点是询问病史全面快捷，标准化程度较高，但针对患者的个体化病史则体现明显不足。因此若想在入院记录中精准体现患者轻躁狂病史，使用格式化病历则显掣肘。

2．是否考虑其他精神障碍

（1）躯体形式障碍：抑郁障碍常伴有躯体不适症状，而躯体形式障碍也常伴有抑郁情绪，鉴别时一方面要考虑症状发生的先后，另一方面要分析症状的特性。患者起病以心境低落核心症状群为主要表现，病情再次复发时才出现躯体不适症状；患者还有睡眠及进食紊乱的其他躯体伴随症状及自信不足、消极观念等症状，求治欲望不如躯体形式障碍患者强烈，既往抗抑郁治疗效果较好。纵观病史，患者并非以躯体症状为主要表现，且躯体不适伴随的抑郁症状在时间和严重程度上已达到了抑郁障碍诊断标准，应考虑抑郁障碍诊断。

（2）恶劣心境：2022年夏季起患者再次发病，至本次入院的9个月的病史中，患者抑郁症状的严重程度时有波动，期间仍能间断参与管理工厂及家庭，期间有符合恶劣心境的阶段。但近1个月来患者病情加重，整日卧床，严重影响社会功能，目前可与恶劣心境鉴别。

3．该病例治疗难度大　双相抑郁较单相抑郁症状更丰富，夸张，自杀风险更高，首发单相抑郁服用抗抑郁药药物有效率仅为49%，30%能达到病情缓解标准，治疗双相抑郁药物联合使用复杂，疗程更长，不良反应发生率也更高。自杀及冲动的风险更高，所以治疗更棘手。过去认为治疗双相抑郁不建议合并抗抑郁药，然而临床实践及最新临床研究提示，单纯使用心境稳定剂及抗精神病药物联用治疗双相抑郁难以取得满意疗效时，仍需联用抗抑郁药及抗焦虑药物。

4．双相情感障碍家族遗传性较高　双相情感障碍家族聚集性较其他精神障碍明显更高，遗传度可以达到60%～90%。患者女儿及外孙高度可疑双相，可见其家族遗传性。鉴于目前全球双相情感障碍的识别率较低，考虑患者家族长辈及同辈中可能也有双相情感障碍病例，只是没有确切诊疗经历，尚不能确诊。

（李晓征　孙达亮　天津市安定医院）

参考文献

[1]陆林.沈渔邨精神病学（第6版）[M].北京：人民卫生出版社；2017.

[2]唐宏宇，方怡儒.精神病学[M].北京：人民卫生出版社，2014.

[3]Madhukar H et al.Medication Augmentation after the Failure of SSRIs for Depression[J].The New

England Journal of Medicine.354；12，Mar，23，2006.

[4]Dorathy K Sit et al.Adjunctive Bright Light Therapy for Bipolar Depression：A Randomized Double-Blind Placebo-Controlled Trial[J].Am J Psychiatry，2018.

[5]Jeffrey J Rakofsky et al.Lithium in the treatment of acute bipolar depression：A systematic review and meta-analysis[J].J Affect Disord.2022.

[6]Anees Bahji et al.Comparative efficacy and tolerability of pharmacological treatments for the treatment of acute bipolar depression：A systematic review and network meta-analysis[J]. J Affect Disord.2020.

病例28

割不尽的痛

一、病历摘要

一般情况：患者杨某某，女，64岁，回族，已婚，籍贯天津，退休，初中文化。

主　诉：主因“肛门坠痛进行性加重8年”于2023年2月首次门诊就诊于天津市安定医院。

现病史：2015年左右患者孙女出生，在照顾月子的过程中患者感到儿媳对自己“非常排斥”，加之生活习惯改变，不能像在自己家中一样每天按时大便。某日突然感到肛门坠胀，自诉像是有一个木头塞子放在自己的肛门中，影响自己行走坐卧。曾为此到天津某医院消化科就诊，各项检查未发现异常，后坠胀感进一步加重。初时患者认为是大便不通因而有坠胀感，但随后逐渐出现肛门疼痛，大便后疼痛尤甚。自此再不能照顾孙女，反复到各个医院的肛肠科就医检查，期间肠镜检查发现有直肠息肉。患者认为该息肉导致自己疼痛难当，要求手术治疗，医生认为有必要手术，但不认为患者的疼痛程度与息肉有关。由于疼痛持续且剧烈，因息肉反复发作，患者曾先后4次行微创手术清除息肉，但肛门疼痛感一直无缓解。近2年来患者肛门疼痛更为明显，尤以排便后及躺在床上时为甚，导致患者不能卧床，需终日站立或行走。患者痛苦难当，自称“这痛真是割都割不掉”，甚至萌生出将肛门割掉的想法。在肛肠科医生引导下就诊于当地心理科，考虑“躯体化障碍”，使用度洛西汀60mg 每日1次，效果不佳，转来我院门诊就诊。

既往史：患者高血压病7年，规律服用氨氯地平缓释片降压治疗，平素血压控制良好。7年前罹患脑梗死，遗留左侧肢体乏力。痢特灵及磺胺类药物过敏。

个人史：患者家中行四（最小），自幼“能说会道”，好强，做事不甘人后，急脾气，想干就一定要干好，不然自己都受不了，父母去世前生病卧床多由患者一人照顾。

家族史：否认两系三代神经精神疾病遗传史。

二、诊治经过

补充病史发现，患者1990年生产后出现情绪低落，对什么都没有兴趣，高兴不起来，进食差，体重下降，睡眠差，不愿意说话，什么都不想做，甚至有不想活的想法，家人未予注意，半年左右自行好转。近1年来患者自觉痛苦难忍，感到自己的病好不了，心情差，总觉得活着没有意思的想法甚至有想死的念头，担心别人对孩子指指点点而未实施，总觉得疲劳，没有精神，睡眠差，入睡困难，早醒，睡眠持续时间短。心烦，常感到坐立不安，“心里像有什么东西揪揪着，不熨帖”。自述肛门的疼痛只发生在白天，“只要睡着了，就没有感觉了”“但是常常疼得睡不着”“疼痛从肛门开始，扯得直肠和大腿根都是疼的，摸不得，碰不得”“解了大便以后就更疼，不解大便也不行”。考虑诊断：①持续的躯体形式的疼痛障碍；②复发性抑郁障碍。门诊血常规、生化常规、甲状腺功能、梅艾试验、心电图、脑电图等均未发现明显异常；心里测评提示抑郁焦虑状态。考虑就诊时服用度洛西汀60mg 每日1次治疗，剂量不足，嘱患者1周内将度洛西汀增加至120mg 每日1次；存在焦虑症状，加用丁螺环酮10mg 每日3次抗焦虑；同时加用加巴喷丁200mg 每日3次改善疼痛症状及焦虑症状。4周内加巴喷丁增量至500mg 每日3次；丁螺环酮20mg 每日3次。情绪症状明显改善，愿意在疼痛的间歇期做些力所能及的家务，但是疼痛症状未见明显改善。考虑躯体形式的疼痛障碍缓解较困难，合并使用普瑞巴林75mg q12h，1周后增至150mg q12h持续2周后，患者服药后自觉疼痛症状略有改善，但仍较明显，影响日常生活，遂将度洛西汀调整为文拉法辛治疗，2周内交叉滴定至225mg 每日1次，症状较前明显改善，服用4周后疼痛症状基本消失，情绪稳定。

三、分析讨论

疼痛是机体对正在发生或即将发生的器质性损伤做出的“预警”，是一种正常的机体自我保护机制。然而，持续的躯体形式的疼痛障碍患者所遭受的剧烈疼痛在临床上往往无法诊断出相应的器质性病变。持续的躯体形式的疼痛障碍病因复杂、致病机制尚未明确，其持续而广泛分布的疼痛无疑给临床诊断和治疗带来极大的挑战。持续的躯体形式的疼痛障碍是躯体形式障碍的一个亚型，是一种在医学上不能用生理过程或躯体性损伤予以合理解释的，并伴有持续而严重疼痛的躯体形式障碍，根据国际疾病统计分类第十版（international statistical classification of diseases，ICD-10：F45.4），持续的躯体形式的疼痛障碍患者患有长期（通常持续超过6个月以上）、严重的疼痛，具有一定的躯体症状（最常见为头部和背部疼痛，也有四肢、腰部和胸部疼痛的报道），医学检查不能发现疼痛部位有相应的器质性变化。其突出的主诉是持续、严重、令人痛苦的疼痛，不能用生理过程或躯体障碍完全加以解释。对于持续的躯体形式的疼痛障碍，目前没有可靠的流行病学数据，但是有流行病学研究显示，慢性疼痛的患病率估计值高得惊人。根据世界卫生组织的世界精神卫生版本，发达国家和发展中国家的12个月慢性疼痛患病率分别高达37%和41%。如果仅考虑中度至重度疼痛，终生患病率降至普通人群的25%左右（Tsang A，2008）。这也让我们有理由相信持续的躯体形式的疼痛障碍在人群中发病率比较高。然而较低的识别率及就诊率导致了人们对持续的躯体形式的疼痛障碍的认识不足。在罹患此病的人群中，当慢性疼痛严重且难以解决时，它会成为个体生活的核心，造成痛苦和折磨。慢性疼痛破坏婚姻和家庭，因频繁就医及疼痛所致的功能损害会引发失业和其他经济问题、社交孤立、担忧、焦虑、抑郁，有时还会导致自杀。

本案例患者肛门坠痛进行性加重8年，反复肛肠科就诊，发现直肠息肉，曾先后4次行清除息肉，但肛门疼痛感一直无缓解。患者认为疼痛为息肉所致，然而相应科室医生明确表示患者的疼痛程度与息肉不相关。在病史进展的过程中患者突出的主诉是持续、严重、令人痛苦的疼痛，这种痛苦不能用生理过程或躯体障碍完全加以解释。疼痛导致患者频繁就医甚至反复手术治疗，增加了患者的经济负担，影响了患者的日常生活，降低了整体生活质量，给患者带来了巨大的痛苦。疾病进展性家中，持续时间长达8年。因此依据ICD-10诊断标准，患者患有长期（持续超过6个月以上）、严重的疼痛（其疼痛部位固着，自肛门向盆腔及大腿放射性疼痛），医学检查不能发现疼痛部位有相应的器质性变化。因此患者的临床表现符合持续的躯体形式的疼痛障碍诊断的要点。

慢性肛门疼痛是持续的躯体形式的疼痛障碍一个相对常见的表现形式。在美国，超过10%的人群遭受此种症状的困扰（Drossman DA，1993），但相对其他躯体疾病，由于此类症状可能会因为引起尴尬，在症状及痛苦程度较轻时患者多回避就医，只有少部分症状严重的患者反复就医，甚至辗转于多个科室，常见的包括肛肠科、泌尿科、妇产科等。然而对于这些科室的临床医生来说，处理非器质性疾病所致的肛门疼痛并不是执业范围内的常事，这直接影响了患者的就医体验和治疗信心。

肛门疼痛可以分为3个主要类别（Knowles CH，2022），每个类别都有其独立的诊断、病因和症状。

1. 最常见的类别是持续存在的局部肛门直肠原因，可能会导致慢性肛门疼痛。其中包括肛门压力、肛门和会阴败血症（如括约肌间脓肿或脓肿）、各种溃疡和肛门肿瘤等，亦即能够发现的肛门直肠部位的器质性病变。

2. 如果仔细的病史和肛门直肠内窥镜检查排除了局部肛门直肠疾病，那么下一个最常见的诊断类别是功能性肛门直肠疼痛综合征，这也是在精神科门诊经常会遇到的情况。众所周知，“功能性”一词表示常规评估中没有结构或生化原因。事实上，在三种定义的综合征中，前两种可以通过仔细的疼痛史和检查得到积极诊断，即痉挛性肛门疼痛、肛提肌综合征和未特指。诊断标准的关键在于疼痛的特征和持续时间以及肛提肌检查结果。

（1）痉挛性肛门疼痛：早在1962年，这种综合征就被描述为一种“无害、令人不快且无法治愈”的疾病（Douthwaite AH，1962）。诊断是基于直肠区域突然疼痛仅持续几秒钟或几分钟的病史，有文献报道平均为15分钟，然后完全消失。疼痛可能发生在夜间或白天，严重程度从不舒服到难以忍受不等（de Parades V，2007）。从治疗的角度来看，对一部分轻症患者，诊断痉挛性肛门疼痛的问题是症状通常过于短暂或罕见，无法治疗。因此，关键是患者的保证和解释，例如将这种情况描述为“肛门痉挛”，是无害的，并不意味着任何严重的肠道疾病。对于疼痛严重病例，曾使用多种药物进行尝试，包括可乐定、硝苯地平、地尔硫䓬、硝酸甘油，甚至（历史上）氯仿（Jeyarajah S，2010）。然而，只有吸入沙丁胺醇（沙丁胺素），一种β-肾上腺素能受体激动剂曾进行过临床对照试验。有时会使用阿米替林或抗焦虑药等抗抑郁药，但没有进行相关研究，没有证据表明其有效性。

（2）肛提肌综合征：也称为骨盆肌痛、骨盆肌肉筋膜疼痛和骨盆肌肉痉挛，是由提肌张力或痉挛引起的慢性肛门疼痛，导致神经末梢受压和外周致敏疼痛。患者经常描述直肠隐痛或压力感，久坐会加剧这种感觉，有些患者将这种感觉描述为坐在球上或直肠内有球。疼痛通常持续数小时，但可能持续，并突然加重。

肛提肌综合征很少发生在夜间。相反，疼痛一般从早上开始，持续一整天甚至逐渐加重。疼痛可以向阴道、臀大肌区或大腿辐射，导致患者坐立不安。疼痛可能是由明显无关的因素引起的，如长途汽车旅行、压力、性交甚或是正常排便，因此可能导致大便滞留。触诊肛提肌（通常是左侧，原因不明）时的压痛（生殖样疼痛）具有诊断意义。

肛提肌综合征与功能性排便障碍（Rao SS，2016）得重叠，给后者带来了几个公认的风险因素，这些风险因素可能由病史决定，包括焦虑、抑郁和性虐待史等。在研究的肛提肌综合征的各种治疗方法中，最好的证据是使用生物反馈进行行为训练。在一项针对157名患者的随机对照试验中，（Chiarioni，2010）等人将行为训练与电流疗法（即使用探针的低电压电荷进行经阴道或经肛门直接神经肌肉刺激）和按摩进行了比较。意向治疗分析显示，87%的患者报告用专注于肌肉训练以增强骨盆功能的运动迟缓或失禁。肛提肌综合征的治疗项目包括肌筋膜松解、肌肉拉伸和姿势改善等技术。大多数治疗方案标准化程度很低，可能包括电流刺激等辅助手段。疼痛管理的其他尝试包括斯坦福骨盆疼痛方案（Wise-Anderson方案），该方案包括放松疗法和使用棒状装置，患者可以使用该装置按摩骨盆内部肌筋膜触发点。2012年，美国食品药品监督管理局根据一项为期4年的临床试验结果批准了这种棒状装置（Anderson R，2011）。另外，局部麻醉注射也显示出效果。当肛提肌综合征患者并发排便障碍的症状时，可以（单侧或双侧）向肛提肌肉注射高剂量（总共200单位）的肉毒杆菌毒素a（onabotulinumtoxin a）。尽管支持证据不足，但这是一种常见的做法。一般来说，它应该被视为正在进行物理或生物反馈治疗的辅助手段（Meister MR，2021）。

3. 神经性疼痛综合征　与局部和功能性肛门直肠综合征相比，慢性肛门疼痛的神经性疼痛综合征是罕见的。它们包括尾骨痛和阴部神经痛，其中疼痛部分源于结构，以及两种明显的神经性综合征，即幻直肠综合征和阵发性极度疼痛障碍。

三环类抗抑郁药（TCAs），特别是阿米替林和5-羟色胺-去甲肾上腺素再摄取抑制剂（SNRIs），尤其是度洛西汀，已证实对各种神经性疼痛状况有效，并被推荐为一线药物（Attal N，2019）。度洛西汀合并普瑞巴林对糖尿病所致的周围神经痛具有良好的治疗作用，且不良反应低（Tesfaye S，2022）。在本案例的治疗中，虽然患者的症状有改善，但未能达到症状消失，临床痊愈的程度，因此在治疗中我们调整了治疗的基础抗抑郁剂。

文拉法辛被美国食品药品监督管理局批准用于治疗重性抑郁障碍、社交焦虑障碍。除此之外，文拉法辛可用于注意力缺陷障碍、纤维肌痛、糖尿病神经病变、复杂疼痛综合征等。文拉法辛可以单独使用，也可以作为与其他药物联合治疗的一部分（Singh D，2023）。在大多数研究中，与安慰剂相比，使用文拉法辛时，神经性疼痛缓解在临床上显著减少。此外，一项研究显示，当使用更高剂量的文拉法辛（至少150mg）时，疼痛会得到更显著的缓解。文拉法辛是一种安全且耐受性良好的镇痛药物，可用于神经性疼痛的症状治疗（Aiyer R，2023）。本案例中，患者换用文拉法辛后其疼痛症状得到明显改善，有助于我们在今后的临床工作中推广，进一步积累相关经验。

（白凤凤　孙达亮　天津市安定医院）

参考文献

[1]Aiyer R，Barkin RL，Bhatia A.Treatment of Neuropathic Pain with Venlafaxine：A Systematic Review[J].Pain Med，2017，18（10）：1999-2012. doi：10.1093/pm/pnw261. PMID：27837032.

[2]Anderson R，Wise D，Sawyer T，et al.Safety and effective ness of an internal pelvic myofascial trigger point wand for urologic chronic pelvic pain syndrome[J].Clin J Pain，2011，27（9）：764-768. doi：10.1097/AJP.0b013e31821dbd76.

[3]Attal N.Pharmacological treatments of neuropathic pain：The latest recommendations[J].Rev Neurol（Paris），2019，175（1-2）：46-50. doi：10.1016/j.neurol.2018.08.005. Epub 2018 Oct 11. PMID：30318260.

[4]Chiarioni G，Nardo A，Vantini I，et al.Biofeedback is superior to electrogalvanic stimulation and massage for treatment of levator ani syndrome[J].Gastroenterology，2010，138（4）：1321-1329. doi：10.1053/j.gastro.2009.12.040.

[5]Creed F，Barsky A.A systematic review of the epidemiology of somatisation disorder and hypochondriasis[J].J Psychosom Res，2004，56（4）：391-408.

[6]de Parades V，Etienney I，Bauer P，et al.Proctalgia fugax：demographic and clinical characteristics.What every doctor should know from a prospective study of 54 patients[J].Dis Colon Rectum，2007，50（6）：893-898. doi：10.1007/s10350-006-0754-4.

[7]Douthwaite AH.Proctalgia fugax[J].Br Med J，1962，2（5298）：164-165. doi：10.1136/bmj.2.5298.164

[8]Drossman DA，Li Z，Andruzzi E，et al.U.S.householder survey of functional gastrointestinal disorders[J].Prevalence，sociodemography，and health impact.Dig Dis Sci，1993，38（9）：

1569-1580. doi：10.1007/BF01303162. PMID：8359066.

[9]Jeyarajah S，Chow A，Ziprin P，et al.Proctalgia fugax， an evidence-based management pathway[J].Int J Colorectal Dis，2010，25（9）：1037-1046. doi：10.1007/s00384-010-0984-8

[10]Knowles CH，Cohen RC.Chronic anal pain：A review of causes，diagnosis，and treatment[J]. Cleve Clin J Med，2022，89（6）：336-343. doi：10.3949/ccjm.89a.21102. PMID：35649568.

[11]Meister MR，Brubaker A，Sutcliffe S，et al.Effectiveness of botulinum toxin for treatment of symptomatic pelvic fl oor myofascial pain in women：a systematic review and meta-analysis[J]. Female Pelvic Med Reconstr Surg，2021，27（1）：e152-e160.

[12]Rao SS，Bharucha AE，Chiarioni G，et al.Functional anorectal disorders[J]. Gastroenterology，2016. doi：10.1053/j.gastro.2016.02.009

[13]Singh D，Saadabadi A.Venlafaxine.2022 Oct 10. In：StatPearls [Internet][J].Treasure Island（FL）：StatPearls Publishing；2023 Jan-PMID：30570984.

[14]Tesfaye S，Sloan G，Petrie J，et al.Comparison of amitriptyline supplemented with pregabalin，pregabalin supplemented with amitriptyline，and duloxetine supplemented with pregabalin for the treatment of diabetic peripheral neuropathic pain（OPTION-DM）：a multicentre，double-blind， randomised crossover trial[J].Lancet，2022，400（10353）：680-690. doi：10.1016/S0140-6736（22）01472-6. Epub 2022 Aug 22. Erratum in：Lancet.2022 Sep 10；400（10355）：810. PMID：36007534；PMCID：PMC9418415.

[15]Tsang A，Von Korff M，Lee S，et al.Common chronic pain conditions in developed and developing countries：gender and age differences and comority with depression-anxiety disorders[J].J Pain，2008，9（10）：883-891.

病例29

如此贪食为哪般？

一、病历摘要

一般情况：患者女性，65岁。

主　诉：主因“失眠30余年，加重伴不能控制进食2天”于2021年6月29日入住我院精神科病房。

现病史：患者30余年前出现睡眠差，平素长期服用艾司唑仑，可正常入睡。入院前5年患者无明显原因出现情绪低落、兴趣减退等症状，未予诊治，可自行缓解。入院前3年因乳腺癌术后服用化疗药物来曲唑后，患者出现烦躁不安、易怒、易激惹，停药后症状消失。入院前20天患者睡眠极差，整夜不能入睡，或易惊醒，精神萎靡，自行将艾司唑仑加量，最多至18mg/d，患者逐渐出现反应迟钝，记忆力减退，曾急诊于安定医院，给予奥氮平、氯硝西泮口服，可间断入睡，曾有自杀想法。入院前2天患者无明显原因出现不能控制的进食，自觉饥饿不能耐受，对食物的欲望明显增强，不能自控，对食物品质没有要求，看到食物就想吃，一次可以吃5个馒头。家属不能满足就呈现乞求状或者大发脾气。外院就诊查血钾2.9mmol/L，随收入院。发病以来体重无明显变化。

既往史：高血压、冠心病病史多年。平素服用硝苯地平缓释片、单硝酸异山梨酯（欣康）治疗。否认有糖尿病、甲状腺疾病等病史。曾行脾切除术、因子宫肌瘤行子宫切除术。因乳腺癌行右乳切除术。因患出血性疾病，多次大量输血治疗。否认其他手术史及外伤史。否认疫区接触史，否认食物药物过敏史。

个人史：否认有烟酒嗜好。婚育史：已婚，适龄婚配，配偶体健，育有一女。月经史：16岁月经初潮，3～5/28～30天，44岁，产后可正常哺乳。

家族史：其母有高血压病史，有多位亲人肿瘤病史。否认其他遗传性疾病，兄弟姐妹体健。

体格检查：体温36.5℃，心率95次/分，呼吸19次/分，血压150/80mmHg。神清语畅，查体合作，自主体位，身高165cm，体重62kg。无满月脸及水牛背，全身皮肤黏膜无黄染，无紫纹，无异常色素沉着。颜面部及眼睑无水肿，双肺呼吸音清，未及干湿性啰音。心音有力，心率95次/分，律齐，未及杂音。腹平坦，无压痛，反跳痛，肌紧张，肝脾肋下未及，移动性浊音阴性，肠鸣音3次/分。双下肢无水肿。四肢肌张力正常，肌力5级，生理反射存在，病理反射未引出。

精神专科：家属陪同步行入院，衣帽整洁，年貌相符。时间、地点、人物定向力正常。患者意识清晰，言谈切题，语量语速适中，无言语抑制表现。对其病有自知力，能主动叙述病情，表情焦虑痛苦，深感担忧。未引出幻觉妄想，记忆力、注意力、智能无障碍。自述人生坎坷，患有多种疾病，如大出血，脾切除后逐渐好转。因子宫肌瘤，切除子宫，又患乳腺癌，手术切除。失眠30余年，平时服用舒乐安定，最多时一天吃18片，为此苦恼。此次突然出现不明原因肚子空，极饿，不受控制的想吃东西，见到什么都想吃，无法自控。情感平淡，见到食物不能吃时有祈求态，有治疗的意愿，愿意配合治疗。

二、诊治过程

1. 诊断思路　入院后脑电图：β波脑电图，β波频段功率脑电图形图。症状自评量表：未暴露明显的精神症状。抑郁自评量表：被试无明显抑郁症状。焦虑自评量表：被试在一定时间有焦虑。入院后结合患者病史及相关辅助检查首先需排除器质性疾病所致贪食，完善相关检查糖耐量实验：C肽、胰岛素水平均正常。甲状腺功能正常。影像学检查腹部CT：左上腹孤立软组织团块，肝脏小低密度灶，考虑门静脉海绵样变性，胆囊结石，脾脏未显示。双侧肾上腺饱满、左侧肾上腺小结节，左肾点状钙化灶，子宫附件显示，直肠壁稍厚，腹腔、腹膜后、腔多发小淋巴结。胸部CT：两肺下叶点状钙化，主动脉、状动脉粥样硬化改变，右侧乳腺术后改变。垂体MRI：蝶鞍体积大，垂体受压，体柄无明显偏移。血皮质醇、ACTH以及高血压筛查实验均未发现特异性改变，经内分泌会诊除外内分泌系统疾病所致贪食。患者入院前曾服用小剂量奥氮平，奥氮平可以出现食欲增加，但本患者服用剂量小、时间短，入院后停用扔出现控制不住的进食，故此可以排除药物因素所致。同时该患者无法自控的大量进食，但没有主动催吐行为，对自身体重也不关心，可以除外神经性贪食。经详细的精神专科检查患者无明显情绪低落、抑郁自评量表分值正常，排除抑郁症。患者因多种疾病长期困扰，存在担心、紧张、多虑、失眠，故考虑焦虑障碍，无法控制的大量进食与长期焦虑情绪导致的暴食有关。最终诊断为焦虑障碍、暴食障碍。

2．治疗经过　患者入院后予以氟西汀、氯硝西泮、阿立哌唑改善情绪、调整睡眠治疗患者仍然进食较多、逐渐将氟西汀加量至60mg，换用齐拉西酮20mg，进食情况逐渐控制。出院后随访半年患者进食恢复正常、睡眠好，情绪平稳。

三、分析与讨论

进食障碍（eating disorders，ED）主要指以进食行为的异常，伴有对食物和体重体型的过度关注为主要临床特征的一组综合征，主要包括了神经厌食和神经性贪食两大类。其中神经性厌食是最早被识别和标注的进食障碍类别，于1694年被Richard Morton医生首次报道，1873年被William Gull医生正式命名为神经性厌食，典型特征为自我有意识的主动限制性进食量和种类，造成显著的消瘦。此后的临床观察逐渐发现还有一种以发作性的大量进食为特征的进食紊乱，同时患者会使用自我诱吐、导泄或过度运动等手段补偿性的抵消摄入的热量，被称为贪食症。很多贪食症是由厌食症发展而来，贪食症状多在患者开始恢复进食后出现，而部分患者在转为贪食症之后又会重新开始厌食症的过程，另有一部分在出现贪食症状后清除等补偿手段继续保持着过低的体重，延续着厌食症的病程。同时，有大量患者既不能完全满足神经性厌食的诊断标准，也不能满足神经性贪食症，即“非典型进食障碍”。在非典型进食障碍中，被高度关注的一种就是“暴食障碍”。

神经性贪食（BN）是以反复发作的暴食和防止体质量增加的补偿行为，以及对体型和体重过度关注为主要特征的一类进食障碍，主要特征为反复发作难以控制的、冲动性暴食，继之采取防止增重的不恰当的代偿行为，如禁食、过度运动、诱导呕吐，滥用泻药、利尿剂等，这些行为与其对自身体重和体型的过度关注和不客观的评价有关，当患者食物被清除或者消耗掉后，又可产生暴食行为，继之再采取各种补偿行为，形成恶性循环。BN患者紊乱的进食行为，可以导致电解质紊乱、胃肠道疾病、代谢和内分泌紊乱等躯体问题，同时BN也常常共病多种精神问题，如抑郁障碍、焦虑障碍、双相情感障碍、物质使用障碍等。

暴食障碍（BED），又名暴食症，是以反复发作的暴食为主要特征的一类进食障碍。主要表现为反复发作、冲动性的并伴有失控感的暴食。一次“暴食发作”是指在一段固定的时间内进食，进食量绝对大于大多数人在相似的时间段和相似场合下的进食量。失控的指征是一旦开始就不能克制的进食或停止进食。个体在暴食时缺乏饱腹感，或对饱腹失去了正常反应，直到不舒服的饱腹感出现。暴食的发生常与负性情绪、人际间应激源、与体重体型和食物相关的消极感受、无聊感有关。暴食障碍常与一些精神疾病共病，美国一项调查发现，79%的暴食障碍患者存在至少一种精神障碍病史，最常见的共病是焦虑障碍、单相抑郁、创伤后应激障碍和酒精滥用。

本病例诊断存在一定难度，患者突然出现暴食，但化验血钾水平却低于正常，首先需要排除器质性疾病所致，但通过一系列的检查化验，基本排除垂体瘤引起的过度进食。肺部CT及腹部CT未见明显异常占位病变，排除异位ACTH分泌异常所致贪食。患者化验提示血钾偏低、尿皮质醇偏高，但经某医院内分泌科专家会诊，并经昼夜皮质醇节律试验、小剂量地塞米松试验检查，目前不考虑皮质醇增多症。低钾血症除外原发性醛固酮增多症，予补钾后正常。糖耐量实验正常排除低血糖胰岛细胞瘤。患者突然出现明显的进食异常行为，无法自控的大量进食，但没有主动催吐行为，对自身体重也不关心，可以除外神经性贪食。考虑患者身体多病、长期失眠，对自身身体状况存在担心焦虑情绪，暴食行为符合暴食障碍的症状标准。同时该患者起病急，伴有化验异常，需要排除器质性疾病引起的进食障碍，因此对于临床症状不典型的病例需要做好详细的躯体检查。此病例也充分体现了多学科会诊在心身疾病的重要性。

（顾淑军　窦光茜　刘志东　天津市第四中心医院）

参考文献

[1]Treasure J，Duarte TA，Schmidt U.Eating disorders[J].Lancet，2020，395（10227）：899-911．DOI：10.1016/S0140-6736（20）30059-30063.

[2]陆林.沈渔邨精神病学（第六版）[M].北京：人民卫生出版社，2020.

病例30

突然地晕倒和沉默

一、病史摘要

现病史：这是一名正念初三马上就要面临中考的小男孩，在半年前的一天下午在外工作的母亲突然接到学校里老师打来的电话，老师告诉小男孩的母亲今天在学校体检的时候小男孩感觉口腔里泡水一样不适，抽完血后就突然晕倒了，晕倒后没有抽搐和大小便失禁，母亲一听立即从单位开车赶到学校并将患者送至当地医院急诊科就诊，医生给予相应对症治疗（具体治疗不详）后患者苏醒过来，并表示不记得当时晕倒的情况，在医院完善各项检查均未见明显异常，而后患者母亲带患者回家休养了一段时间后就返回学校继续上课了。但过了半个月在学校的一次考试中患者再次出现晕倒，学校老师将患者送往当地医院神经内科住院治疗，医生考虑为“癔症”，给予相应对症治疗（具体治疗不详）后好转出院，出院后小男孩逐渐出现不说话，情绪低落，高兴不起来，对以前感兴趣的篮球、游戏都不感兴趣了，睡眠也变得不好，经常入睡困难，每当临近考试前尤为严重，有时整宿不睡，担心紧张，烦躁，而后患者母亲带患者再次前往医院就诊，考虑为“癔症性失语”，给予相应治疗后治疗效果欠佳（具体治疗不详），患者母亲焦急万分，来到心理科门诊向医生寻求帮助，门诊以“分离性障碍”收住院。小男孩起病以来神志清楚，精神尚可，食欲睡眠差，二便正常，近期体重未见明显变化。自发病以来，无头颅外伤、高热、意识障碍、中毒等病史，无自伤、自杀、冲动毁物行为。

个人史、既往史、家族史：小男孩出生在内蒙古，是家里的独子，目前还在上初中马上就要准备中考了，母亲在生他时是足月顺产的，但因为婴儿体重稍微有点大还遭了不少罪，好在生下来后是个健康的大胖小子，小男孩幼年生长发育同其他正常儿童一样健康的成长，12个月开始说话，1岁多学会走路。

小男孩自幼性格内向、腼腆，在班级里与同学关系不是很好，没有什么朋友，学习成绩较差，母亲告诉医生患者最近马上就要开学了，但因为自己学习成绩差害怕开学的考试一直不想去学校。

小男孩平素健康状况良好，无药物、食物过敏史，无病毒性肝炎、肺结核等传染性疾病史，无高血压、糖尿病、心脏病、脑血管疾病史，无外伤史，无输血、中毒史，无青光眼病史，从不吸烟饮酒及接触精神活性物质。在他的两系三代中，没有家人患有精神疾病。

体格检查：生命体征平稳。体温36.1℃，脉搏90次/分，呼吸20次/分，血压120/70mmHg。心肺腹查体未见明显异常。神经系统查体未见明显阳性体征。

精神专科检查：

1．一般情况　患者为青少年男性，衣着整洁，由家人陪同入院。接触稍显被动，整个问诊过程中均用写字的方式与医生进行沟通，查体合作，与周围环境协调，意识清晰，时间、地点人物定向力准。日常生活自理可，饮食睡眠差，二便正常。

2．认知活动方面

（1）感知觉：未查及错觉、幻觉和感知综合障碍。

（2）思维和思维障碍：患者语量中，语速中，言语流畅、连贯，应答及时切题；无思维奔逸、思维迟缓、思维贫乏、思维散漫、思维破裂、思维不连贯、思维中断、思维插入、强制性思维、病理性赘述、思维化声等思维形式障碍；未引出被害、关系夸大、自罪、虚无、嫉妒、钟情、非血统、物理影响妄想及内心被揭露感等思维内容障碍。

（3）注意力：注意力欠集中。

（4）记忆力及智商：记忆力减退，智能粗测正常。

（5）自知力：部分存在。

3．情感活动　表情自然，可查及抑郁情绪：情绪低落、兴趣减退，目前无自伤自杀观念；有焦虑情绪：考试前紧张担心，无恐惧情绪；否认既往出现情感高涨，情感协调性正常。

4．意志行为　减退，暗示性增强，失语，无怪异动作及行为。无冲动攻击及自伤自杀行为。

实验室检查：心电图：窦性心律；生化全项：三酰甘油1.84mmol/L，高密度脂蛋白0.79mmol/L；维生素定量检测：VB_6 0.45ng/ml，VB_7 0.06ng/ml，VB_9 1.76ng/ml，VB_{12}

0.03ng/ml，VE 1.52μg/ml。甲状腺超声、腹部超声、心脏超声、头颅MRI、血常规、术前四项、尿常规、凝血功能、甲状旁腺激素测定、甲功全套检测、脑电图、视频脑电图均未见明显异常。

患者入院时心理测评量表评分情况显示：SCL-90：躯体化、强迫、人际关系敏感、抑郁、焦虑、恐怖、偏执、精神病性分值均高于常模；PHQ-9：12分；GAD-7：10分；HCL-32：2分；HAMD：9分；HAMA：8分；BPRS：47分；EPQ：内向性：6分；精神质：10分；神经质：6分，掩饰性：14分；SDSS：7分。

二、诊疗过程

基于ICD-10诊断标准，该患者考虑为分离[转换]性障碍，分离[转换]性障碍的共同特点是丧失了对过去的记忆、身份意识，即刻感觉以及身体运动控制四个方面的正常整合。正常情况下，一个人对于选择什么记忆和感觉加以即刻注意在相当程度上是有意识的控制的，对于将要进行的运动也能控制。而在分离性障碍中，这种实施有意识的和选择和控制的能力被认为受了损害，受损的程度每天甚至每个小时都可以不同。但是，要评定所丧失的某些功能在多大程度上是处于自主控制之下，通常非常困难。分离性运动障碍是常见的形式表现为一个或几个肢体的全部或部分丧失运动能力。瘫痪可为部分性的，即运动减弱或运动缓慢；也可为完全性的。可有突出的各种形式和程度不等的共济失调，尤以双腿多见，引起离奇的姿势或不借扶助站立不能。也可有一个或多个肢端或全身的夸张震颤。表现为近似于以下疾病的任何形式：共济失调症、失用症、运动不能症、构音困难、异常运动、瘫痪。包含：心因性失音症，心因性发音困难。

结合患者年龄、病史及既往诊疗经验，治疗上给予SSRI类抗抑郁剂+情绪稳定剂+抗精神病药物对症治疗以及催眠暗示治疗，初步治疗方案为：草酸艾司西酞普兰片10mg 每日1次口服，阿立哌唑口腔崩解片5mg 每晚1次口服、丙戊酸钠缓释片500mg每早1次口服；在药物治疗的同时进行经颅磁刺激、生物反馈等物理治疗。综合评估患者病情，自杀危险性评估3分，外显攻击行为量表0分，建议家属给予心理支持，鼓励患者增强其治疗信心及依从性。患者维生素定量提示维生素缺乏，嘱患者积极补充维生素，定期复查；患者三酰甘油偏高、嘱患者低脂饮食，定期复查。入院后的第1周患者情绪尚稳定，但偶有情绪低落、心急烦躁。住院过程中，患者家属表示患者在刚睡醒时会嘟囔几句话，清醒后就不说话了，对练习发音比较被动；第2周开始患者抑郁焦虑情绪较前减轻，睡眠食欲尚可，情绪稳定，练习发音较之前主动，第2周末将治疗调整为停用丙戊酸钠缓释片，继续给予草酸艾司西酞普兰片10mg每日1次口服，阿立哌唑口腔崩解片5mg每晚1次口服以及催眠暗示治疗；第3周患者情绪较稳定，表情自然，查房时患者接触比之前主动，愿意对着镜子练习发音，继续维持原有药物剂量继续观察病情变化，患者及家属积极要求出院，出院前复查心理测评：汉密尔顿抑郁量表5分，汉密尔顿焦虑量表3分，治疗时出现的症状量表0分，抗抑郁药不良反应量表0分，锥体外系不良反应量表0分，不自主运动量表0分。根据精神检查及各项心理评估结果，目前治疗有效，可予出院，患者及家属同意出院，嘱患者出院后：①继续口服药物治疗：长期服用草酸艾司西酞普兰片10mg每日1次口服，阿立哌唑口崩片5mg每晚一次睡前口服，可根据病情变化于门诊调整剂量；②生活方式调整：适当户外活动，多参与社交活动，可适量阅读心理方面书籍，保持心情愉快；生活规律，锻炼身体，合理膳食，保持正常体重，勿吸烟、酗酒；③复查监测随访项目：每3个月复查血常规、肝肾功能、心电图。

三、分析讨论

分离[转换]性障碍，也称为癔症，是一类由明显精神因素，如重大生活事件、内心冲突、情绪激动、暗示或自我暗示作用于易病个体所导致的以分离和转换症状为主的精神疾病。国外报告该疾病女性终身患病率为3%～6%，男性较为少见。引发本病的关键因素是对应激事件的经历和反应。该疾病临床表现复杂多样，但在各项检查包括实验室检查、体格检查以及神经系统检查等均未发现明显器质性损害，症状会在被观察注意时常常呈加重趋势。该患者表现为晕倒、失语，在明确诊断前还需要与癫痫和咽喉疾患相鉴别，癫痫临床表现丰富多样，有全身抽搐、暂时性丧失意识、口吐白沫、昏迷等症状，可发生摔伤、舌咬伤、尿失禁、面色发绀、瞳孔散大、对光反射消失等。据其临床表现及发作过程，结合发作期间脑电图出现痫性放电即可确诊。该患者脑电图及视频脑电图均未见明显异常，且发作过程中无抽搐、舌咬伤、大小便失禁等症状，故可暂排除该诊断；患者入院前曾在当地多家医院诊治，其母亲诉在当地医院行咽喉镜检查均未见明显异常，但在来院就诊的路途中，患者曾小声说了句“我们回家吧，不去医院了”，故可暂排除咽喉疾患导致的发音困难。综合上述分析，该病例为较为典型的分离[转换]性障碍。

分离[转换]性障碍急性发作通常与一定的心理社会因素有关，其病程的持续时间常与患者的“继发获益”有关，并且在不同的疾病进展中，常伴随不同的精神病性症状。该患者母亲曾告诉医生患者学习平时成绩较差，发病前曾多次跟母亲说害怕考试，不想去学校上学，综合病史推测这可能为该患者此次发病的心理社会因素。在治疗上，该疾病常以心理治疗和药物对症治疗结合为主，心理治疗主要让患者改变认知，鼓励患者改变行为方式。通常，暗示治疗对分离[转换]性障碍患者有较好的治疗效果。对于患者的伴随症状如抑郁情绪、焦虑情绪以及睡眠障碍可予以SSRI类抗抑郁剂草酸艾司西酞普兰片、情绪稳定剂丙戊酸钠缓释片改善及稳定情绪，选择第二代抗精神病药物阿立哌唑口腔崩解片可起到一定的增效作用及改善睡眠作用，并从小剂量开始加用。经上述治疗后，患者的抑郁焦虑情绪及睡眠等症状较前减轻，愿意主动练习发音，而在今后的随访治疗中，更为重要的是要让患者认识到自身个性的缺陷，采取心理疏导暗示等方法让患者早日回到校园正常地学习生活。

（陈佳悦　上海市精神卫生中心）

参考文献

[1]WHO.The ICD-10 classification of mental and behavioural disorders：diagnostic criteria for research[J].Geneva：World Health Organization，1993.

[2]陈晓慧，赵青霞.精神科门诊分离（转换）性障碍用药研究[J].现代医药卫生，2020，36（7）：1000-1003.

[3]刘帅，张荣军，张宏兵，等.多种表现形式的分离转换性障碍一例并情况分析[J].西南军医，2021，23（Z1）：523-524.

[4]郝伟，于欣.精神病学（第7版）[M].北京：人民卫生出版社，2013，142-144.